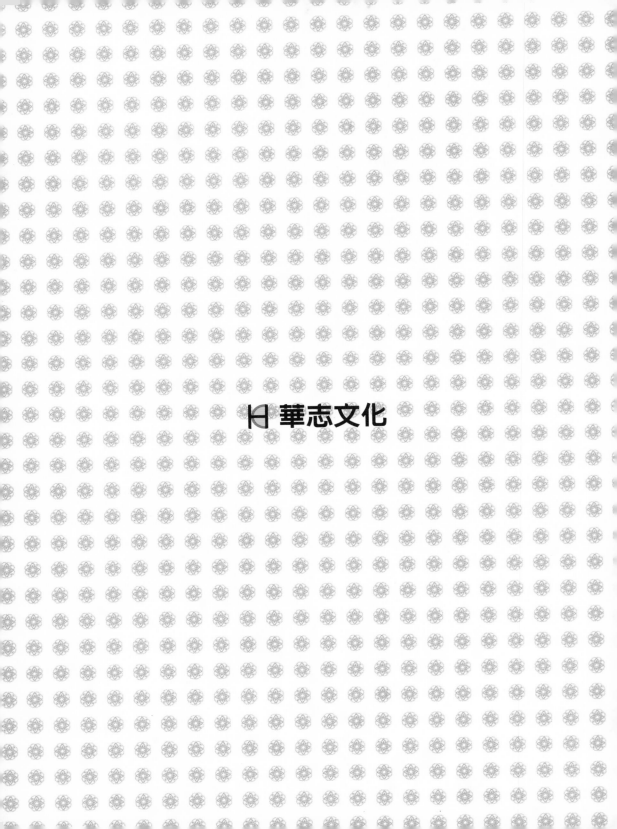

華志文化

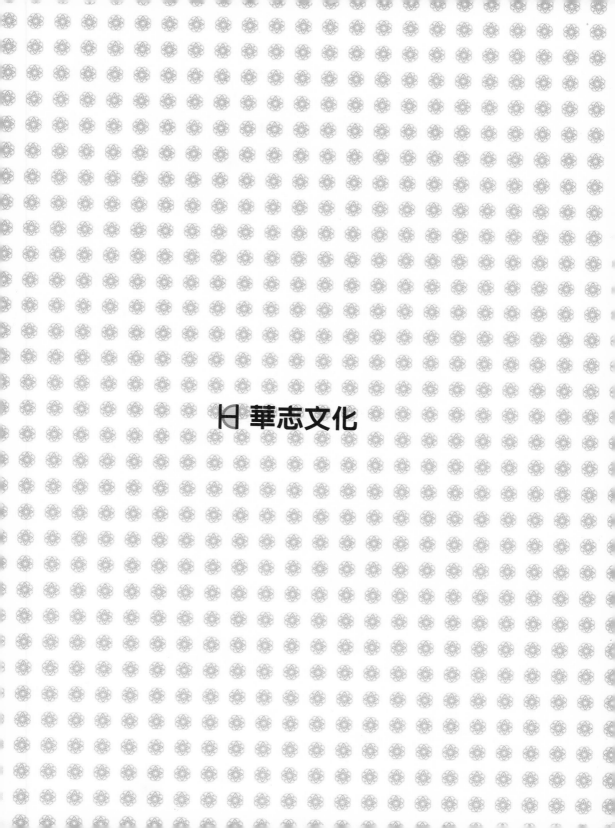

華志文化

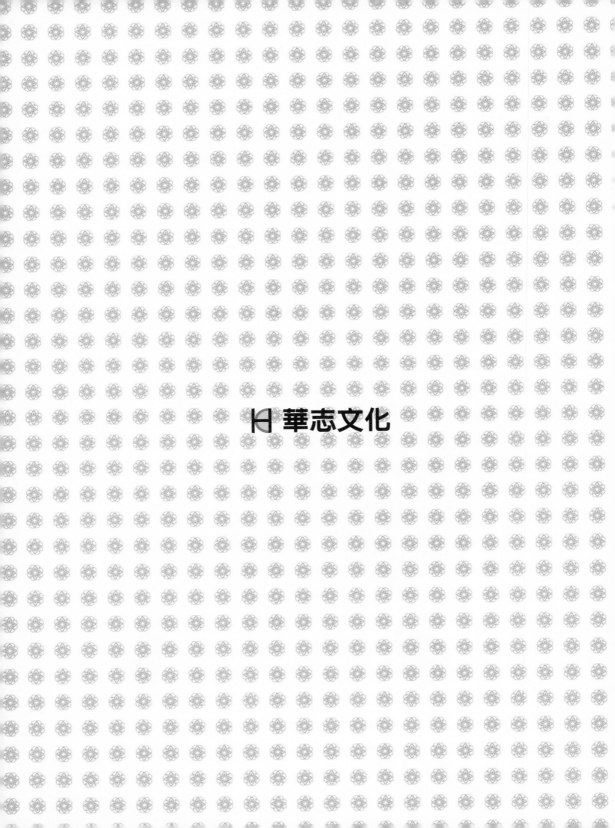

華志文化

圖解

對症手足頭耳按摩

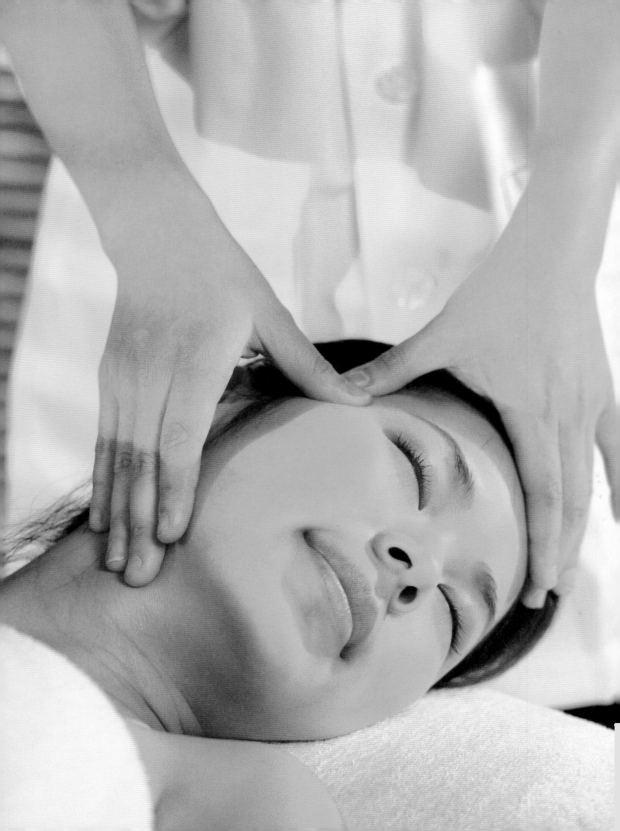

《 序言 》

　　「推拿」即按摩（包括了正骨整脊、撥筋點穴、氣功導引在內），是中醫學的一個重要的部分，是透過對這些穴道施加多種治療手段，諸如推按、擠壓、點揉等，從而對相關器官產生明顯保健和治療作用的中華傳統養生與治療手段，與「針灸」齊名，堪稱中國醫學寶庫中的一朵奇葩。

　　經絡是人體養生保健的大藥庫，根據中國傳統醫學的經絡理論，人體佈滿各種各樣的穴道，它們和人體的各種器官之間存在著密切的聯繫。《內經·海論》說：「十二經脈者，內屬於臟腑，外絡於肢節」，意即人體的經穴在內隸屬於臟腑；在外分布於四肢、頭耳等部位。而在這藥庫之中，手足頭耳上的經絡與反射區又是對人體最有效而無副作用者，有了它們的幫助，我們追求健康的道路將變得更加平坦。

　　本書不僅全面而系統性的概括了現今流行的足部按摩、耳診耳療，更將各種慢性與家庭常見病症自成單元詳細介紹按摩操作手法，並依步驟詳附圖解說明，個人學習按摩手法者絕不可錯過。

　　看過此書，即能對手足頭耳按摩這一看似神祕、遙不可及的健身古術，具備較為深入的瞭解，同時更能掌握一些簡單有效的手法，準確掌握穴位要點，從而輕鬆享受到完美的保健與養生體驗。

　　為此，我們精心編寫了這本彩色圖解版《圖解對症手足頭耳按摩》，教你快速成為自我保健按摩師，透過按摩經絡不藥而癒。本書內容深入淺出、言簡意賅，通俗曉暢地向人們介紹了手足頭耳按摩療法的常用手法，並附有DVD影片的演示，讓你輕鬆地按圖索驥，隨時隨地體會到它的神奇效果。

第一章
手足頭耳，人體的四大藥庫

🌸 經絡——溝通人體上下內外的通道

什麼是經絡？ 018

十二經脈 018

經絡的作用 020

經絡是人體自有的天然良醫 ... 020

🌸 穴位——調節陰陽、保健祛病的養生「靈藥」

穴位的分類 021

穴位的輔療作用 021

穴位的命名方法 022

🌸 養生祛病的「手」要任務

手部養生的特點 023

輔療效果較好 023

安全、無副作用 023

簡便直觀 023

可做早期診斷，提早發現疾病 023

手部望診與手部診療 024

望手掌色澤、紋理診病 024

望手指診病 024

望手指及其關聯的臟腑診病 .. 024

望指甲診病 025

🌸 健康之路，始於足下

足部保健的特點 026

足部保健的歷史淵源 026

足部保健的作用機理 026

足部望診與足診足療 026

望足診病的順序 026

望足形診病 027

望足色診病 027

望足部反射區診病 028

望趾甲診病 028

🌸 養生保健，從頭開始

頭部保健的特點 029

頭部望診與頭部診療 030

望嘴唇診病 030

望面色診病 030

查面容診病 030

查頭髮診病 031

🌸 耳診耳療，養生一寶

耳部保健的特點 032

耳部望診與診療 032

耳部望診的方法 032

望耳廓的形態 032

望耳廓的色澤 033

耳穴視診陽性反應舉例 033

第二章
按摩，見證手到病除的神奇功效

❀ 按摩，書寫中醫傳奇的養生
祛病法

按摩的神奇功效 036

家庭按摩的特點 036

按摩的常用手法 037

抖法 037

啄法 037

拿法 037

滾法 037

擦法 038

扣法 038

拍捶法 038

家庭按摩的適應症禁忌症 039

家庭按摩的適應症 039

家庭按摩的禁忌症 039

❀ 手部按摩

手部按摩的保健功能............ 040

調節陰陽平衡 040

促進血液循環 040

保持經絡平衡 040

符合神經反射原理.................040

手部按摩的常用手法............ 041

點法 041

按法 041

搓揉法 041

壓法 041

推法 042

掐法 042

手部按摩的適應症與禁忌症 ... 042

手部按摩的適應症 042

手部按摩的禁忌症 042

❀ 足部按摩

足部按摩的保健功能............. 043

活血、祛瘀、排毒 043

調節陰陽平衡 043

調整臟腑功能 043

暢腑通便 043

足部按摩的常用手法............. 044

推法 044

食指單勾法(點法) 044

按法 044

揉法 045

扣法 045

擦法 045

捏法 045

踩法 046

足部按摩的適應症與禁忌症 ... 046

足部按摩的適應症 046

足部按摩的禁忌症 046

🌸 頭部按摩

頭部按摩的養生原理 047

頭部按摩的常用手法 047

偏峰推法 047

抅抹法 047

指擦法 048

刮法 048

搔法 048

指按法 048

拿五經法 049

頭部按摩的適應症與禁忌症 ... 049

頭部按摩的適應症 049

頭部按摩的禁忌症 049

🌸 耳部按摩

耳部按摩的養生原理 050

耳部按摩的技巧和手法 051

耳廓正面按摩法 051

耳背按摩法 051

鳴天鼓 051

捏提耳尖法 051

全耳按摩法 051

捏拉耳垂 051

指腹旋摩法 051

指壓法 051

壓丸法 052

耳部按摩的適應症與禁忌症 ... 052

耳部按摩的適應症 052

耳部按摩的禁忌症 052

🌸 正確認識按摩時的疼痛

痛感與疾病的關係 053

按摩所致疼痛的類型 053

痛感與力道的關係 053

痛感與療效的關係 054

幫助患者不懼疼痛 054

操作失誤帶來的疼痛 054

痛感與病情密切相關 054

第 三 章
手足頭耳按摩的奇效穴位和反射區

❀ 手部反射區示意圖及詳解
手部生物全息示意圖............. 056
雙手掌反射區示意圖............. 057
雙手背反射區示意圖............. 057
手部的65個反射區................ 058

❀ 手部經穴示意圖及詳解
手太陰肺經........................... 066
手厥陰心包經........................ 066
手少陰心經........................... 066
手陽明大腸經........................ 066
手少陽三焦經........................ 066
手太陽小腸經........................ 066
手部的48個穴位.................... 067

❀ 足部反射區示意圖及詳解
足部生物全息示意圖............. 076
足背反射區示意圖................. 077
足底反射區示意圖................. 078
足側面反射區示意圖............. 079
足部的64個反射區................ 080

❀ 足部經穴示意圖及詳解
足厥陰肝經........................... 092
足陽明胃經........................... 092

足少陽膽經........................... 093
足太陽膀胱經........................ 093
足太陰脾經........................... 093
足少陰腎經........................... 093
足部的62個穴位.................... 094

❀ 頭部經穴示意圖及詳解
頭部經絡圖........................... 105
頭部正面穴位圖.................... 106
頭部背面穴位圖.................... 107
頭部側面穴位圖.................... 108
頭部的90個穴位.................... 109

❀ 耳部穴位示意圖及詳解
標準耳廓分區圖.................... 120
標準耳穴定點陣圖................. 121
耳部的93個穴位.................... 122

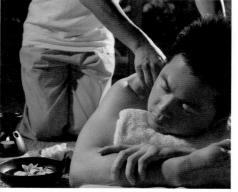

第四章
家庭常見病的對症按摩法

🌸 全身症狀的對症按摩法

糖尿病 130

高血壓 131

低血壓 132

肥胖症 133

慢性疲勞綜合症 134

甲狀線機能亢進 135

高血脂 136

🌸 心腦、神志病症的對症按摩
法

頭痛 137

眩暈 138

失眠 139

腦中風 140

心悸 141

焦慮症 142

記憶力衰退、腦萎縮 143

神經衰弱 144

暈厥 145

癲狂 146

癲癇 147

🌸 頭面、五官病症的對症按摩
法

面癱 148

面痛 149

目赤腫痛 150

麥粒腫 151

鼻炎、鼻竇炎 152

🌸 齒、口、咽部病症的對症按
摩法

牙痛 153

口腔潰瘍 154

咽喉腫痛 155

慢性咽炎 156

🌸 頸肩腰背病症的對症按摩法

頸椎病 157

落枕 158

肩周炎 159

腰痛、腰肌勞損 160

坐骨神經痛 161

🌸 胸肺病症的對症按摩法

感冒 162

咳嗽 163

哮喘 164

🌸 胃腸肝膽病症的對症按摩法

嘔吐 165

呃逆 ………………………… 166

胃痛 ………………………… 167

腹痛 ………………………… 168

便祕 ………………………… 169

泄瀉 ………………………… 170

慢性胃炎 …………………… 171

痔瘡 ………………………… 172

黃疸 ………………………… 173

膽囊炎 ……………………… 174

腎、膀胱病症的對症按摩法

腎病 ………………………… 175

浮腫 ………………………… 176

癃閉 ………………………… 177

皮膚病症的對症按摩法

斑禿 ………………………… 178

白髮 ………………………… 179

乾燥症 ……………………… 180

痤瘡 ………………………… 181

皮膚粗糙 …………………… 182

第五章
特定族群的對症按摩法

女性病症的對症按摩法

早孕反應 …………………… 184

經前期綜合症 ……………… 185

痛經 ………………………… 186

停經期前後諸症 …………… 187

子宮脫垂 …………………… 188

更年期綜合症 ……………… 189

男性病症的對症按摩法

陽痿 ………………………… 190

前列腺炎 …………………… 191

中老年人病症的對症按摩法

耳鳴、耳聾 ………………… 192

老年癡呆症 ………………… 193

冠心病 ……………………… 194

心絞痛 ……………………… 195

幼兒病症的對症按摩法

疰腮 ………………………… 196

第六章
簡單有效的手足頭耳養生法

🎗 健身手操

翻掌...................................198

指掌運動............................199

對指...................................200

捻按掌指............................201

交掌運動............................202

刷手...................................203

握拳...................................204

旋轉...................................205

🎗 拍擊手掌...................206

🎗 足部保健

行走鍛鍊法........................207

足浴療法............................208

日常足部保健小動作.............215

足部SPA.............................217

鬆緊腿腳運動.....................217

🎗 頭耳保健按摩

頭部綜合保健.....................218

頭皮按摩............................220

面部保健............................221

眼部保健............................222

鼻部保健............................223

耳部保健............................224

口腔保健............................225

🎗 日常養生保健按摩

排毒清脂............................226

消除疲勞............................227

鎮定安神............................227

益智健腦............................228

促進睡眠............................228

消除皺紋............................228

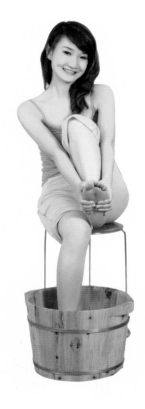

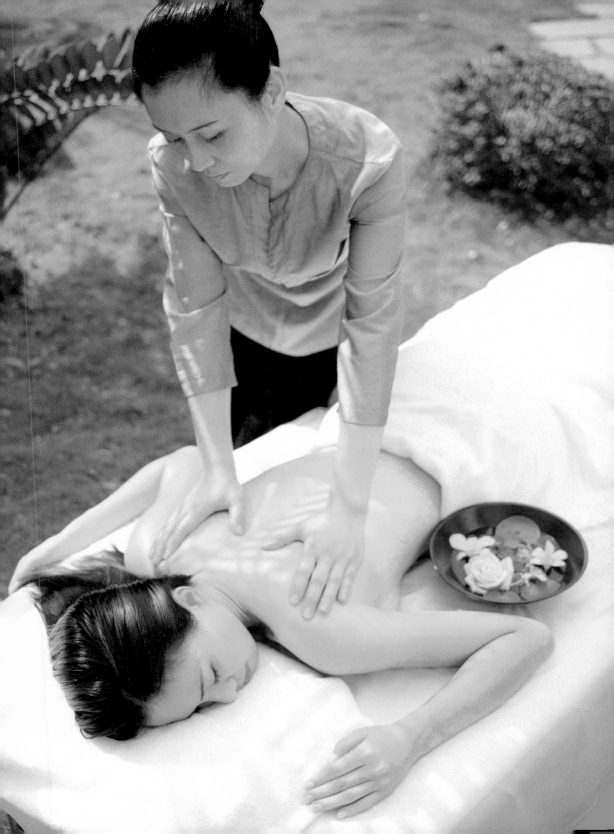

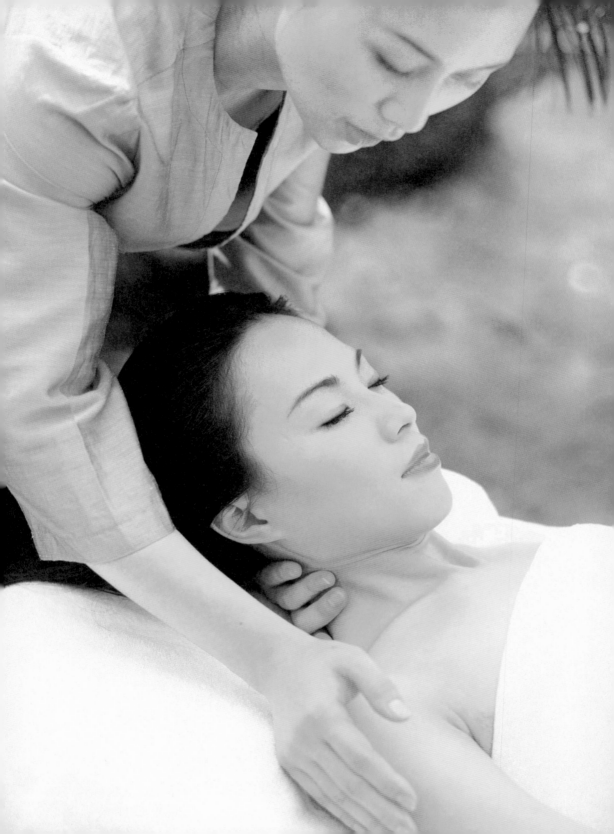

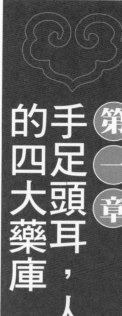

第一章 手足頭耳，人體的四大藥庫

經絡是人體養生保健的大藥庫，《內經‧海論》說：「十二經脈者，內屬於臟腑，外絡於肢節」，意即人體的經穴在內隸屬於臟腑；在外分布於四肢、頭耳等部位。可見，手足頭耳就是人體蘊藏著巨大作用的大藥庫，有了它們的幫助，我們追求健康的道路將變得更加平坦。

經絡——溝通人體上下內外的通道

什麼是經絡？

中醫所說的經絡是指運行氣血、聯繫臟腑和體表及全身各部位的通道，是人體功能的調控系統。對經絡的認識是人體針灸和按摩的基礎，也是中醫理論的重要組成部分。只有徹底了解人體的經絡循行原理，明白為何按壓何種穴位可緩解何種病痛，才能為自己、為家人正確地進行按摩，祛除各種不適症狀，達到緩解病痛、強身健體的養生目的。

經絡包括十二經脈、十二經別、奇經八脈等。十二經脈是經絡的主幹，「內藏於府藏（臟），外絡於支節」（《內經·海論》）。十二經脈是經絡系統的主體，所以稱其為十二正經。十二經別是十二經脈在胸腹及頭部的內行支脈。奇經八脈具有特殊分布和一定的作用。

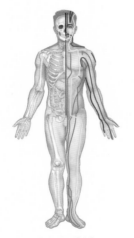 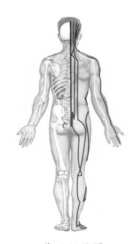 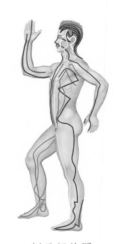

正面經絡圖　　　　　　　背面經絡圖　　　　　　　側面經絡圖

十二經脈

在人體中，從胸部走向手指末端的有手太陰肺經、手厥陰心包經、手少陰心經；從手指末端走向頭部的有手陽明大腸經、手少陽三焦經、手太陽小腸經；從頭部走向足部的有足陽明胃經、足少陽膽經、足太陽膀胱經；從足部走向胸部的有足太陰脾經、足厥陰肝經、足少陰腎經。

十二經脈循行分布情況簡表

十二經脈		外部	內部
手三陰經	手太陰肺經	上胸外側（第3側線上端）→上肢內側前→拇指	屬肺，絡大腸
	手厥陰心包經	乳旁→上肢內側中→中指	屬心包，絡三焦
	手少陰心經	腋下→上肢內側後→小指	屬心，絡小腸
手三陽經	手陽明大腸經	食指→上肢內側前→肩前→頸→下齒→鼻旁	屬大腸，絡肺
	手少陽三焦經	無名指→上肢外側中→肩上→頸→耳後→眉梢	屬三焦，絡心包
	手太陽小腸經	小指→上肢外側後→肩胛→頸→耳前	屬小腸，絡心
足三陽經	足陽明胃經	目下→面周→頸前→胸腹第2側線→下肢外側前→足次趾	屬胃，絡脾
	足少陽膽經	目外眥→頭顳→項側→脇腰側→下肢外側中→足第3趾	屬膽，絡肝
	足太陽膀胱經	目內眥→頭頂第1側線→項後→背腰第1、2側線→下肢外側後→足小趾	屬膀胱，絡腎
足三陰經	足太陰脾經	足大趾內側→下肢內側中、前→胸腹第3側線	屬脾，絡胃
	足厥陰肝經	足大趾外側→下肢內側前、後→陰部、脇部	屬肝，絡膽
	足少陰腎經	足小趾外側→足心→下肢內側後→胸腹第1側線	屬腎，絡膀胱

注 經脈直接聯繫的臟或腑，稱為「屬」，屬臟或腑的經脈，又聯絡與其相表裡的臟或腑，這種聯絡稱為「絡」。

　　十二經脈之間相互聯繫，互相溝通，彼此銜接，圍繞人體周流不斷。經絡溝通內外、貫通上下，是人體功能的調控系統。有時循經取穴，只要對經穴進行針灸、按摩，就可以調理臟腑所患疾病。因此，只要了解這些經絡，就可以選擇適當的方法預防和緩解日常生活中的各種常見不適和疾病。

經絡的作用

◎聯繫臟腑，溝通內外。經絡中的經脈、經別、奇經八脈等，縱橫交錯，入裡出表，通上達下，聯繫人體各臟腑、組織；經筋、皮部聯繫肢體筋肉皮膚；浮絡、孫絡聯繫人體各細微部分。如此一來，經絡就將人體聯繫成一個有機的整體。體表感受到的病邪和各種刺激，可傳導於臟腑；臟腑的生理功能失常，也可以反映於體表，這些都是經絡聯絡溝通作用的具體表現。

◎運行氣血，營養全身。氣血是人體生命活動的物質基礎，全身各組織器官只有得到氣血的滋養和濡潤才能完成正常的生理功能。經絡是人體氣血運行的通道，能將營養物質輸送到全身各組織臟器中，使臟腑組織得到營養、筋骨得以濡潤、關節得以通利。

◎抗禦病邪，保衛機體。營氣行於脈中，衛氣行於脈外。經絡「行氣血」而使營衛之氣密佈周身，在內調和五臟六腑；在外抗禦病邪、防止內侵。衛氣能夠溝通十二經脈，將部位相近、功能相似的經脈連接起來，產生統攝經脈氣血、協調陰陽的作用，同時對十二經脈的氣血產生滲灌和蓄積的作用。

經絡是人體自有的天然良醫

經絡是身體的一個通道，能通內達外。因此在人體功能失調的時候，它亦是疾病傳導的途徑，當體表感受病邪和各種刺激時，可透過經絡傳導於臟腑，身體哪裡有病，哪個臟器的生理功能

失調，也會在相應的經絡穴位上反映出來，相應的經絡就會發出預警，產生疼痛。

在經絡運行上，若在經氣聚集的某些穴位上發生明顯的壓痛、突起、凹陷、痘疹結節，或皮膚狀況出現變化等情形，說明經絡在此淤塞了，身體健康出現了問題。

我們應該相信家庭醫師的診斷結果與提醒，當穴位和經絡顯示出預警後，應及時刺激相應的經絡以對身體進行良性調節，讓體內的經絡重新暢通，使身體恢復健康狀態。可以說，經絡是人們健康的晴雨計，是與人們隨時相伴的醫師。特效穴位則是蘊藏著巨大作用的天然藥庫，刺激這些經絡上的特效穴位，就能為我們的健康多了一層保護。

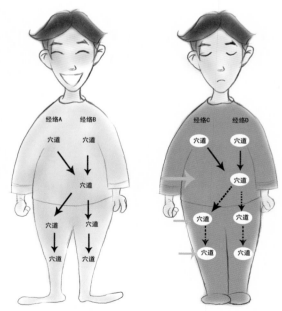

→有了經絡這個人體自有的天然良醫的保護，我們的健康將會得到更大保障。

氣流通 ——▶
氣未流通 ·····▶

穴位——調節陰陽、保健祛病的養生「靈藥」

中醫將穴位稱為「腧穴」，即人體臟腑經絡之氣輸注於體表的特殊部位。人體穴位是疾病的反應點，也是用按摩緩解病痛的關鍵部位。穴位分別歸屬於不同的經脈，經脈又歸屬於不同的臟腑，所以按摩穴位就可以輔療相應臟腑的疾病。

穴位按摩時，可以根據被按摩者不同的臨床症狀，增減配合多個穴位，分別採用不同的按摩手法刺激穴位，如此一來，穴位就能將各種刺激傳入人體內部，激發人體正氣，抵禦疾病，調節陰陽，達到緩解疾病的目的。

穴位的分類

人體的穴位分為十四經穴、奇穴、阿是穴3大類。

◎十四經穴。簡稱「經穴」，指歸屬於十二經脈和任、督二脈循行線上的穴位。它們具有固定的名稱、位置和歸經，具有輔療本經病症的共同作用，是穴位的主要組成部分。

◎奇穴。也稱「經外奇穴」，是指十四經穴外具有固定名稱、位置和作用的穴位，與經絡也有密切聯繫。這類穴位的輔療範圍比較單一，多數對某些病症有特殊的緩解效果，如四縫可以輔療小兒疳積等。

◎阿是穴。又稱「壓痛點」，這類腧穴既無固定名稱，也無固定位置，亦無固定的主治病症。只是以疼痛局部或與病痛有關的壓痛點、敏感點作為穴位。阿是穴的名稱由來是源於當醫生按壓這個穴位時，病人會發出「啊」的痛呼聲而來。

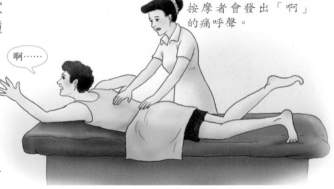

→阿是穴的由來正是因為按壓此穴時，被按摩者會發出「啊」的痛呼聲。

穴位的輔療作用

◎輔療近部疾病。按摩穴位能夠輔療穴位所在部位的疾病。例如，後頂穴可用於輔療頸部肌肉痙攣；睛明穴可輔療眼睛疾病等。

◎輔療遠部疾病。按摩穴位能夠輔療本經經脈所行走路線的遠部部位疾病，尤其是十二經脈位於四肢肘膝關節以下的穴位。例如，百會穴不僅能輔療頭部疾病，還能輔療子宮脫垂、痔瘡、脫肛、痢疾等疾患。

◎特殊輔療作用。某些穴位對機體的不同狀態具有雙向調節作用。例如，心跳過速者，按摩內關可減慢心律；心跳過緩者，按摩內關也可加快心律；按壓氣海、滑肉門、天樞等穴既能輔療腹瀉，又能輔療便祕。另外，某些穴位是輔療某種疾病的特效穴位，如三陰交穴是輔療消化系統、生殖系統、泌尿系統、婦科病的重要穴位。

◎整體輔療作用。按摩某些穴位，可對某方面病症或全身疾病產生整體性的輔療作用。例如，按摩足三里、關元、膏肓，可增強人體免疫力。

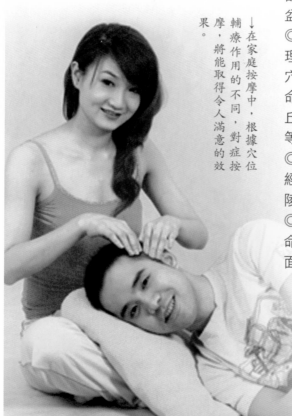

↓在家庭按摩中，根據穴位輔療作用的不同，對症按摩，將能取得令人滿意的效果。

穴位的命名方法

◎根據穴位所在的人體部位命名，如心腧、肺腧、脾腧、乳根、大椎、曲骨、巨骨、腕骨等。

◎根據動、植物的名稱命名，更能充分地說明穴位的局部特點，如鳩尾、鶴頂、伏兔、魚際、攢竹等。

◎根據建築物、街、道、市等通路、處所名稱來命名，以形容某些穴位的形態或作用特點，如天井、印堂、地倉、氣街、風市、水道等。

◎根據生活用具等名稱來形容穴位所在部位的特點，以此來命名，如地機、缺盆、懸鐘、天鼎等。

◎依據天文學中的日、月、星、辰及地理名稱中的山、川、溝、澤等，再結合穴位所在部位的形態和氣血流布情況而命名，如太白、天樞、上星、日月、商丘、承山、合谷、湧泉、曲澤、小海等。

◎根據氣血、臟腑、陰陽等生理功能及經脈交會等情況來命名，如三陰交、陽陵泉、氣海、血海等。

◎根據穴位對某種病症的特殊輔療作用命名，如輔療眼睛疾病的睛明穴，輔療面癱的牽正穴。

《 養生祛病的「手」要任務 》

手部養生的特點

輔療效果較好

在患者手部的反射區或穴位上，經常可以找到相應臟腑病變所產生的毒素沉積的硬塊。按摩手部相應的穴位或反射區，能將這種沉積的毒素透過泌尿系統和消化系統排出體外，也可以透過皮膚出汗而排出。毒素排出後，人體內的血液循環功能就會迅速恢復暢通，病變的器官因此也可以得到充分的營養，並迅速恢復健康狀態。

安全、無副作用

長期臨床實驗證明，手部按摩的最大優點是安全有效。這一療法不用打針、不用吃藥、無創傷性、無任何副作用，有病時可以緩解病痛，無病時可以強身，完全符合當今醫學界推崇的「無創傷醫學」和「自然療法」的要求。

簡便直接

手部按摩不需任何藥物和醫療器械，也不講究診治場所，只憑視覺、觸覺和痛覺，就可直接從手部穴位或反射區得知各臟腑、組織、器官的生理病理變化，及時做出診斷。進行按摩時只需用雙手或簡單的按摩工具，甚至用我們日常生活中的一些器具，如鋼筆、筷子、硬幣、鑰匙等，就可以進行按摩。每日利用空餘時間，按照書上所提供的方法進行自我按摩，或相互按摩 30 分鐘，就可以達到預防疾病、緩解病痛的目的。在按摩的同時，還可以看書、看電視、聊天。相對於現行的某些正式診療法來説，手部按摩更簡單、好學、直觀、易行。

可做早期診斷，提早發現疾病

目前多數的醫療檢查技術和方法，都須在人體有明顯不適症狀或反應時才能做出診斷。但有很多疾病一旦被現代技術檢查出來時，往往已是中末期，治療難度很高。與此不同的是，當人們僅感覺身體稍有不適時，手部反射區或穴位就會有反應。透過對手部進行望、觸摸、按壓等診斷方法，就能及時發現病兆，對此做出診斷，並指定相應的治療方案。因此，手部按摩對人體疾病的早期診斷和治療，有著極為重要的價值。

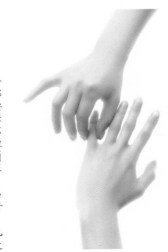

↓手部按摩不但簡單、易行，也是輔療疾病卓有成效的方法。

手部望診與手部診療

望手掌色澤、紋理診病

◎手掌面顏色不均，有紅白花斑，顯示有咳喘、胸悶、咳痰等呼吸系統疾病。

◎手掌面呈青色，多為寒症、痛症。若青色出現在大魚際中部，顯示多有腹痛或腹瀉；若青色出現在大魚際下部，多為腰腿痛或風濕。

◎手掌面呈紅色，多有口臭、咽乾、多食善饑等內熱症。

◎手掌面呈紫色，多為血瘀之表現；若紫色出現在勞宮穴處，多顯示可能患有冠心病、動脈粥狀硬化、糖尿病等疾病。

◎手掌面呈黃色，多顯示有肝、膽系統疾病。

◎手掌面呈咖啡色或暗黑色，多顯示有腎病、惡性腫瘤等危重病症。

望手指診病

◎手指比較肥胖，甚至指關節的肌肉也見突起者，容易疲勞，易患高血脂、脂肪肝等疾病。

◎手指形如鼓槌，指端較粗，指根較細者稱為杵狀指，多見於先天性心臟病或肺氣腫。若僅兩拇指出現杵狀指，多為痛風病人。

◎手指呈湯匙狀，多見於心腦血管疾病、高血壓和糖尿病等患者。

◎手指呈圓錐形，多見於胸部疾患者。

◎手指細長如竹節的人，體質較弱，易患消化系統疾病。

◎拇指頂端近指甲處出現透明硬蠶樣圓點者，顯示患有痔瘡。

◎拇指下大魚際處呈青紫色，顯示有肺臟病症。

◎手指指腹顏色呈暗紅或青紫色，顯示末梢循環不好，血液回流不暢，多有心臟病症。

望手指及其關聯的臟腑診病

拇指：反映肺脾功能，主後頭痛

◎正常拇指長短均勻，圓長健碩，而且直而不偏。

◎拇指過分粗壯，顯示易動肝火，易出現眼澀、口苦、心情煩躁、頭暈等症狀，宜多食綠色蔬菜，補充維生素。

◎拇指扁平薄弱，顯示少年時期體質差，易患神經衰弱，建議晚上睡前喝牛奶。

◎拇指上粗下細，表示吸收功能差，身體瘦弱，不易肥胖，平時要多食易消化的食物，飯量小者可以少食多餐。

◎拇指上細下粗，顯示吸收功能好，減肥較難，減肥時要嚴格控制熱量攝入。

食指：反映腸胃功能，主偏頭痛

◎食指蒼白瘦弱，顯示肝膽功能差，消化功能差，易疲倦，要多食鹼性食品。

◎食指第1指節過長，顯示健康欠佳。

◎食指第2指節過粗，顯示鈣質吸收不足，骨骼牙齒多較早損壞，日常要注意

> **貼心小提示**
>
> ### 手部保健速記口訣
>
> 常揉拇指健大腦，常揉食指胃腸好，常揉中指能強心，常揉無名肝平安，常揉小指壯雙腎，手指腳趾多揉揉，失眠頭痛不用愁，有空揉揉病不愁。

多補充鈣質，必要時加服鈣劑。

◎食指第3指節過短，顯示易患神經系統方面的疾病。

◎食指指頭偏曲，指節縫隙大，顯示易患消化系統疾病，尤其容易罹患大腸疾病，故日常要增加膳食纖維的攝取量。

中指：反映心血管功能，主頭頂痛

◎中指蒼白細小，顯示心血管功能差，注意家族遺傳。

◎中指偏短，顯示易患肺腎疾病。

◎第2指節過長，顯示鈣質代謝差，服用鈣劑時要選擇易吸收的，否則易造成鈣質沉積形成結石。

無名指：反映肝膽功能，主前頭痛

◎無名指太長，常見於因生活不規律而影響健康的人，要注意調整不良的生活習慣。

◎無名指太短，顯示身體元氣不足，體力不佳，免疫力低，應多補充蛋白質。

◎無名指的強弱與人體泌尿生殖系統有關，應注意補腎，可多食黑色食品，如黑芝麻、黑米。

小指：反映子宮、睾丸、心腎功能，主全頭痛

◎小指瘦弱的女性易患婦科病。

◎小指蒼白瘦弱、偏歪的男性易腎虧、性功能差，日常要少食寒性食品。

望指甲診病

◎指甲有縱紋，表示容易罹患神經衰弱，有多條縱紋是長期神經衰弱、機體衰老的象徵。

◎指甲有橫紋，表示有腸胃炎、結腸炎等腸胃疾病，或見於維生素 A、維生素 B 群、維生素 C 缺乏症。

◎指甲失去光澤，多見於結核、慢性腸胃炎等消耗性疾病。

◎指甲偏白，多見於營養不良或貧血患者。

◎指甲呈暗紅色，多見於心臟病、腦血栓等疾病患者。

◎指甲呈青紫色或有瘀血點，多見於冠心病、心絞痛患者。

◎指甲上若出現黃色細點，則提示可能罹患消化系統方面之疾病。

◎指甲上出現黑色斑點要格外小心，輕者可能只是操勞過度、營養不良，重者可能是胃下垂、胃癌、子宮頸癌的先兆。

◎指甲硬脆容易出現裂痕，多見於甲狀腺機能低下、維生素 A、維生素 B 群缺乏等症，也可能是患有肺氣腫或缺鐵性貧血。

→我們的手部蘊藏著太多的健康資訊，如果忽視了這些資訊，就可能給身體帶來健康問題。

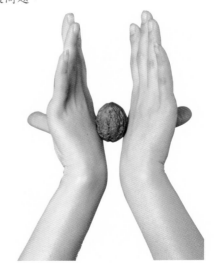

❧ 健康之路，始於足下 ❧

足部保健的特點

足部保健的歷史淵源

足部保健法在我國歷史悠久、源遠流長，早在《黃帝內經》中就已有足部經絡學說和足部按摩的詳細記載。可見，我國是運用足療最早的國家之一。幾千年來，這種簡便、安全、療效顯著的方法一直為人們所喜愛。

近年來，隨著醫學的發展，人們又發現人體各器官在足部的反射區。透過進一步研究，醫學專家們發現利用這些足部反射區能夠預測和診治全身疾病。這種方法得到迅速推廣並逐步贏得了人們的青睞，聯合國衛生組織也肯定這種療法為「自我療法」。

足部保健的作用機理

現代足部保健法是中國傳統醫學與現代醫學理論的結合產物。中醫認為，人體的經絡是氣血運行的通路，它聯絡臟腑、溝通內外、貫穿上下，可使機體保持協調平衡。而現代醫學又認為，足部分布著與全身各部位相對應的足部反射區。此外，足部有6條經脈循行，這6條經脈又與其他經脈相通。所以，透過對足部經絡及經絡上分布的腧穴、足部反射區進行按摩，就可以調節全身氣血、加強身體的新陳代謝，使陰陽平衡、臟腑器官的生理功能協調。

亞健康是健康與罹患疾病之間的臨界狀態。據統計，亞健康狀態的族群人數約佔總人口的2/3。他們常常感到身體疲乏、食欲不振、思緒渙散、精神緊張、焦慮不安、頭腦不清，且睡眠品質不好。足部保健可以透過疏通經絡、調和氣血，達到扶助正氣、驅邪防病的作用，有效地調整亞健康狀態。

足部保健法的刺激強度因人而異，可強可弱，男女老少皆宜，故是防病保健的理想療法之一。

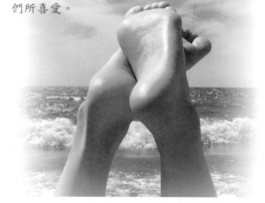

→足部保健法簡便、安全、有效，作為防病養生、強身健體的重要療法之一，一直為人們所喜愛。

足部望診與足診足療

望足診病的順序

患者要把雙足豎起，放在診病者的正前方，按照雙足反射區的順序，即從足底反射區→足內側反射區→足外側反射區→足背反射區，從足趾看到足跟。

先看一隻腳，再看另一隻腳進行雙足對比。透過觀察雙足皮膚的顏色、彈性、皮下組織的豐滿程度、皮膚表面異常的贅生物、局部是否有腫脹或凹陷、足趾和趾甲是否有形態上的變異、足弓是否有變形或消失等異常現象，來判斷雙足的哪些反射區有異常，進而判斷其對應的臟腑器官有無病理變化。

望足形診病

◎足部濕度過大，常見於腎虛。

◎女性足跟部骨骼變形，往往是骨盆腔病變的特徵。

◎小趾壓迫無名趾，顯示耳部有聽覺障礙。

◎第2趾壓迫拇趾，顯示可能有偏頭痛。

◎第5趾蹠骨關節處出現雞眼，可能為肩部損傷所致。

◎小腿部脛骨內側緣中上段出現結節，顯示可能有糖尿病傾向。

◎內踝出現紫斑點，可見於痛經或子宮疾病。

◎拇趾腫脹，可能為高血脂、高血糖、高膽固醇。腫脹越厲害，則顯示其患病程度越嚴重。

◎腳踝水腫，顯示可能有腎盂炎；足跟和踝部的變化可能反映泌尿生殖系統有疾患：踝部若有隆起多為泌尿結石，若有凹陷則多見於肝硬化、肝癌。

◎腳掌乾瘦無華，顯示失眠、精力耗損。

◎腳部乾燥，連趾縫間都是乾的，說明心脾功能不佳。

望足色診病

◎足部顏色呈黃色，多為肝膽疾病，或為腸胃失調，或為脾虛。

◎足部顏色蒼白，多為貧血，且呈現腎虛症狀，畏寒怕冷較明顯。

◎足部呈暗紅或紫色，顯示身體有炎症，血液循環受影響，有氣滯血瘀現象。也可能是酒後的反應。

◎足部呈暗紅色，燒灼樣疼痛於夜間加重，指甲萎縮，顯示可能患有糖尿病併發症。

◎足部出現青綠色，為血液循環不良的徵兆，表示血液黏稠度高、酸度高、血管彈性差。

◎足部出現黃咖啡色、紫紅咖啡色時，應及時去醫院做進一步檢查，查看是否罹患惡性腫瘤。

◎足部顏色為青色（或足拇趾局部出現青色），多為腦中風先兆，或為肝風、手足拘攣等。

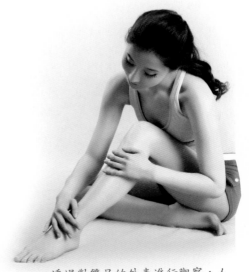

→透過對雙足的外表進行觀察，人體許多的疾病就能大致診斷出來。

◎足部顏色為黑色，可能為劇痛發作、瘀血及腫瘤等。

望足部反射區診病

◎足內側緣脊柱反射區的骨突畸形，顯示其所對應的脊柱節段有病痛。

◎在頸椎反射區和胸椎反射區之間出現骨突，顯示甲狀腺失調、對鈣和磷的吸收受影響，也可能反映頸椎有病變。

◎在胸椎反射區的下部或腰骶反射區有突起（或痠脹感），常表示該部位有病痛，或有過外傷。

◎足部反射區局部出現明顯腫脹、隆起，可能顯示與該反射區相對應的臟腑器官罹患慢性器質性病變；足部反射區局部出現明顯的凹陷，顯示與該反射區相對應的臟腑器官可能「缺損」或「已摘除」。

◎肝膽反射區隆起，顯示可能罹患脂肪肝、膽囊炎或結石症。

◎小腸反射區腫脹，反映消化吸收不良。

◎心臟反射區腫脹，顯示心臟功能失調。

◎前列腺或子宮反射區隆起，顯示可能罹患前列腺肥大、前列腺炎、子宮肌瘤等疾患或懷孕。

◎足部膀胱反射區明顯隆起，說明常憋尿或腎虛。

望趾甲診病

◎趾甲蒼白的人可能患有貧血。
◎趾甲灰白的人可能患有甲癬。
◎趾甲半白半紅的人可能罹患腎病。
◎趾甲常呈青色的人可能是心血管疾病患者。

◎黃甲多見於腎病綜合症、甲狀腺功能減退、黃疸型肝炎等疾病患者。

◎紫甲往往是心肺有病的徵兆。

◎藍甲和黑甲可能是罹患甲溝炎或服用了某些藥物所造成。

◎畸形趾甲，如嵌甲（趾甲嵌入肉內，俗稱「甲溝炎」），為肝氣鬱滯或神經系統疾患。

◎趾甲平坦，按壓後由白變紅的速度緩慢、趾甲根部圓形部分較小，顯示患有心臟疾病。

◎趾甲出現縱紋，表示該患者過度疲勞，很可能患有神經系統和呼吸系統方面之疾病。

◎兒童趾甲下有白斑或紅白相間斑點，可能患有蟲疾。

貼心小提示

足病的簡單論斷法

足冷，尤其是冬天徹夜足部不暖，為脾、腎陽虛之症；足癢難忍，多為足癬，有肝、脾濕熱之症；足麻，多與坐骨神經受壓迫或血液循環障礙有關；足趾關節腫痛，多為痛風、類風濕性關節炎等引起。

足有鹹臭味者，多為泌尿系統或婦科疾病；足有惡臭者，多為消化系統功能差；足有酸臭味者，多為肝膽功能差；足有辛臭味者，多為肺功能差；足有穀氣味，為脾胃旺盛，是以穀氣外溢布達四末的表現。嗅足氣味需在未泡足之前。

足部有異味，說明臟腑功能較差，或患者體內相應臟腑存在疾病。透過聞足得知身體何處存在患病風險後，可透過足療來預防和輔療相關部位疾病。足療最好選擇在晚上睡覺前做，有利於睡眠。另外，過飽、過饑時不宜進行足療。

《 養生保健，從頭開始 》

頭部保健的特點

我們的祖先在幾千年的歷史長河中，經過不斷實踐、累積和完善，最終形成了與按摩相關的理論體系。按摩是人類最古老的醫療方法，也是中醫學的一個重要組成部分。我們現在常說的頭部推拿，其實就是頭部按摩，是透過對人體頭部特定區域所進行的一系列接觸性操作而達到防病、治病效果的一種醫療保健方法。

在科技高速發展的當今社會，人們的生活節奏日益加快，隨著對宏觀世界和人體自身認知水準的增長，人們對貼近自然的療法日益關注，我國的針灸、刮痧、按摩等傳統療法受到了全世界的大力推崇。而頭部按摩因具有諸多優越性，更值得我們進一步研究和推廣。其優越性主要表現在以下幾個方面：

◎簡單易學。因為頭部按摩涉及到的部位較少，手法相對較為簡單，只要對穴位的基本定位和常用的按摩手法有大致了解，即可進行操作。

◎操作方便。只要做一些非常簡單的準備，即可進行頭部按摩的操作，具有較強的可行性。

◎經濟實惠。
頭部按摩可以不花一分錢，就能達到預防和輔療疾病的目的。

◎非常靈活。頭部按摩的靈活性表現在兩方面，首先是操作非常靈活，可以兩人互相交換操作，也可以自己為自己按摩，不受時間、地點等外部環境的影響。其次是選穴較為靈活，同一種病可以選擇不同的按摩方案，且操作頻率可根據自身情況靈活安排。

◎安全有效。長期大量的臨床實驗證明，穴位按摩不但療效顯著，而且相對安全，是一種沒有創傷的「自然療法」。

◎效果奇特。頭部按摩不僅簡單易學、靈活方便，更重要的是其療效奇特，是一種無創傷、無副作用、標本兼顧的全身輔療法，特別是對一些慢性病症和痛症的輔療，能顯示出非常神奇的效果。

◎感知病痛。因為頭部穴位與人體臟腑、經絡都有對應關係，故按摩頭部相應穴位時，有時會出現我們平時難以察覺的特殊感覺，有助於我們提早發現和診療疾病。

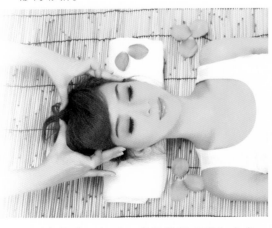

→頭部按摩不但可以有效緩解不適和疾病，而且相對安全。

◎防治結合。經常做頭部按摩，無病可預防，有病可輔療。預防與輔助治療相結合的這一特點充分展現了中醫理論中「治未病」的思想。

頭部望診與頭部診療

望嘴唇診病
◎嘴唇顏色暗者，如果是年輕人，說明血液循環差，應少吃肉食；如果在嘴的一側伴有小囊腫，也許和胃潰瘍有關。
◎嘴唇經常裂開，大多是因為皮膚乾燥，這和每天細胞更新有關；如果嘴唇上出現硬塊，則是胃病的跡象。
◎嘴角發紅，預示食物過敏或牙根發炎、牛皮癬、缺少維生素，也可能是因營養不良而引起的消化系統衰弱。
◎發熱時，嘴唇會呈鮮紅色。
◎嘴唇呈黑色的人可能患有肝臟疾病。
◎嘴唇蒼白的男性必是貧血。
◎嘴唇呈紫色者可能患有肺病。

望面色診病
◎臉色蒼白：常見於貧血患者，如大出血、休克引起的血量急劇減少；寒冷、驚恐、劇烈疼痛引起微血管強烈收縮亦會導致面色蒼白；甲狀腺功能減退、慢性腎炎等患者，面色亦呈現蒼白色；鉛中毒患者以面色灰白為主要特徵。皮膚蒼白的人易患感冒，為了抗寒，血液會從其他組織器官上獲得能量，而當這些器官不堪重負時，日常累積的問題就會爆發出來，使臉色接近白色。
◎面無光澤：心理壓力大或在煙霧環境中待得太久。

貼心小提示

「黑臉兒」的奧祕
　　老年人的面部多有散佈的褐色斑點，稱為「老年性色素斑」；女性在妊娠期間出現的棕褐色斑點，稱為「妊娠斑」，這是兩種生理現象。腎上腺皮質功能減退症、慢性腎功能不全、肝硬化、慢性心肺功能不全等疾病也會使面色變黑。長期服用或接觸砷劑、抗癌藥也會導致不同程度的面色發黑結果。

◎面色暗黃：脾臟、肝臟、胃或膀胱有問題，β-胡蘿蔔素食用過多也容易導致面色發黃。另外，長期患有鉤蟲病的患者，由於慢性失血，也會導致面色發黃。
◎臉上有斑點：這可能是服用避孕藥的副作用所致，也可能是過度曝曬在陽光下，或由於補鐵時體內積存了過多的鐵質。
◎年紀輕輕，眉毛之間就有皺紋：這可能與神經官能症有關。
◎臉上長有小顆粒：一般因太陽曝曬，或是在皮膚上使用過油的化妝品所致。
◎臉色呈深棕色且有雀斑：由於腎臟運行不暢，體內毒素積聚，因此容易在表皮顯現雀斑。
◎紅臉頰：如常在下午14：00～15：00點出現，則有罹患結核病的可能。
◎微血管明顯可見：太陽曝曬、寒冷或受冷風所致，和環境有關。
◎太陽穴周圍青筋明顯：肝臟有問題。

查面容診病
◎貧血面容：面容枯槁、皮膚及黏膜蒼白無血色，是多種疾病所致貧血的面部

症狀。缺鐵性貧血患者會出現藍色鞏膜，其發生率高達97.6%，是缺鐵性貧血的重要體表特徵。

◎甲亢面容：面容消瘦、眼裂增寬，眼球凸出、上眼瞼攣縮，兩眼看近物時向內側聚合不良，有目光驚恐、興奮不安的表現。

◎二尖瓣狹窄面容：顴部紅潤，口脣紫紺，是二尖瓣狹窄、風濕性心臟病患者的常見面部特徵。

◎腎病性浮腫面容：在腎病早期，僅表現為晨起後眼瞼腫脹；隨著腎功能的損害，將出現面色蒼白、浮腫及皮膚緊張、乾燥等現象。

◎中樞性顏面神經麻痺面容：會出現病側鼻脣溝變淺、口角向下垂、口角歪向健側等周圍性顏面神經麻痺，還可能出現該側額紋消失、上眼瞼下垂、不能皺眉等特徵，即中醫所說的腦中風的前兆。面容改變為其早期症狀，應注意警惕。

◎滿月臉：臉如滿月、側面不見鼻尖、頰部脂肪堆積、口角與頰部間出現深溝，伴有痤瘡和毛鬚等，是柯興氏綜合症的典型特徵。還可見於長期大劑量服用或施打腎上腺皮質激素的患者。

◎傷寒面容：表情淡漠、反應遲鈍、少氣懶言，稱為「無欲貌」。常見於腸傷寒、腦炎等疾患。

◎三叉神經痛面容：患者因在三叉神經分布區呈間歇性的電擊狀或撕裂狀疼痛，易反覆發作。發作時患者多用手揉擦患處，致使眉毛及鬍鬚脫落。

查頭髮診病

◎頭髮枯萎、細、黃且無光澤、分叉易斷，說明體質不好，氣血不足，多見於老人、女性及兒童。

◎頭髮枯萎、易於折斷分裂、形似亂草蓬槁，常因先天稟賦不足，或久病失養、陰虛血燥所致。

◎兒童頭髮扭結如穀穗，枯黃無光澤，多見於兒童嚴重的消化不良症，常伴有面黃肌瘦、肚腹膨脹、大便稀溏或乾結等特徵。

◎頭髮從根部開始變白、變黃、乾枯且無斷髮現象，並且多於頭頂或兩鬢部發生，多為肝腎陰虛、精血虧少；如果從頭髮末梢開始乾枯、分裂、易折斷、生長變慢，則多為氣血虛弱。

◎頭髮乾燥變脆、易斷裂，尤其是長髮末端，容易縱裂成絲，狀如羽毛，常見於脆髮病和毛髮縱裂症，除因天氣乾燥、洗滌過勤外，常由陰虛血燥而成。此外，患頭癬、脂溢性皮炎、甲狀腺功能低下、糖尿病等症，也會導致頭髮易斷裂。

→頭部保健是人體健康的重點，養生要從「頭」開始。

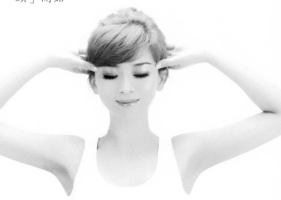

❮ 耳診耳療，養生一寶 ❯

耳部保健的特點

　　耳朵雖是人體極小的一部分，但卻是人體各臟腑組織器官的一個縮影，人體各臟器、各部位在耳部皆有相應的刺激點，臟腑、組織有病必然反映於耳。因此，透過觀察耳部就可以窺知內臟的疾患。耳廓為外耳的一部分，以彈性軟骨為支架，富含神經和血管，感覺敏銳，並具有韌帶、脂肪、結締組織及退化的肌肉等構造。耳廓是人體體表外竅中的重要資訊出入地之一，耳穴即是耳廓上的一些特定診治點。

　　耳穴診療方法最早起源於中國，長期以來在中國廣為流傳，經過幾千年的發展和不斷完善，因其具有顯著的養生作用而受到國際社會的廣泛肯定和關注。

　　從耳穴診療的整體發展來看，這是

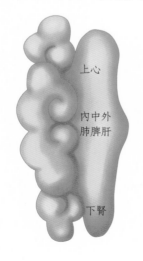

上心

內中外
肺脾肝

下腎

耳背分部對應五臟圖

一門具有悠久歷史、近幾十年來發展非常迅速、作用範圍廣泛、療效顯著，且值得我們大力發揚和推崇的醫療保健學科。目前，採用耳穴療法的國家超過100個，其中具有療效的病症已達200多種，且涉及內科、外科、婦科、兒科等各科疾病。

耳部望診與診療

耳部望診的方法

　　望診時兩眼平視，以一手拇指和食指輕輕牽拉耳廓，對著光線，由上而下、由外而內地按解剖部位依序仔細觀察。

　　當發現有隆起、結節等陽性反應現象時，用中指由耳背向前頂起，將皮膚繃緊，以觀察陽性反應症狀的大小、形態、色澤等。如一次不易確診，可將繃緊的皮膚慢慢放鬆，再慢慢繃緊，進行反覆觀察。並注意與對側耳廓對照，以鑑別陽性反應症狀的真偽和性質。

　　望診中如發現陽性反應症狀，應以手指或探棒觸試結節的大小、硬度、移動性、邊緣是否整齊及有無壓痛感等為參考依據。如有血管變化，應注意血管的正常分布、異常擴張以及充盈血管的走向等狀況。

望耳廓的形態

◎耳廓相應部位產生形態改變，有一結節狀隆起或見點狀凹陷、圓圈形凹陷、

索條狀隆起或縱橫交錯的線條等形狀，常見於肝病、膽結石、肺結核、心臟病、腫瘤等疾病。如肝硬化患者，其在耳廓肝區處多呈現隆起和結節，而邊緣清楚。

◎耳廓相應部位出現高於周圍皮膚的點狀隆起，伴有水泡狀丘疹，俗稱雞蛋疙瘩，顏色可紅可白，常見於急慢性氣管炎、急慢性腸炎、急慢性闌尾炎、急慢性腎炎、膀胱炎等疾病。

◎耳輪出現粗糙不平的棘突狀結構，常見於腰椎、頸椎骨質增生等疾病。

◎耳垂上有一條自前上至後下、皺褶明顯的斜線紋（可以單耳或雙耳同時發生），常見於冠狀動脈粥狀硬化性心臟病（冠心病）患者，亦得見於低血壓、心律不齊、耳鳴、聽力下降等患者。

◎耳面皮膚血管充盈易見，常見於支氣管擴張、冠心病、心肌梗塞、高血壓等疾病患者。

◎耳垂肉薄呈咖啡色，常見於腎臟病和糖尿病患者。

◎耳垂肉厚而寬，呈紅色，常見於身體肥胖、易患腦出血者。

◎耳薄而色白者，多為腎功能衰竭，常見於垂危病人。

◎耳垂肉薄，甚至連血管網都看得清，此種情形常見於呼吸系統疾病及突眼性甲狀腺腫大之患者。

◎耳廓上產生白色的糖霜狀皮膚脫屑，擦後不易除去，常見於各種皮膚病患者。

◎用手摩搓耳朵，如果不見泛紅，有罹患貧血的可能性。

◎耳廓萎縮、無力，是心臟衰弱的症狀。

◎耳廓處有條、片狀隆起，多見於慢性器質性病變等疾患。

◎耳廓處出現片狀凹陷，多可診斷為炎症或牙齒缺失等。

◎耳廓處有放射狀的血管充盈，多見於血管病、痛症、急性病、外傷等症。

◎耳部的乙狀結腸、大腸區呈白色片狀隆起，多見於便祕患者。

◎耳部的肝區出現腫大隆起，但色澤正常，觸之質軟，常見於脂肪肝患者。

◎耳部的口區皮膚無光澤，且有數目不等的丘疹，提示可能罹患消化不良等消化系統疾病。

◎耳部的顳區出現片狀隆起，健側（健康的一側）形態正常，多見於偏頭痛。

◎耳部的頸椎區出現雙結節狀白色隆起、分叉狀雙結節隆起、弧形變形或呈錐形增生，都顯示可能患有頸椎病。

→醫生提醒：耳朵雖小，結構卻很複雜，因此在進行耳部按摩前，一定要對耳朵的結構有所了解。

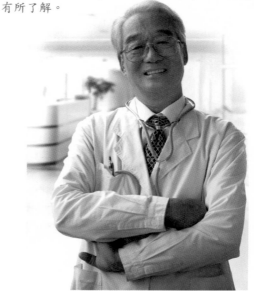

望耳廓的色澤

◎正常耳廓色澤微黃而紅潤。

◎全耳色白，常見於暴受風寒或寒邪直中者，也見於貧血患者。

◎全耳色青而黑，常見於劇痛患者。

◎耳色為青白色，説明有虛寒。

◎耳垂呈青色，為性生活過多的表現，也有可能是風濕性關節炎的徵兆。

◎耳輪焦黑、乾枯，是腎精虧損的徵兆。

◎耳廓鮮紅，表示有熱症，常見於發熱患者。

◎耳朵紅腫，為少陽相火上攻，或為肝膽濕熱火毒上蒸，也可能是中耳炎或癤腫、凍瘡所致。

◎耳背上有紅色脈絡且伴隨耳根發涼之現象，多為麻疹先兆。

◎耳垂經常潮紅，為多血質體質者。由於受寒，耳垂變為紫紅色，就會由腫脹，繼而發展為潰瘍，還容易生痂皮，這是體內糖分過剩的表現，顯示易患糖尿病。

◎耳朵色澤不正常者，應留意是否為血液循環障礙。

◎耳廓變褐色，多見於罹患久治不癒的慢性疾病之患者。

◎耳朵變灰色，顯示可能會有腫瘤、內臟器官中毒等情形。

◎耳朵變暗紅色，顯示處於疾病恢復期、月經後期等。

◎耳部的肺區、支氣管區呈暗紅或褐色，此情形多見於吸毒患者。

耳穴視診陽性反應舉例

◎慢性腸炎在大、小腸區有片狀或丘疹充血，並有脂溢。

◎慢性支氣管炎患者於耳廓氣管、支氣管穴上常呈點狀、片狀白色，邊緣紅暈、無或有光澤。

◎肺結核患者於肺區常可見到大小不等的點狀灰白色鈣化點或呈索型，皮膚光亮。

◎高血壓病患者常可在腎上腺、腦點、腦幹、皮質下等穴位觀察到點狀或片狀紅暈等情形。

◎冠心病患者常於耳垂處出現斜行皺紋，同時還可能出現在心區。

◎心肌梗塞患者中有1/4於心區可見充血性片狀紅潤，或微血管擴張。

◎慢性胃炎患者於胃反射區常呈片狀白色，部分區域有皮膚增厚現象。

◎胰腺炎患者於胰膽區可能呈現皮膚紅腫及大小不等的出血點。

◎慢性膽囊炎患者在胰膽區可見點狀白色、邊緣有紅暈。

◎膽結石患者在膽區有小結節，如顆粒狀，或呈點狀白色的斑點，邊緣清楚，急性發作時邊緣有紅暈。

◎腎結石於腎區呈點片狀白色，邊緣有紅暈，或呈沙狀白點。

◎骨盆腔炎、附件炎在子宮穴區可見點片狀或丘疹狀的紅暈，有油脂。

貼心小提示

什麼是健康的耳

　　耳朵是人體的重要器官，由位覺器官和聽覺器官兩部分組成。健康的耳朵耳廓位於頭部兩側，肉厚而潤澤，無隆起物，耳廓血管隱而不見，耳輪光滑平整，上緣齊眉，下緣達鼻翼高度，其長軸與鼻梁平行，與頭部側壁約呈30°角。中醫認為，耳廓較長，耳垂豐滿，是腎氣充沛的象徵。

第二章
按摩，見證手到病除的神奇功效

在有著幾千年歷史的中醫保健中，穴位按摩佔據著相當重要的地位，尤其在家庭養生保健中，它的重要性與作用更加不可替代，它神奇的養生功效正越來越為人們所熟知和推崇。

《 按摩，書寫中醫傳奇的養生祛病法 》

按摩的神奇功效

◎改善胃腸。足三里是按摩中常用到的穴位，刺激足三里能提高胃腸功能。此外，現代醫學研究證明，在刺激腹部的穴位時，交感神經就變得活躍，可以抑制胃部的活動。

◎增加血流量，調節血壓。專家指出，如果對膈腧穴進行刺激，在測量耳內側微血管的血流量時，血管會因擴張而促進血液的流動，使血流量增加。此外，對背部的心腧穴及位於腹部的巨闕穴進行刺激時，血壓也會跟著下降。

◎排毒。在臨床實驗中，醫學專家發現推拿按摩可幫助排出體內毒素，是一種可達到預防保健目的較為理想的方法。

◎改善亞健康。臨床觀察證明，按摩對於改善亞健康狀態作用顯著，對消除疲勞、振奮精神、恢復體力、預防疾病、延緩衰老都有較好的效果。

貼心小提示
醫療按摩與家庭按摩的不同

醫療按摩是中醫外治療法之一，也是人類最古老的一種主要應用按摩以達到治病目的的物理療法。家庭按摩則是家人之間利用手法按摩來養生保健的中醫保健方法之一，以健身防病為主，診治疾病為輔。家庭按摩屬於保健醫學的一個分支，主要是解除家人的疲勞，包括精神疲勞和身體疲勞，讓家人從心理和身體上都得到充分放鬆。

◎輔療慢性疲勞綜合症。做全身保健按摩和足底保健按摩可有效地解除軀體（身）和精神（心）兩方面的疲勞，因此按摩可輔療慢性疲勞綜合症。

◎緩解肢體痠痛。按摩可以讓血液中的生物活性物質恢復活力，提高肢體痠痛者的啡肽量與全血中的5－羥色胺含量，從而改善疼痛的狀況。

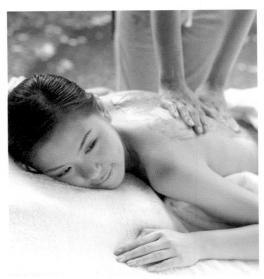

→家庭按摩簡單實用，已成為大眾預防疾病、保健養生的良方。

家庭按摩的特點

◎簡單易學，操作方便。任何人都可以獨立運用，幾乎不受時間、地點的限制。只須熟記穴位，掌握常用手法、操作要領及步驟，就可以幫家人或自己進行按摩，緩解病痛之苦。

◎經濟實惠，省時省力。按摩不受環境外在條件的限制，隨時隨地都可以進行，也不用耗費過多的錢財、人力及物力，是一種經濟又實惠的保健法。

◎無副作用。按摩療法既能防病保健，又無任何副作用。因為按摩不會像一些西藥在治病的同時，不可避免地帶來一些副作用，也不會像中藥那樣讓服用者難以下嚥。

◎適用範圍廣泛。家庭按摩可廣泛應用於內科、婦科、兒科等病症的輔助治療。對於某些複雜疾病，還可配合針灸、藥物治療。

◎作用顯著。許多疾病單靠按摩就可以產生奇效，也有許多慢性病症在藥物治療的同時若能配合按摩，效果將更加顯著。實驗證明，只要熟練掌握家庭保健按摩的方法，手法得當，操作準確，一定能獲得意想不到的效果。

按摩的常用手法

抖法

用單手或雙手握住肢體遠端，如腕、踝等，做連續上下左右的小幅度擺動，稱為抖法。臨床上常用於手腕、上肢（圖①）、下肢（圖②）和腰部，其力量作用於肌肉、關節及韌帶。

啄法

手指自然屈曲，呈爪狀或聚攏呈梅花狀，用腕部上下屈伸擺動，帶動指端著力，垂直於按摩部位，呈雞啄米狀的手法（圖③、④）。

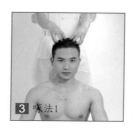
3 啄法1

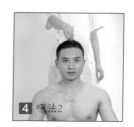
4 啄法2

拿法

用拇指和食指、中指，或用拇指和其餘4指的指腹，相對用力緊捏患部或穴位，並提起，一鬆一緊地拿按，本法常作為按摩的結束手法使用，適用於肩部（圖⑤、⑥）。

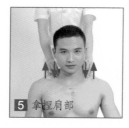
5 拿捏肩部

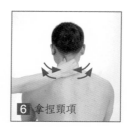
6 拿捏頸項

滾法

將掌指關節略微屈曲，用手背小指尺側部緊貼於皮膚體表處用力，連續擺動腕掌部，進行前臂旋轉和腕關節屈伸

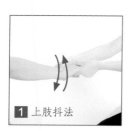
1 上肢抖法

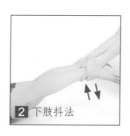
2 下肢抖法

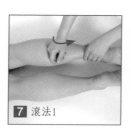
7 滾法1

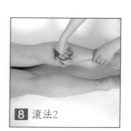
8 滾法2

的協調運動，同時在身體上滾動的一種手法（上頁圖⑦、⑧）。

擦法

用手指或手掌在皮膚上來回摩擦，臨床上常分為手指擦法、魚際擦法和掌擦法3種。用拇指、食指、無名指和小指的指腹來回摩擦肌膚，稱為手指擦法；用手掌的小魚際或大魚際來回摩擦肌膚，稱為魚際擦法（圖⑨、⑩、⑪）；用手掌來回摩擦肌膚，稱為掌擦法（圖⑫）。

扣法

臨床上常分為拳擊法（圖⑬）、棒擊法（圖⑭）、小魚際擊法（圖⑮、⑯）、指尖擊法、掌擊法等。5指微屈，用5指指端敲打穴位的方法，稱為指尖擊法，適用於頭面、胸腹部；手指自然鬆開，手腕伸直，用掌根叩擊體表，稱為掌擊法，適用於頭頂、腰臀及四肢部；拳擊法適用於腰背部；小魚際擊法適用於腰背及四肢部；棒擊法適用於頭頂、腰背及四肢部。

拍捶法

5指併攏，掌指關節微屈，用虛掌拍打，或5指併攏，用手掌尺側（靠近小指那側）拍打身體某一部位的方法，稱為拍法（圖⑰）；用空心拳或拳側面捶擊身體某部位的方法，稱為捶法（圖⑱）。拍法分為指拍法、指背拍法和掌拍法；捶法分為握拳捶和側拳捶。

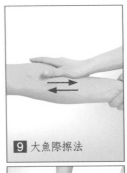

9 大魚際擦法

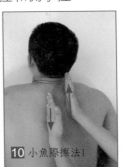

10 小魚際擦法1

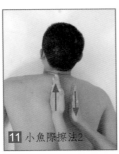

11 小魚際擦法2

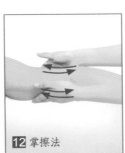

12 掌擦法

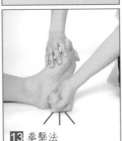

13 拳擊法

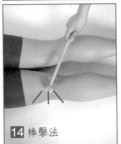

14 棒擊法

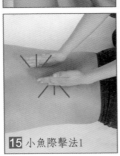

15 小魚際擊法1

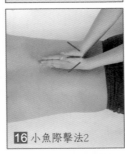

16 小魚際擊法2

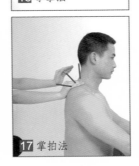

17 掌拍法

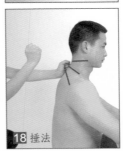

18 捶法

家庭按摩的適應症及禁忌症

家庭按摩的適應症

◎內科常見病。感冒、哮喘、失眠、偏頭痛、低血壓、高血壓、冠心病、慢性胃炎、消化不良、胃潰瘍、嘔吐、顏面神經麻痺等。

◎外科常見病。腰肌勞損、肌肉萎縮、三叉神經痛、坐骨神經痛、腰背神經痛、四肢關節痛、關節強直等。

◎婦科和男科常見病。痛經、閉經、月經不調、乳房腫塊、遺精、陽痿等。

◎兒科、五官科等常見病。小兒咳嗽、遺尿、夜啼、咽喉腫痛、口腔炎、口角炎、扁桃腺炎等。此外，對近視眼、鼻炎、耳鳴、耳聾等五官科病症也有良好的改善作用。

◎緊急搶救。中暑、心絞痛、鼻出血、小腿抽筋等。

◎其他疾病。可緩解中老年保健、美容、減肥、運動損傷等方面的症狀。

家庭按摩的禁忌症

◎年老多病的患者和需要靜臥調養的骨骼受傷患者不宜強行按摩，需聽從醫生建議。

◎皮膚損傷及皮膚病患者，如有濕疹、丹毒、膿腫、燙傷及開放性傷口者，不可進行按摩。

◎急性軟組織損傷導致的局部組織腫脹患者，不可立即按摩，可先冰敷20分鐘以上，然後用棉花置於傷處加壓包紮，待24小時或36小時後拆除，再進行按摩。

◎血壓過高及嚴重心、肝、肺、腎功能不全之患者，不可進行按摩。

◎被診斷患有不明原因之急性脊柱損傷伴脊髓異常症狀者，不可進行按摩。

◎患有肝炎、結核病等傳染性疾病者，不可進行按摩。

◎患有血友病、白血病等各種容易導致出血不止之疾病的患者，不可進行按摩。

◎急性闌尾炎、胃穿孔等急症患者，不可進行按摩。

◎各種骨折和關節脫位患者，不可進行按摩。

◎患病時間長，且體質較弱，禁不起最輕微的推拿、按壓，這樣的被按摩者應時刻注意其狀況，否則可能會出現眩暈、休克的症狀。

◎極度疲勞和酒醉者，不宜進行推拿按摩。

◎女性經期及妊娠期間不宜對腹部、腰骶部和髖部進行按摩；更不能按摩孕婦的肩井、合谷、三陰交和崑崙等穴。

除此之外，還有一些特殊的禁忌將在之後的分述中提到。

貼心小提示
按摩名稱與手法的演化

按摩歷經千年的發展，已逐漸成為一個體系。按摩的名稱也隨之產生了轉變，即「按摩」之名開始有「推拿」之稱。在按摩發展的早期，手法種類很少，常用的是按和摩兩種手法。後來，隨著療疾範圍的增加，按摩手法也出現了相應的擴大。在實踐中，按摩者發現，手法施力方向的不同，其作用也有所不同，從而產生了各種施力方向不同的手法，手法的分類也漸趨合理，適應症逐步擴大。

❧ 手部按摩 ❧

手部按摩的保健功能

調節陰陽平衡

　　手部按摩就是透過刺激一定的反射區和穴位，產生一定的生物資訊，並透過經絡系統或神經系統傳遞到相應的臟腑、組織和器官，從而恢復其陰陽平衡的狀態，達到預防和緩解疾病的目的。手部按摩對相關臟器可產生雙向調節的作用，如按揉胃腸反射區既可以促進胃腸的蠕動，也可以抑制胃腸的蠕動。換句話說，按揉胃腸反射區既能輔療便祕，又能輔療腹瀉。

促進血液循環

　　血液的正常循環，有賴於心臟生理功能的正常發揮。俗話說：「十指連心」，說明了雙手和心臟有著特殊的聯繫。手部有極為豐富的微血管網、淋巴網和密集的微循環，所以手可以說是人體的「第二心臟」。透過對雙手穴位或反射區等部位實施按摩，給予適當刺激，既能改善心臟、腦部、腎、輸尿管和膀胱等部位的血液循環，又能有效地改善肺和支氣管的功能，使肺內的氧氣和二氧化碳的交換更加活躍，從而加速毒素的排出，提高機體的免疫功能，增強機體的免疫力。

保持經絡平衡

　　人體經絡包括十二經脈、十二經別、奇經八脈、十五絡脈等。這些脈絡首尾相貫，如環無端，構成了氣血運行傳輸的通路。雙手是經脈相互連接的重要部位之一，是全身健康最敏銳的反應點。按摩雙手的穴位，可以調整相關臟腑、組織和器官的系統功能，調節相關臟器的生物資訊，改變相關臟器的病理變化，從而達到防病治病和自我保健的目的。

符合神經反射原理

　　反射治療理論認為，手部的敏感度和身體其他部位相比，有著明顯的差別，是反應最為敏感的反射區域。當身體各臟腑、組織、器官發生病變時，雙手的穴位或反射區就會提供各相關臟腑、組織、器官的病變資訊。同樣地，在雙手選擇適當的穴位或反射區進行按摩刺激，也可以透過神經反射方式，對相對應的臟腑、組織、器官的生理功能進行調節，從而達到預防和緩解疾病的

→手是人體的第2心臟，按摩手部對保健強身至關重要。

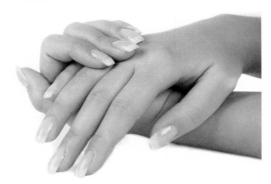

目的。

總之，實驗發現，手部按摩具有補、瀉、溫、清、消、散、汗、和、斂、緩、鎮等主要作用。

手部按摩的常用手法

點法

用拇指或中指的指端等部位（按摩棒點壓亦可）點壓手部穴位區的手法為點法。常與按法、揉法配合應用（圖①，②、③、④、⑤）。一般用於骨縫處的穴位，要求力道大而區域較小的部位。

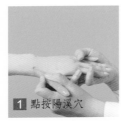

1 點按陽溪穴

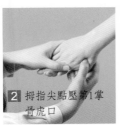

2 拇指尖點壓第1掌骨虎口

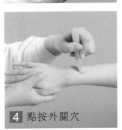

3 指尖依次點壓第2、3和第4、5掌骨間

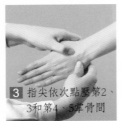

4 點按外關穴

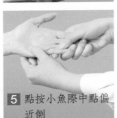

5 點按小魚際中點偏近側

按法

用拇指指尖或指腹垂直平壓於手部穴位，以按法為主。常與點法、揉法配合運用（圖⑥、⑦、⑧、⑨）。用於手部平坦的區域。

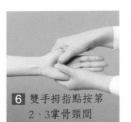

6 雙手拇指點按第2、3掌骨頸間

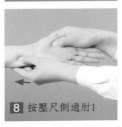

7 點按第4、5掌骨頸間，另一手助力

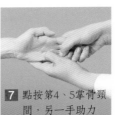

8 按壓尺側過肘1

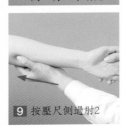

9 按壓尺側過肘2

搓揉法

搓揉法包括指搓揉法和掌揉法。

◎指搓揉法：用手指腹和手掌貼附在穴位上，輕柔和緩地旋轉搓揉的方法。

◎掌搓揉法：用手掌大魚際或掌根部附著於穴位上，做環旋揉動的方法。

壓法

所謂的「壓」法，就是指壓。在家庭中進行按摩時，使用最普遍的就是指壓。指壓利用的主要是施力容易的大拇指或食

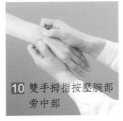

10 雙手拇指按壓腕部旁中部

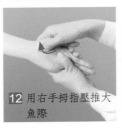

11 用右手拇指壓推掌中部

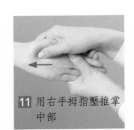

12 用右手拇指壓推大魚際

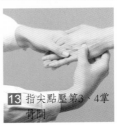

13 指尖點壓第3、4掌骨間

指、中指。其訣竅是利用指腹部分按壓。因為這樣可加重壓力，且長時間按壓也不致疲倦（上頁圖⑩、⑪、⑫、⑬）。壓法一般用於手部平坦的區域。

推法

用指掌、掌根、單指及大小魚際著力於一定的部位，順同一方向直線移動（圖⑭）。一般用於手部縱向長線的穴位。

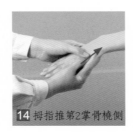

14 拇指推第2掌骨橈側

掐法

用拇指指甲端重按穴位，是手部按摩手法中刺激最強的方法（圖⑮）。一般用於掌指關節結合處、掌骨骨縫部位及十指末端。

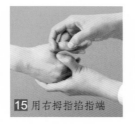

15 用右拇指掐指端

手部按摩的適應症與禁忌症

手部按摩的適應症

◎對神經官能症（包括下丘腦自主神經功能紊亂、各臟器功能紊亂）和各種神經痛有明顯療效。這是因為手部按摩對中樞神經系統興奮與抑制平衡有調節作用，對痛覺有明顯的阻斷作用。
◎對慢性消化系統疾病和小兒厭食、小兒消化不良有明顯療效。手部按摩對消化系統的消化吸收功能有良好的促進作用。

◎對各種變態反應性疾病，如過敏性哮喘、過敏性鼻炎、過敏性皮膚炎，有明顯療效。因手部按摩對神經內分泌系統的平衡有良好的調整作用，大幅提高了腎上腺皮質功能、產生類似皮質激素（如潑尼松、可的松）的作用。

手部按摩的禁忌症

手部按摩雖然作用範圍廣泛，具有無副作用的特點，但如同其他的養生方法一樣，也不能包治百病。此外，有些病症是禁止使用手部按摩的，應用時須謹慎對待。
◎某些外科疾病患者，如急性腹膜炎、腸穿孔、急性闌尾炎等，不宜進行按摩。
◎各種急性傳染病患者，如傷寒、霍亂、流腦、乙腦、肝炎、肺結核、梅毒、淋病、愛滋病等，不宜進行按摩。
◎急性中毒患者，如食物中毒、瓦斯中毒、藥物中毒、酒精中毒、毒蛇咬傷、狂犬咬傷等，不宜進行按摩。
◎各種嚴重出血性疾病患者，如腦溢血、血友病、白血病、胃出血、子宮出血、內臟出血等，不宜進行按摩。
◎急性心肌梗塞、高血壓、心、肝、脾、肺、腎功能不全等患者，不宜進行按摩。
◎精神病患者發作期，不宜進行按摩。
◎手部皮膚損傷及患皮膚疾病的患者不宜進行按摩，如濕疹、燙傷，以及一些開放性傷口。

足部按摩

足部按摩的保健功能

活血，祛瘀，排毒

有人說，足部在人體血液循環中的作用相當於「第二心臟」。由此可見，足部的血液循環對全身的血液循環具有巨大影響。足部按摩首先改善了腎、輸尿管、膀胱等排泄器官反射區的血液循環，使得相應臟器的功能得到改善，瘀積在體內的有毒物質就可以從尿中排出。其次，足部按摩改善了肺和支氣管的功能，某些積聚在體內的代謝產物可以透過呼吸功能的加強而排出體外。因此，可以說足部按摩改善了血液循環，促進了各器官的新陳代謝，增強了機體的抗病能力。

調節陰陽平衡

萬物的誕生和發展都要符合陰陽平衡的規律，只有陰陽平衡，才能形成統一協調的整體。人的生命活動離不開陰陽的轉化，疾病的發生與體內陰陽平衡的失調密切相關。使體內各種激素維持正常水平是保證機體各器官功能平衡、協調的重要因素，透過對足部有關分泌腺反射區進行按摩，能調整內分泌腺的分泌功能，從而恢復其陰陽平衡狀態，達到預防和改善疾病的目的。

調整臟腑功能

經絡學說認為，雙足透過經絡系統與全身各臟腑之間密切相連，構成了足部與全身的統一性。因此，臟腑功能的變化都能反映到足部。反之，按摩刺激足部的穴位也能對相應臟腑產生一定的影響。所以，足部按摩能夠調節相應臟腑的功能，從而產生預防和改善疾病的作用。

暢腑通便

足部按摩對體弱多病者有「補不

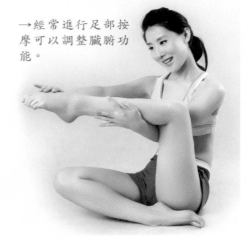

→經常進行足部按摩可以調整臟腑功能。

貼心小提示

「足」分今古，略有不同

「足」對中國古人來說，其所指範圍遠比現在要大。由於此字是象形文字，我們不難發現，上方的「口」字很像我們的膝蓋，而下方的部分則像我們由小腿延伸到腳趾的部分，可見，古代的「足」，指的是從膝到腳趾範圍的部分。現代醫學所說的「足」，則通常是指腳踝以下的部位，較之古人的「足」，範圍小了許多。

足」的作用，對體壯症實者卻有「瀉有餘」的功效，這是因為足部按摩有調節肝臟的功能，能加速人體抗病排毒的能力，並暢腸通便。腑實內熱、腸道麻痺或習慣性便祕的患者，應經常按摩小腸、升結腸、橫結腸、降結腸、乙狀結腸和直腸等的足部反射區，可見腸蠕動明顯加強，從而有暢腑通便之效。

足部按摩的常用手法

推法

「推而行之」謂之推。用單指、多指、掌根及大小魚際等著力部，緊貼於足的施力部位皮膚，作單方向直線移動或弧形推進。包括指端推法、指腹推法、指側推法及指關節推法。一般多採用拇指推法。

◎指端推法：著力點是手指尖端，一般用大拇指。拇指遠端指節與接觸面垂直，用力向前推進。主要用於頸項、橫膈膜等反射區（圖①）。

◎指腹推法：著力點是指腹。主要用於肩胛、前列腺（子宮）、胸椎等反射區。

◎指側推法：著力點是指節的橈側。一般應用於蹠骨間狹小而深凹的部位，也

可用於甲狀腺區縱段、胸部淋巴結等反射區。

◎指關節推法：常用食指，著力點是其第1指間關節。多用於肺、小腸等反射區。

食指單勾法（點法）

與推法相似，但施力部位較小、力道較強，用於面積小的區域。將食指彎曲，拇指輕靠於食指末節，給食指向上的力量，保持食指指骨同手掌、前臂、上臂成一直線，以便於固定著力點，同時可省力。

◎節點法：食指屈曲，以第1指間關節為著力點，垂直點壓。多用於腎上腺、垂體、脾等反射區（圖②）。

按法

「按而留之」謂之按。此法的操作要領是拇指關節固定於足的施力部位後，在足部皮膚上彎曲成直角，著力點在偏離指甲尖端中央2～3公釐處，垂直用力按壓，用力先輕後重，不在局部皮膚表面移動（圖③）。待達到所需力道時，持續一定的時間，以痠脹為準，逐漸減少按壓的力道，手指放鬆，手指伸直與患者皮膚平行。減力時，著力點仍

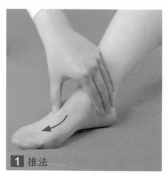

1 推法

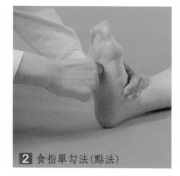

2 食指單勾法（點法）

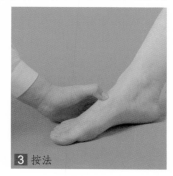

3 按法

應緊貼施力部位，呈垂直方向，不脫離皮膚表面。按法分為指腹按法、指關節按法。

◎指腹按法：著力點是指腹，一般用拇指。用於腹股溝、內外側肋骨等反射區。

◎指關節按法：著力點是第1指間關節，常用食指。手指屈曲，用於盲腸、肛門等反射區。

揉法

手指、手掌大小魚際或掌根部置定於施力部位後，不在皮膚表面移動和摩擦，而是透過腕關節輕輕擺動，做小幅度的順時針或逆時針環旋轉動，帶動施力部位的皮下組織做和緩的迴旋揉動。

◎指揉法：以手指螺紋面吸定於穴位或反射區上。腕部放鬆，以肘部為支點，前臂做主動擺動，帶動腕部和手指做輕柔和緩的擺動或旋轉，將力量透過手指達到所揉部位（圖④）。

◎掌揉法：以手掌大小魚際或掌根吸定於穴位或反射區上，操作方法同指揉法基本一致。

扣法

常用的有食指扣法和撮指扣法。

◎食指扣法：食指扣法是拇指與食指指腹相對，中指指腹放在食指指甲上。三指合併捏緊，食指指端略突出，利用腕力上下動作，使食指指端進行點扣。

◎撮指扣法：撮指扣法是將手指微屈，五指端捏在一起，形如梅花狀，利用腕部彈力上下動作，使指端進行點扣（圖⑤）。

擦法

用單指、手掌大小魚際或掌根部附著於足部，緊貼皮膚進行來回、快速的直線運動（圖⑥）。

腕關節應自然伸直，指端可微微下按，以肩關節為支點，上臂主動帶動指掌作來回的直線移動。也可視部位不同分別以腕部、指掌關節及指間關節為軸施行。著力不滯，迅速往復，以出現溫熱感為佳。一般常用於開始按摩或足底按摩時。

捏法

主要用拇指和食指，

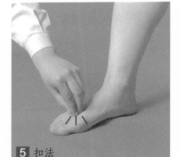

4 揉法

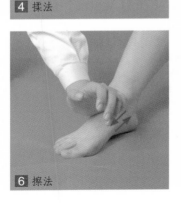

6 擦法

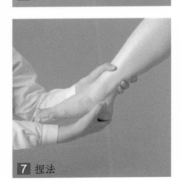

5 扣法

7 捏法

一根置於施力部位，另一根置於施力部位的相對面，兩者相對用力進行擠壓捏揉（上頁圖⑦）。

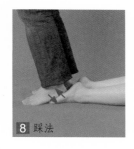

8 踩法

踩法

主要將雙足足跟踩踏於施力部位上，再略微上下擠壓（圖⑧）。

足部按摩的適應症與禁忌症

足部按摩的適應症

◎神經系統疾病。如神經痛、神經麻痺、癱瘓、癲癇、頭痛、失眠及神經官能症等。

◎內分泌系統及免疫系統疾病。如甲狀腺機能亢進或減退、垂體機能失常造成的發育障礙或肥胖症；副甲狀腺機能減退引起的缺鈣、抽筋及各種過敏症等。

◎消化功能及新陳代謝失調。如食欲不振、打嗝、反酸、嘔吐、腹瀉、腹脹、便祕、胃腸功能紊亂、糖尿病等。

◎呼吸系統疾病。如感冒、肺氣腫等。

◎泌尿系統疾病。如尿頻、尿失禁、遺尿、尿閉、腎臟功能不良等。

◎生殖系統及婦科疾病。如不孕、月經不調、陽痿、前列腺肥大。

◎感覺器官疾病。如近視、耳鳴、重聽、暈車、暈船等。

◎循環系統疾病。如心臟功能不正常、心律不齊等。

◎運動器官疾病。如骨刺、關節炎、痙攣、肩周炎、頸椎病等。

足部按摩的禁忌症

◎腎衰竭、心力衰竭、心肌梗塞、肝壞死等各種危重患者，由於其病情很不穩定，對足部反射區的刺激可能會引起其強烈反應，使病情惡化；急性心肌梗塞、腎衰等特別病症患者需經醫師診斷後方可施行。

◎一些患有急性傳染病、急性中毒、外科急症的患者，如骨折、燒傷、穿孔、大出血等，都不應做足部按摩。

◎足部骨折患者一定要注意，要及時到醫院檢查，清楚骨折部位及受損程度，千萬不要隨便接受足部按摩。

◎足部皮膚有創傷及病變的患者，如足部有外傷、水泡、疥瘡、發炎、化膿、潰瘍、水腫及較嚴重的靜脈曲張的患者，不宜隨意接受足部按摩。

→按摩前，按摩者應修剪指甲，以免劃傷被按摩者的皮膚。

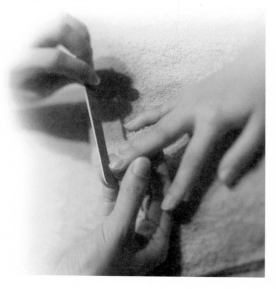

頭部按摩

頭部按摩的養生原理

頭為精明之府，是精神所居之處，中藏腦髓，而腦為元神之府。《靈樞·邪氣臟腑病形》中提到：「諸陽之會，皆在於面」、「十二經脈，三百六十五絡，其血氣皆上於面而走空竅」。

足少陽膽經和手少陽三焦經行於側頭部，手太陽小腸經、足太陽膀胱經行於頭頂、後頭及項部，手陽明大腸經、足陽明胃經行於面部及前額部，足厥陰肝經、手少陰心經、督脈、陽蹺脈、陽維脈等也行於頭面部。

頭部按摩之所以會有較好的療效，就是透過對腧穴和經絡的刺激，促使全身臟腑、肢節氣血運行舒暢而實現。

→做頭部按摩前後，可飲用溫開水，能促進血液循環，排除毒素。

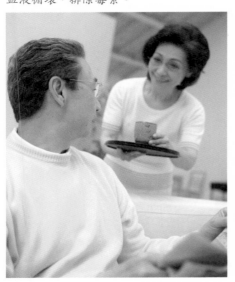

頭部按摩的常用手法

偏峰推法

偏峰推法，又稱少商推法，是用拇指偏峰及橈側少商穴處著力，作內外擺動的手法。

◎操作要點：按摩者沉肩，垂肘，腕關節伸直或略屈，拇指內收，以拇指橈側偏峰（相當於少商穴）著力於穴位，食指、中指、無名指、小指向前自然伸開成散手狀。操作時一定要注意，應以肘關節的屈伸帶動前臂、腕關節及拇指掌指關節內外擺動，使拇指少商穴為著力點，在所選穴位上做持續、柔和的節奏性擺動（圖①）。

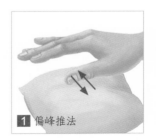

1 偏峰推法

拘抹法

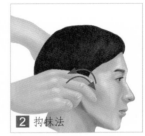

2 拘抹法

以雙手食指指腹與中節的橈側緣著力，自前向後拭擦兩側太陽穴及顳部、枕部的手法，稱為拘抹法，又稱拘法(圖②)。

◎操作要點：操作時，按摩者先將食指指腹在太陽穴上迴旋抹揉3～5次，再逐漸朝後上方沿少陽經做弧線推抹，至耳

上方時，食指屈曲，著力面漸漸過渡到食指中節橈側面，並繼續向後推抹至枕骨兩側，與拇指合攏。

指擦法

指擦法是用指腹為著力部位，在按摩部位做直線快速來回運動，使之摩擦生熱的一種手法（圖③）。

◎操作要點：按摩者以食指、中指、無名指和小指的指腹為著力部位，以肘關節為支點，前臂主動用力，沿直線往返擦動。

刮法

用手指在一定的穴位和所選部位上做單方向直線快速推擦的手法，稱為刮法（圖④）。

◎操作要點：指刮時，按摩者以肘關節為中心做主動屈伸運動，帶動腕關節屈伸擺動，使著力部位在皮膚上沿直線做單方向的快速推擦移動。

搔法

用手指指腹在頭部做輕柔地抓撫、摩擦的手法，稱為搔法(圖⑤)。

◎操作要點：按摩者以掌指關節和指間關節做主動屈伸，使其手指指腹在頭部做小幅度的、快速而有節奏的抓撫摩擦動作。自前而後，反覆操作。

指按法

以指腹部著力，先輕後重，由淺而深地反覆按壓所選部位的手法，稱為指按法，又稱抑法。根據其著力部位不同，可分為拇指按法（圖⑥）、中指按法等。

◎操作要點：操作時，按摩者分別以各著力面為支撐點，由淺而深，先輕漸

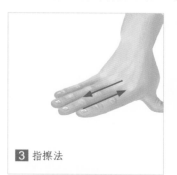
3 指擦法

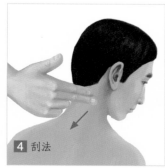
4 刮法

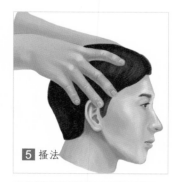
5 搔法

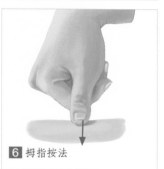
6 拇指按法

7 拿五經法1

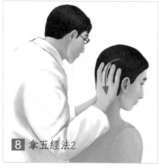
8 拿五經法2

重，緩緩向下用力至一定深度，在原處稍作停留約3～10秒鐘，再慢慢抬手至起始位置。如此反覆操作。

拿五經法

用五指指腹沿前髮際到風池穴，抓拿頭頂部督脈及左、右足太陽經及少陽經的手法，稱拿五經法，又稱拿頂法、五指抓拿法（上頁圖⑦、⑧）。
◎操作要點：操作時，按摩者用力使五指遠端指節關節屈曲，如鷹抓狀抓拿頭部五經，邊拿邊向後行進，至枕外隆凸止。

頭部按摩的適應症與禁忌症

頭部按摩的適應症

◎骨傷科疾病。如落枕、頸椎病、肩周炎、網球肘等。
◎內科疾病。如高血壓、冠心病、心跳過速、腦中風後遺症、面癱、神經衰弱、上呼吸道感染、慢性支氣管炎、哮喘、急慢性胃腸炎、便祕等。
◎外科疾病。如腸黏連、慢性闌尾炎、前列腺增生、乳腺增生等。
◎婦科疾病。如月經不調、痛經、閉經、骨盆腔炎等。
◎五官科疾病。如鼻炎、咽炎、近視、斜視、耳鳴、耳聾、牙痛、梅尼爾氏綜合症等。

頭部按摩的禁忌症

頭部按摩廣泛應用於骨傷科、內科、外科、兒科、婦科、五官科等多種疾病，頭部保健按摩術在減輕疲勞方面也有驚人的效果。但頭部按摩也有一定的侷限性，存在著不適合按摩或按摩有一定危險的情況，也就是禁忌症。所以，在進行按摩前，一定要先進行診斷，罹患有下列疾病者，應禁止進行按摩。
◎骨關節結核、骨髓炎、老年性骨質疏鬆症等骨病患者。
◎有開放性損傷者，有血管、神經吻合的患者。
◎有感染性疾病者，如骨髓炎、骨結核、化膿性關節炎、丹毒等。
◎內外科危重者，如嚴重心臟病、肝病、肺病、急性十二指腸潰瘍、急腹症及有各種惡性腫瘤者。
◎已明確診斷有骨關節或軟組織腫瘤者。
◎有血液病及出血傾向者，如惡性貧血、紫癜症、體內有金屬固定物等按摩後易引起出血者。

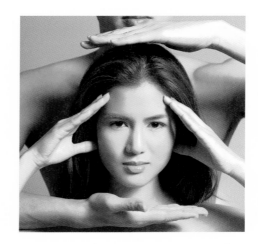

→進行頭部按摩前一定要避免頭部按摩的各項禁忌。

❁ 耳部按摩 ❁

耳部按摩的養生原理 ❁

　　古人透過長期的臨床總結發現，耳朵與人體的經絡、臟腑有著非常密切的聯繫。

　　耳與經絡之間有著密切的關係，早在2000年前的《陰陽十一脈灸經》中就有關於「耳脈」的紀錄，對耳與經脈、經別、經筋的關係做了較詳細地闡述。手太陽、手少陽、足少陽等經脈、經別都入耳中，足陽明、足太陽經脈則分別上耳前至耳上角。六陰經雖不直接入耳，但都透過經別與陽經相合，而與耳相聯繫。因此，十二經脈都直接或間接上達於耳。奇經八脈中的陰蹻脈、陽蹻脈並入耳後，陽維脈循頭入耳。所以，《靈樞‧口問》説：「耳者，宗脈之所聚也。」

　　耳與臟腑之間的關係也很密切，據《黃帝內經》、《難經》等書記載，耳與五臟均有生理功能上的聯繫。如《靈樞‧脈度》説：「腎氣通於耳，腎和則耳能聞五音矣。」《難經‧四十一難》説：「肺主聲，令耳聞聲。」後世醫家在論述耳與臟腑的關係時更為詳細，如《證治準繩》説：「腎為耳竅之主，心為耳竅之客。」《厘正按摩要術》説：「耳珠屬腎，耳輪屬脾，耳上輪心，耳皮肉屬肺，耳背玉樓屬肝。」進一步將耳廓分為心、肝、脾、肺、腎5部，説明耳與臟腑在生理功能上是息息相關

的。人體的內臟或軀體發病時，往往在耳廓的相應部位出現壓痛、敏感、皮膚電特異性改變和變形、變色等反應。參考這些現象來診斷疾病，並透過刺激這些部位可預防和緩解疾病。可見，耳無論從生理還是病理方面，都與五臟、六腑及人體各部位息息相關。

　　此外，從中醫整體觀念和全息醫學思維的角度考慮，耳與整個人體之間有著部分與整體的對應關係和全息統一性。這一點在參照法國醫學博士諾吉爾發表的形如「胚胎倒影」的耳廓圖後，將不難理解，詳見下圖。

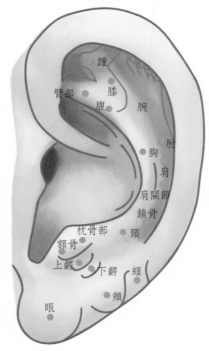

「胚胎倒影」耳廓示意圖

耳部按摩的技巧和手法

耳廓正面按摩法

◎操作方法：患者雙手摩擦至掌心發熱，五指併攏向上，用雙手手掌輕壓兩耳廓，從下向上按摩耳廓正面數十次，以耳廓輕度發熱為準。

耳背按摩法

◎操作方法：患者以雙手食指（或食指與中指）指腹，順著耳背後的曲線，自上而下，再從下向上，反覆按摩耳背數十次，以耳背輕度發熱為準（圖①）。

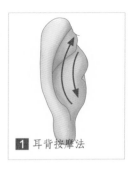

1 耳背按摩法

鳴天鼓

◎操作方法：患者雙手手掌橫向分按兩耳，掌根向前，五指向後，以食指、中指和無名指叩擊枕部3次，雙手手掌瞬間離開耳廓1次。

捏提耳尖法

◎操作方法：患者用雙手拇指和食指捏住耳尖，一面捏揉，一面往外摩擦牽拉，拇指、食指離開所捏部位對應耳緣時，耳廓則彈回原位。如此牽拉按摩81次，以耳尖局部發紅、發熱為宜（圖②）。

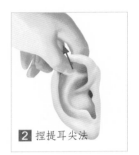

2 捏提耳尖法

全耳按摩法

◎操作體位：站立或坐位均可。

◎操作方法：患者雙手掌摩擦至掌心發熱，五指併攏向後，手掌壓緊雙耳，向耳後推摩至手掌離開耳輪，然後再向前拉摩，此時耳廓被壓向前方，雙手壓摩耳背至手指離開耳輪，耳輪彈回正常位置後再重複以上動作。如此一推一拉算1次，連續進行十次，直至全耳發熱。

捏拉耳垂

◎操作方法：患者用雙手拇指和食指捏住耳垂，一面捏揉，一面往外摩擦牽拉，拇指、食指離開所捏部位對應耳緣時，耳廓則彈回原位。如此牽拉、按摩81次，以耳垂局部發紅為宜（圖③）。

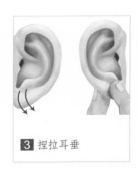

3 捏拉耳垂

指腹旋摩法

◎操作方法：患者用一根手指指腹按壓於耳廓生理凹陷處或置於外耳門口，先順時針轉動按摩，再逆時針轉動按摩，順逆交替進行十多次（一順一逆為1次，一般做15～27次）（圖④）。

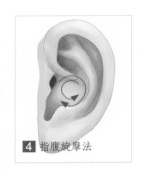

4 指腹旋摩法

指壓法

◎操作方法：患者用指峰、指側峰或指甲掐壓耳部特定穴位，多與捏揉法配合

使用，強度較大。此療法對特定穴位的有效性更強。

壓丸法

◎操作方法：將王不留行籽（也可以根據具體穴位選擇油菜籽、小米、綠豆、白芥子、磁珠等）貼附在0.6公分×0.6公分大小的膠布中央，然後用鑷子夾住，貼敷在選取的耳穴上（圖⑤、⑥）。每日自行按壓3～5次，每次每穴

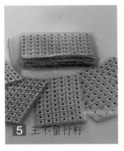
⑤ 王不留行籽

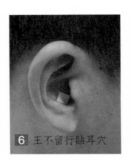
⑥ 王不留行貼耳穴

按壓30～60秒，3～7日更換1次，雙耳交替。

◎注意事項：一般兒童、孕婦、年老體弱者、神經衰弱者用輕刺激法，急性疼痛性病症宜用強刺激法。

耳部按摩的適應症與禁忌症

耳部按摩的適應症

◎內分泌代謝紊亂性疾病。如單純性甲狀腺腫大、急性甲狀腺炎、甲狀腺機能亢進或低下、糖尿病、肥胖症、尿崩症、垂體瘤、停經期綜合症等。

◎炎性疾病及傳染病。如急性結膜炎、角膜炎、牙周炎、中耳炎、扁桃腺炎、腮腺炎、氣管炎、胃炎、闌尾炎、急慢性結腸炎、乳腺炎、膽囊炎、附件炎、

骨盆腔炎、子宮頸炎、睪丸炎、風濕性關節炎、流感、百日咳、菌痢等。

◎疼痛性疾病。如落枕、燙傷、外力損傷、頭痛、三叉神經痛、肋間神經痛、坐骨神經痛、腫瘤，以及各種手術後引起的疼痛等。

◎功能紊亂性疾病。如胃腸神經官能症、心臟神經官能症、高血壓、內耳性眩暈症、多汗症、性功能障礙、神經衰弱、自主神經功能紊亂、內分泌紊亂、月經不調、遺尿、癔病等。

◎過敏及變態反應性疾病。如蕁麻疹、哮喘、過敏性鼻炎、過敏性結腸炎、過敏性紫癜、結節性紅斑、風濕熱、藥疹、紅斑性狼瘡等。

◎其他作用。催乳、催產；緩解食物中毒、競技綜合症；預防和輔療輸血與輸液反應、暈車、暈船；美容、戒菸、戒毒、戒酒、延緩衰老等。

耳部按摩的禁忌症

　　耳穴療法一般來講比較安全，沒有非常嚴格的標準。但如遇以下情況，盡量不要使用或謹慎使用耳穴按摩法。

◎有嚴重器質性病變的患者。

◎外耳患有潰瘍、濕疹、凍瘡，或外傷創面未完全癒合者。

◎嚴重心臟病患者和年老體衰者盡量不要使用耳穴療法，即便使用，手法也要盡量輕柔。

◎饑餓、飯後、酒後、過度勞累、大病後、體質極度虛弱、精神極度緊張、大出血、凝血功能障礙等。

正確認識按摩時的疼痛

痛感與疾病的關係

痛在足部反射區按摩法上具有很重要的作用。痛感是診斷與輔療疾病的依據，有痛感說明穴位做出了相應反應。

按摩所致疼痛的類型

◎壓痛。這是因施術者用力不當而產生的非敏感性、非反射性的疼痛，按到哪裡，痛到哪裡。這種疼痛實際上沒有任何意義，應該極力避免。

◎隱痛。例如，患者自訴胸部不舒服，施術者以同樣的力道，按摩胃、十二指腸、胰臟、肝臟、膽囊等5個反射區，患者感到膽囊反射區上有隱痛，其他反射區上則都沒有痛感。根據超音波檢查結果是「膽壁毛糙」，這說明膽囊確實有病變，但病情較輕。這種情況下，反射區的隱痛就有診斷價值。

◎刺痛。屬於反射性的痛感，一般稱為敏感。只要按摩時用力適當，刺痛一般都會有診療價值。

◎閃電狀痛。這種痛感，大多出現在腳趾、腳背以及腳的左右側，用手按摩時才會出現，表現為異常敏感。只要施術者手指一施力，患者即做出不能忍受的反應，如將腿抽回或閃開、面部出現怪相等。而施術者指力一鬆，患者即產生痛快感。這種疼痛痛得舒服，患者巴不得施術者

再多按摩數次。反射區上一旦有了這樣的感覺，說明按摩的效果會很大。

痛感與力道的關係

按摩在反射區上產生的痛感，是由施術者按摩的力道所產生的。施術者按摩可採取強、中、弱3種力道，要根據患者的年齡、體質、症狀表現等，對反射區分別採取適當的力道及施力手法。只有選擇好施力的最佳力道，才可以取得最佳療效。所以，施術者在按摩時，應注意觀察患者的神情、揣摩患者可以忍受的力道；在施加較強力道按摩時，也要給患者一個短暫的喘息機會，防止患者痛得受不了。足部按摩是一種技巧，施術者應在技術上精益求精、不斷探索，才能得心應手，以便取得良效。總之，按摩的力道應完全視患者的具體情況而定，以使患者產生舒適的痛感為佳。

↓按摩時，應注意被按摩者的感受，若按摩部位相應的說，明施術部位相應的臟腑器官存在健康問題。

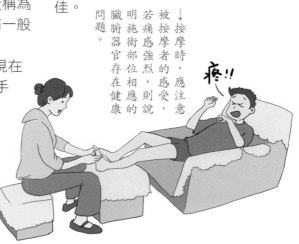

疼!!

痛感與療效的關係

足部按摩的療效與痛感有密切的關係。如果按摩時位置不正確，就沒有痛感，也不會產生療效。但也並不是「越痛越好」，應避免採取強烈的持續刺激，而代之以可以忍受的、有節奏的刺激手法。

幫助患者不懼疼痛

痛畢竟是不愉快的，施術者應幫助患者認識到足部按摩的疼痛及其意義，使患者建立信心和耐心，理解按摩中帶來的痛是暫時的，忍耐暫時的痛，才能解除疾病帶來的長期痛苦。只要將這個信念傳達給患者，其不愉快的痛感就會消除一大半。

操作失誤帶來的疼痛

造成施術者手法失誤的原因很多，或是由於求功心切而用力過猛；或是由於注意力分散，未觀察到患者不能忍受的反應；或是由於拇指施力不當；或是由於手指甲沒有修短，擦破患者腳部的皮膚等，這些都會導致疼痛，且這些痛並不是足部按摩本身所產生的，而是施術者的失誤。

施術者應以對患者高度負責的態度，時刻注意其反應，及時修正手法，在不影響療效的前提下，盡量減少患者的痛苦，使患者早日康復。

總之，操作者必須掌握患者的病症，了解其病因、病位、病程、病史及其身體狀況和疾病性質，再決定採用何種按摩方式。如患者所患的疾病是虛症，宜用輕而快的手法；實症則用瀉法，宜重而慢。如果一個人病情嚴重，但正氣仍很充足時，也可以使用瀉法。此外，對老弱婦孺絕不可用重手法，因疼痛會令其受不了，再加上其元氣不足，瀉了之後會使症狀更嚴重，體質更衰弱。

痛感與病情密切相關

按摩帶來的痛並非千篇一律，病輕痛輕；病重痛重；病漸漸好轉，痛也漸漸減輕；疾病痊癒，痛也就消失。在按摩過程中，有某些患者在按摩初期就出現了難以忍受的疼痛，特別是關節炎、風濕痛或坐骨神經痛患者，這讓他們感到極度恐慌，以為自己已病入膏肓、無藥可救了。其實，這是好的現象，不必害怕，只要繼續按摩下去，病情就會逐漸好轉。

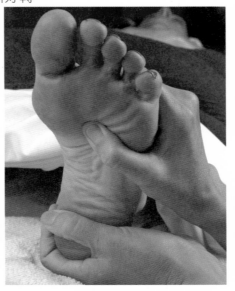

→按摩時應考慮被按摩者的承受力，並相應地調整按摩力道。

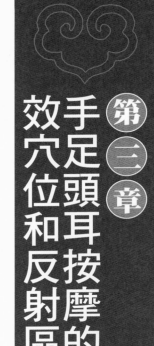

第三章
手足頭耳按摩的奇效穴位和反射區

人體的手足頭耳部位有著眾多穴位及相對應的反射區，這些穴位和反射區中有無數令人稱道的養生保健大穴及反射點，只要正確刺激這些穴位和反射區，就能輕鬆找到獲取健康的最佳途徑。

手部反射區示意圖及詳解

手部生物全息示意圖

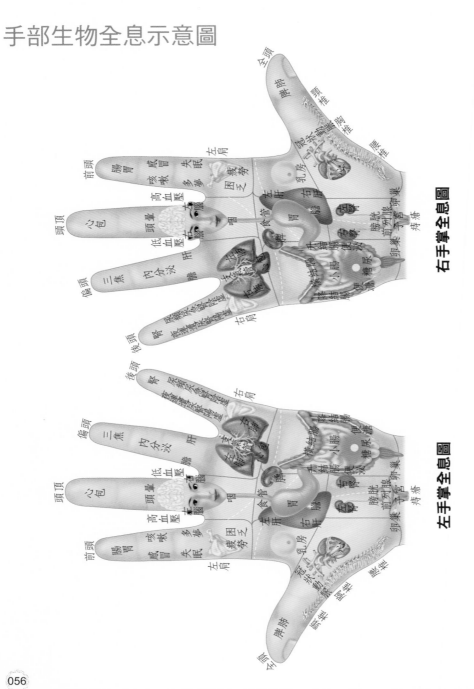

右手掌全息圖

左手掌全息圖

雙手手掌反射區示意圖

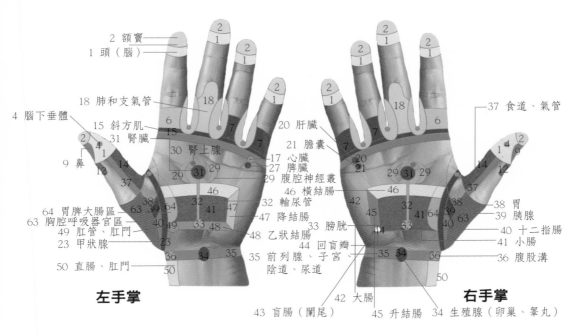

2 額竇
1 頭（腦）
18 肺和支氣管
4 腦下垂體
15 斜方肌
31 腎臟
30 腎上腺
9 鼻
17 心臟
27 脾臟
29 腹腔神經叢
64 胃脾大腸區
63 胸腔呼吸器官區
49 肛管、肛門
23 甲狀腺
32 輸尿管
47 降結腸
48 乙狀結腸
50 直腸、肛門
35 前列腺、子宮、陰道、尿道
20 肝臟
21 膽囊
46 橫結腸
33 膀胱
44 回盲瓣
42 大腸
43 盲腸（闌尾）
45 升結腸
34 生殖腺（卵巢、睾丸）
37 食道、氣管
38 胃
39 胰腺
40 十二指腸
41 小腸
36 腹股溝

左手掌　　　**右手掌**

雙手背反射區示意圖

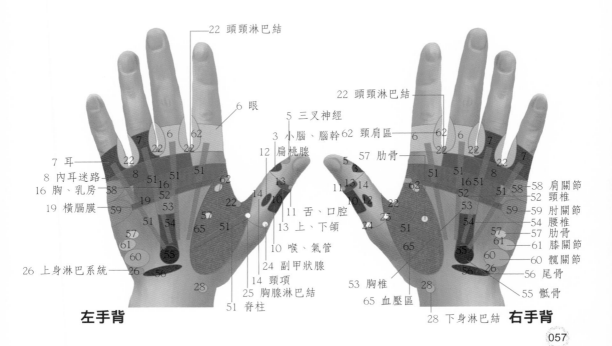

22 頭頸淋巴結
6 眼
5 三叉神經
3 小腦、腦幹 62 頸肩區
12 扁桃腺
7 耳
8 內耳迷路
16 胸、乳房
19 橫膈膜
11 舌、口腔
13 上、下頜
10 喉、氣管
24 副甲狀腺
14 頸項
25 胸腺淋巴結
51 脊柱
26 上身淋巴系統
57 肋骨
58 肩關節
52 頸椎
59 肘關節
54 腰椎
57 肋骨
61 膝關節
60 髖關節
56 尾骨
55 骶骨
53 胸椎
65 血壓區
28 下身淋巴結

左手背　　　**右手背**

手部的65個反射區

反射區	部位	功能主治	按摩手法
頭（腦）	雙手掌側，10指末節螺紋面，均為大腦反射區。	頭痛、失眠、高血壓、腦中風、腦血管病變等。	從指尖分別向指根方向推按10～20次。
額竇	雙手掌面，10指頂端約1公分範圍內。	頭痛、頭暈、失眠及眼、耳、鼻、鼻竇方面之疾病等。	用拇指指端在反射區上輕輕點按，左右手各5～10次。
小腦、腦幹	雙手掌側，拇指指腹側面，即拇指末節指骨體靠近心端1/2尺側緣。	神經性頭痛、偏頭痛、眩暈、失眠、記憶力減退、震顫麻痺等。	由拇指指尖分別向指根方向推按或掐按10～30次。
腦下垂體	雙手拇指指腹中央，在大腦反射區深處。	甲狀腺、副甲狀腺、腎上腺、性腺等腺體功能失調、心臟病、高血壓、貧血等。	用拇指指甲點按或掐按拇指指腹中央5～10次。
三叉神經	雙手掌面，拇指指腹尺側緣遠端，即拇指末節指腹遠端1/2尺側緣。	偏頭痛、牙痛、顏面神經麻痺、三叉神經痛等。	從拇指指端尺側向虎口方向推按或掐按10～20次。
眼	雙手手掌和手背第2、3指指根部。	結膜炎、角膜炎、青光眼、白內障、近視等眼疾和眼部病變。	由橈側向尺側推按，掌面、背面各30～50次。
耳	雙手手掌和手背第4、5指指根部。	中耳炎、耳聾、眩暈、暈車、暈船等。	點掐或點按，每側5～10次。
內耳迷路	雙手背側，第3、4、5掌指關節之間，第3、4、5指根接合部。	頭暈、暈車、暈船、耳鳴、高血壓、低血壓、平衡障礙等。	以拇指、食指指端沿指縫向指根方向推按5～10次。
鼻	雙手掌側，拇指末節，指腹橈側面的中部。	鼻炎、鼻竇炎、鼻衄、頭痛、頭暈等。	掐揉或者點按10～20次。
喉、氣管	雙手拇指近節指骨背側中央。	氣管炎、咽喉炎、咳嗽、氣喘、聲音嘶啞等。	向手腕方向推按10～12次。

（續表）

反射區	部位	功能主治	按摩手法
舌、口腔	雙手拇指背側，指間關節橫紋的中央處。	口舌生瘡、口腔潰瘍、口乾唇裂、口唇皰疹等。	掐按或者點按10～20次。
扁桃腺	雙手拇指近節背側，正中線肌腱的兩側。	扁桃腺炎、上呼吸道感染、發熱等。	向指尖方向推按，每側10～20次。
上、下頜	雙手拇指背側，拇指指間關節橫紋與上下最近皺紋之間的帶狀區域。	臼齒、牙周炎、牙齦炎、牙痛、口腔潰瘍、顳下頜關節炎、打鼾等。	由尺側向橈側推按或掐點10～20次。
頸項	雙手拇指近節掌側，頜背側。	頸項痠痛、落枕、頸椎病、高血壓、消化道疾病等。	向指根方向全方位推按5～10次。
斜方肌	手掌側面，在眼、耳反射區下方，呈一橫帶狀區域。	頸、肩、背部疼痛，落枕及頸椎病等。	由尺側向橈側輕輕推按10～20次。
胸、乳房	手背第2、3、4掌骨遠端。	胸部疾患、各種肺病、食道病症、心臟病、乳房疾患、胸悶、乳汁不足、重症肌無力等。	由腕背方向橈側推按或掐按10～20次。
心臟	左手尺側，手掌及手背部第4、5掌骨間，在近掌骨頭處。	心肺部疾患、高血壓、失眠、盜汗、口舌生瘡等。	向手指方向推按10～30次，或拿捏30～50次。
肺和支氣管	肺反射區位於雙手掌側，橫跨第2、3、4、5掌骨，靠近掌指關節區域；支氣管反射區則位於中指第3節指骨。	肺與支氣管疾病（如肺炎、支氣管炎、肺結核、哮喘、胸悶等）、鼻炎、皮膚病、心臟病、便秘、腹瀉等。	由中指根部向指尖方向推按10～20次，或掐按中指根部的敏感點10～30次。
橫膈膜	位於雙手背側，橫跨第2、3、4、5掌骨中點的帶狀區域。	呃逆、腹痛、噁心、反胃、嘔吐等。	由手背橈側向尺側輕輕推按10～30次。

（續表）

反射區	部位	功能主治	按摩手法
肝臟	右手掌側及背側，第4、5掌骨中點間。	肝臟疾病、消化系統疾病、血液系統疾病、腎臟疾病、指甲疾病等。	拿捏10～20次。
膽囊	右手掌側及背側，第4、5掌骨間，緊靠肝反射區的腕側第4掌骨處。	膽囊炎、膽結石、消化不良、高血脂、胃腸功能紊亂、失眠、皮膚病、痤瘡等。	按壓10～20次或拿捏10～20次。
頭頸淋巴結	各手指間的指根部凹陷處。	眼、耳、鼻、舌、口腔、牙齒等疾病及淋巴結腫大、免疫功能低下等。	點掐5～10次。
甲狀腺	雙手掌側第1掌骨近心端起，至第1、2掌骨之間，轉向拇指方向虎口邊緣的帶狀區域。轉彎處為反射區敏感點。	甲狀腺機能亢進、心悸、失眠多夢、煩躁、肥胖、兒童生長發育不良等。	從橈側赤白肉際處推向虎口10～20次或按揉反射區敏感點10～30次。
副甲狀腺	雙手橈側第1掌指關節背部凹陷處。	副甲狀腺機能低下或亢進、佝僂病、心臟病、各種過敏性疾病、心悸、失眠等。	點按10～30次。
胸腺淋巴結	第1掌指關節尺側。	囊腫、癌症、子宮肌瘤、乳腺炎、乳房或胸部腫塊、胸痛、免疫力低下等。	點按胸腺淋巴結10～30次。
上身淋巴結	雙手背部尺側，手背腕骨與尺骨間的凹陷處。	各種炎症、發熱囊腫、癌症、子宮肌瘤、免疫力低下等。	掐按10～30次。
脾臟	左手掌側第4、5掌骨之間（中段遠端），膈反射區與橫結腸反射區之間。	發熱、貧血、高血壓、肌肉痠痛、唇炎、食欲不振、消化不良、皮膚病等。	點按10～20次。

（續表）

反射區	部位	功能主治	按摩手法
下身淋巴結	手背部橈側緣，手背腕骨與前臂橈骨間的凹陷處。	各種炎症、發熱、水腫、囊腫、癌症、子宮肌瘤、免疫力低下等。	掐按10～30次。
腹腔神經叢	雙手掌側第2、3掌骨及第3、4掌骨間，腎反射區的兩側。	胃腸功能紊亂、胸悶、煩躁、失眠、頭痛、更年期綜合症、生殖系統疾病等。	圍繞腎反射區兩側，由指端向手腕方向推按10～30次。
腎上腺	雙手掌側第2、3掌骨之間，距離第2、3掌骨1.5～2公分。	腎上腺機能低下或亢進、各種感染、過敏性疾病、哮喘、風濕病、心律不齊、昏厥、糖尿病、生殖系統疾病等。	點按10～30次。
腎臟	雙手掌心中央，相當於勞宮穴處。	急慢性腎炎、腎結石、腎功能不全、尿道結石、前列腺炎、前列腺增生等。	點按10～30次。
輸尿管	雙手手掌中部，腎反射區與膀胱反射區間的帶狀區域。	輸尿管結石、尿道感染、腎積水、高血壓、動脈粥狀硬化等。	向手腕方向推按10～30次。
膀胱	雙手手掌下方，大、小魚際交接處凹陷中，其下為頭狀骨骨面。	輸尿管與泌尿系統方面疾病。	向手腕方向點按10～30次。
生殖腺（卵巢、睪丸）	雙手掌腕橫紋中點處。相當於手厥陰心包經的大陵穴。	性功能低下、不孕症、不育症、月經不調、前列腺增生、子宮肌瘤等。	按揉10～30次。
前列腺、子宮、陰道、尿道	雙手掌腕橫紋中點兩側的帶狀區域。	前列腺炎、前列腺增生、尿道感染、陰道炎等。	由中間向兩側分別輕輕推按30～50次。

（續表）

反射區	部位	功能主治	按摩手法
腹股溝	雙手掌側腕橫紋的橈側端，橈骨頭凹陷處。	生殖系統病變、性功能低下、前列腺增生等疾病。	按揉10～30次。
食道、氣管	雙手拇指近節指骨橈側，赤白肉際。	食道腫瘤、食道炎、氣管疾病等。	從拇指向指根方向推按或掐按10～30次。
胃	雙手第1掌骨骨體遠端。	胃炎、胃潰瘍、胃下垂等胃部疾病及消化不良、胰腺炎、糖尿病、膽囊疾病等。	向手腕方向推按10～30次。
胰腺	雙手胃反射區與十二指腸反射區之間，第1掌骨中部。	胰腺炎、胰腺腫瘤、消化不良、糖尿病等。	向手腕方向推按10～30次。
十二指腸	雙手掌側，第1掌骨體近端，胰反射區的下方。	十二指腸炎、十二指腸潰瘍、食欲不振、腹脹、消化不良等。	向手腕方向推按10～30次。
小腸	雙手掌心結腸各反射區及直腸反射區所包圍的區域。	小腸炎症、腹瀉、腸功能紊亂、消化不良、心律失常、失眠、貧血等。	向手腕方向快速、均勻地推按10～30次。
大腸	雙手掌側中下部。	腹脹、便祕、闌尾炎、結腸炎、腹痛、結腸腫瘤、直腸炎、痔瘡、肛裂等。	左右手推按、推揉或掐揉10～30次。
盲腸（闌尾）	右手掌側，第4、5掌骨與腕骨結合部近尺側。	腹瀉、腹脹、便祕、消化不良、闌尾炎及其術後腹痛等。	掐揉10～30次。
回盲瓣	右手掌側，第4、5掌骨與腕骨結合部近橈側，盲腸、闌尾反射區稍上方。	下腹脹氣、腹痛等。	掐揉10～30次。

（續表）

反射區	部位	功能主治	按摩手法
升結腸	右手掌側，第4、5掌骨之間，腕、掌關節結合部的盲腸、闌尾、回盲瓣反射區至第4、5掌骨體中部，約平虎口水平線之間的帶狀區域。	腹瀉、腹痛、便祕、結腸炎、結腸腫瘤等。	向手指方向推按10～30次。
橫結腸	右手掌側，升結腸反射區至虎口之間的帶狀區域；左手掌側與右手相對應的區域，其尺側接降結腸的反射區。	腹瀉、腹痛、便祕、結腸炎等。	右手自尺側向橈側推拔，左手自橈側向尺側推按，各10～30次。
降結腸	左手掌側，平虎口水平線，第4、5掌骨間至腕骨之間的帶狀區域。	腹瀉、腹痛、便祕、結腸炎等。	向手腕方向推按10～30次。
乙狀結腸	左手掌側，第5掌骨底與鉤骨交接底腕掌關節處至第1、2掌結合部的帶狀區域。	直腸炎、直腸癌、便祕、結腸炎、乙狀結腸炎等。	由左手掌尺側向橈側輕輕推按10～30次。
肛管、肛門	左手掌側，第2腕掌關節處，乙狀結腸反射區的末端。	肛門周圍炎、痔瘡、肛裂、便血、便祕、脫肛等。	用指端或按摩棒輕輕點按手腕橈側10～30次。
直腸肛門	雙上肢前臂橈側遠端約3橫指的帶狀區域。	痔瘡、肛裂、便血、便祕、脫肛等。	向手腕方向推按10～30次。
脊柱	手背第1、2、3、4、5掌骨體均為脊柱反射區。	頸椎病、落枕、背部不適、腰痛、腰肌勞損、腰椎間盤突出症等。	從各指指根向手腕方向推按10～30次。
頸椎	雙手各指近節指骨背側近橈側，及各掌骨背側遠端，約佔整個掌骨體的1/5。	頸椎病、落枕、頸椎痠痛或僵硬等。	用指腹向手背近橈側輕輕推按10～30次。

（續表）

反射區	部位	功能主治	按摩手法
胸椎	雙手背側，各掌骨遠端，約佔整個掌骨體的1/2。	頸、肩軟組織損傷及呼吸疾病引起的胸痛、胸悶等。	用指腹向手腕方向推按，左右手各10~20次。
腰椎	雙手背側，各掌骨近端，約佔整個掌骨體的1/2。	腰痠背痛、腰肌勞損、腰椎骨質增生、坐骨神經痛、腰椎間盤突出症等。	用指腹向手腕方向推按，左右手各10~20次。
骶骨	手背側，各腕掌關節結合處。	坐骨神經痛、腰骶勞損、便祕等。	向手腕方向輕輕掐按，左右手各10~20次。
尾骨	手背側，腕背部橫紋區域。	骶尾骨部損傷、疼痛等。	找到尾骨敏感點後，用指端掐按10~30次。
肋骨	雙手背側，內側肋骨反射區位於第2掌骨體中部偏遠端的橈側；外側肋骨反射區位於第4、5掌骨之間，近掌骨底的凹陷中。	肋骨病變、肋軟骨炎、肋膜炎、胸悶氣短、胸痛、胸膜炎、脅肋疼痛等。	點按10~20次。
肩關節	第5掌指關節尺側凹陷處。手背部為肩前反射區，赤白肉際處為肩中部反射區，手掌部為肩後部反射區。	肩關節周圍炎、肩部損傷、肩峰下滑囊炎等肩部疾病。	掐按10~30次。
肘關節	手背側，第5掌骨體中部尺側處。	肘部病痛、髖上滑囊炎、增生性關節炎等膝部疾病。	按揉或掐揉10~30次。
髖關節	雙手背側，尺骨和橈骨莖突骨面的周圍。	髖關節疼痛、坐骨神經痛、肩關節疼痛、腰背痛等。	按揉10~30次。

（續表）

反射區	部位	功能主治	按摩手法
膝關節	第5掌骨近端尺側緣與腕骨所形成的凹陷處。手背部為膝前部，赤白肉際處為膝兩側部，手掌部為膝後部。	膝關節病變和肘關節病變等關節疾病。	掐揉或者點按10～30次。
頸肩區	雙手各指根部近節指骨的兩側及各掌指關節結合部。手背為頸肩後區，手掌為頸肩前區。	頸椎病、肩周炎等各種頸肩部病痛。	向指根方向推按或掐按，左右手各5～10次。
胸腔呼吸器官區	手掌側，拇指指關節橫紋至腕橫紋之間的區域。	胸悶、咳嗽、氣喘等呼吸系統病症。	向拇指指根、腕橫紋處各推按10～30次。
胃脾大腸區	手掌面，第1、2掌骨之間的橢圓形區域。	消化不良、食欲不振、腹脹、腹瀉、貧血、皮膚病等。	按揉30～50次。
血壓區	手背，由第1掌骨、陽溪穴、第2掌骨所包圍的區域及食指近節指骨近端1/2處的橈側。	高血壓、低血壓、頭痛、眩暈、嘔吐、發熱、胃痛、便祕等。	按揉10～20分鐘。

手部經穴示意圖及詳解

手太陰肺經

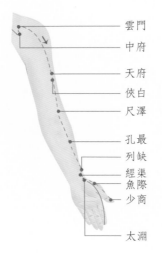

- 雲門
- 中府
- 天府
- 俠白
- 尺澤
- 孔最
- 列缺
- 經渠
- 魚際
- 少商
- 太淵

手厥陰心包經

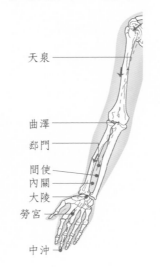

- 天泉
- 曲澤
- 郄門
- 間使
- 內關
- 大陵
- 勞宮
- 中沖

手少陰心經

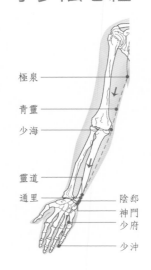

- 極泉
- 青靈
- 少海
- 靈道
- 通里
- 陰郄
- 神門
- 少府
- 少沖

手陽明大腸經

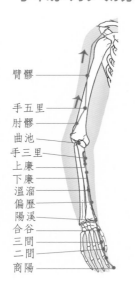

- 臂臑
- 手五里
- 肘髎
- 曲池
- 手三里
- 上廉
- 下廉
- 溫溜
- 偏歷
- 陽溪
- 合谷
- 三間
- 二間
- 商陽

手少陽三焦經

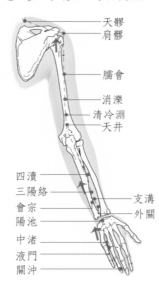

- 天髎
- 肩髎
- 臑會
- 消濼
- 清冷淵
- 天井
- 四瀆
- 三陽絡
- 會宗
- 陽池
- 中渚
- 液門
- 關沖
- 支溝
- 外關

手太陽小腸經

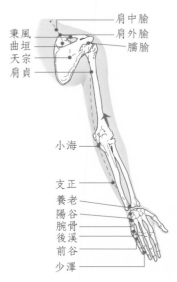

- 秉風
- 曲垣
- 天宗
- 肩貞
- 肩中腧
- 肩外腧
- 臑腧
- 小海
- 支正
- 養老
- 陽谷
- 腕骨
- 後溪
- 前谷
- 少澤

手部的48個穴位

經絡	穴位	定位	功能	主治	按摩方法
手太陰肺經	尺澤	在肘橫紋中，肱二頭肌肌腱橈側凹陷處。	清熱和胃，通絡止痛。	呼吸系統疾病：肺結核、咳血、肺炎、支氣管炎、支氣管哮喘、哮喘潮熱、咽喉腫痛、胸膜炎。 運動系統疾病：肘關節疾病、腦血管疾病後遺症、前臂痙攣。 神經系統疾病：肩胛神經痛、精神病、小兒抽搐。 其他疾病：膀胱括約肌麻痺（小便失禁）、感冒、心悸等。	撥、按、揉。
	孔最	前臂掌面橈側，尺澤與太淵連線上，腕橫紋上7寸處。	清熱止血，潤肺理氣。	呼吸系統疾病：咳嗽、氣喘、肺結核咳血、咽喉腫痛、扁桃腺炎、支氣管炎、支氣管哮喘。 運動系統疾病：肘臂痛、手關節痛。 其他疾病：痔瘡。	搓、按、揉。
	列缺	在前臂橈側緣，橈骨莖突上方，腕橫紋上1.5寸處。當肱橈肌與拇長展肌腱之間。	止咳平喘，通經活絡。	呼吸系統疾病：傷風、咳嗽、感冒、哮喘、咽喉腫痛等。 神經系統疾病：偏正頭痛、頸項強直、顏面神經痙攣、顏面神經麻痺、三叉神經痛等。 運動系統疾病：頸椎病、腦血管疾病後遺症、腕關節周圍軟組織損傷、骨折、傷痕等後遺症。 其他疾病：遺精、牙痛、口眼歪斜、高血壓等。	撥、按、揉。
	經渠	前臂掌面橈側，橈骨莖突與橈動脈間凹陷處，腕橫紋上1寸。	宣肺利咽，降逆平喘。	呼吸系統疾病：氣管炎、支氣管、哮喘、肺炎、咽喉腫痛、扁桃腺炎、發熱、胸痛。 神經系統疾病：膈肌痙攣、食道痙攣、手腕痛、橈神經痛或麻痺。	搓、按、揉。
	太淵	在掌側腕橫紋橈側，橈動脈搏動處。	止咳化痰，通調血脈。	呼吸系統疾病：咳嗽、氣喘、咳血、胸痛、咽喉腫痛、扁桃腺炎、肺炎。 循環系統疾病：心跳過速、無脈症、脈管炎。 其他疾病：肋間神經痛、橈腕關節及周圍軟組織疾病、腕臂痛、膈肌痙攣等。	按、揉。

（續表）

經絡	穴位	定位	功能	主治	按摩方法
手太陰肺經（續）	魚際	在手拇指本節後凹陷處，約當第1掌骨中點橈側，赤白肉際處。	清熱，利咽。	呼吸系統疾病：咳嗽、咳血、咽喉腫痛、感冒、扁桃腺炎、失音、發熱、支氣管炎、支氣管哮喘。其他疾病：多汗症、鼻出血、乳腺炎、小兒疳積、手指腫痛等。	搓、按、揉。
	少商	在手拇指末節橈側，約距指甲角0.1寸（即指寸）處。	解表清熱，通利咽喉，甦厥，開竅。	呼吸系統疾病：扁桃腺炎、咽喉腫痛、咳嗽、腮腺炎、感冒發燒、支氣管炎、鼻出血、發熱、肺炎、咳血。神經系統疾病：休克、癲狂、精神分裂症、癔病、失眠。消化系統疾病：食道狹窄、黃疸。其他疾病：齒齦出血、舌下腫瘤、口頰炎、腦出血、盜汗、小兒驚風、手指攣痛等。	捻、按、揉。
手厥陰心包經	曲澤	在肘橫紋中，當肱二頭肌肌腱的尺側緣。	清暑泄熱，和胃降逆，清熱、解毒。	循環系統疾病：善驚、心悸、心絞痛、風濕性心臟病、心肌炎。消化系統疾病：胃疼、嘔吐、急性胃腸炎。呼吸系統疾病：熱病、煩躁、支氣管炎、咳嗽。其他疾病：中暑、轉筋、肘臂痛、上肢顫動、小兒舞蹈病等。	撥、按、揉。
	郄門	在前臂掌側，曲澤與大陵的連線上，腕橫紋上5寸。	寧心安神，清營止血。	循環系統疾病：心煩、心絞痛、心悸、胸痛、心肌炎、風濕性心臟病。神經系統疾病：膈肌痙攣、癔病、癲狂、精神病。呼吸系統疾病：咳血、嘔血、鼻衄。其他疾病：乳腺炎、胸膜炎、疔瘡、胃出血等。	搓、按、揉。
	間使	在前臂掌側，當曲澤與大陵的連線上，腕橫紋上3寸，掌長肌腱與橈側腕屈肌腱之間。	寬胸和胃，清心安神。	循環系統疾病：風濕性心臟病、心絞痛、心肌炎、心臟內外膜炎。神經系統疾病：癲癇、癔病、精神分裂症、腦血管病後遺症。消化系統疾病：胃痛、胃炎。其他疾病：感冒、咽喉炎、熱病、瘧疾、蕁麻疹、腋腫、肘攣、臂痛、子宮內膜炎等。	搓、按、揉。

（續表）

經絡	穴位	定位	功能	主治	按摩方法
手厥陰心包經（續）	內關	在前臂掌側，當曲澤與大陵的連線上，腕橫紋上2寸，掌長肌腱與橈側腕屈肌腱之間。	寧心安神，和胃和逆，理氣鎮痛。	神經系統疾病：癲癇、失眠等。 循環系統疾病：風濕性心臟病、心絞痛、心肌炎、心內、外膜炎、心跳過速、心動過緩、心律不齊、血管閉阻性脈管炎、無脈症、高血壓。 消化系統疾病：胃炎、胃痙攣、腸炎、痢疾、急性膽道疾患。 其他疾病：甲狀腺機能亢進、哮喘、瘧疾、熱病、肘臂攣痛等。	搓、按、揉。
	大陵	在腕掌橫紋的中點處，位於掌長肌腱與橈側腕屈肌腱間。	寧心安神，和營通絡，寬胸和胃。	循環系統疾病：心肌炎、心內外膜炎、心動過速。 消化系統疾病：胃痛、胃炎、胃出血。 運動系統疾病：腕關節及周圍軟組織疾患、胸脇痛、足跟痛。 其他疾病：咽炎、腋淋巴腺炎、疥癬等。	按、揉。
	勞宮	在手掌心，當第2、3掌骨之間偏於第3掌骨，握拳屈指時中指尖處。	清心泄熱，開竅醒神，消腫、止癢。	循環系統疾病：昏迷、精神病、小兒驚厥等。 消化系統疾病：黃疸、口臭、食欲不振、口瘡。 其他疾病：口腔炎、齒齦炎、鵝掌風、手癬、手指麻木、中暑、高血壓等。	按、揉。
	中沖	在手中指末節尖端中央。	甦厥開竅，清心泄熱。	神經系統疾病：腦中風昏迷、舌強不語、休克、腦出血、中暑、癔病、癲癇、小兒驚風。 循環系統疾病：高血壓、心絞痛、心肌炎。 其他疾病：舌炎、結膜炎、中暑等。	捻、按、揉。
手少陰心經	少海	屈肘，在橫紋內側端與肱骨內上髁連線的中點處。	理氣通絡，益心安神。	神經系統疾病：神經衰弱、精神分裂、頭痛。 呼吸系統疾病：肺結核、胸膜炎。 運動系統疾病：落枕、前臂麻木及肘關節周圍軟組織疾病、腋脇痛、下肢痿痺。 其他疾病：心絞痛、淋巴結炎、疔瘡等。	撥、揉。

（續表）

經絡	穴位	定位	功能	主治	按摩方法
手少陰心經（續）	靈道	在前臂掌側，當尺側腕屈肌腱的橈側緣，腕橫紋上約1.5寸處。	寧心、安神、通絡。	循環系統疾病：心內膜炎、心絞痛。 神經系統疾病：癔病、失眠、精神分裂症、失語、肘關節神經麻痺或疼痛。 其他疾病：急性舌骨肌麻痺或萎縮、肘臂攣痛等。	搓、按、揉。
	通里	在前臂掌側，當尺側腕屈肌腱的橈側緣，腕橫紋上1寸。	清熱安神，通經活絡。	神經系統疾病：頭痛、神經衰弱。 循環系統疾病：心悸、怔忡、心絞痛、心動過緩。 呼吸系統疾病：扁桃腺炎、咳嗽、哮喘。 其他疾病：急性舌骨肌麻痺、胃出血、腕臂痛、子宮內膜炎等。	搓、按、揉。
	陰郄	在前臂掌側，當尺側腕屈肌腱的橈側緣，腕橫紋上0.5寸。	清心安神。	神經系統疾病：神經衰弱、癲癇。 其他疾病：鼻衄、急性舌骨肌麻痺、胃出血、吐血、心絞痛、肺結核、子宮內膜炎等。	搓、按、揉。
	神門	掌側，腕部腕橫紋尺側端，尺側腕屈肌腱橈側和凹陷處。	益心安神，通經活絡。	本穴為輔療神經系統疾病和心臟病的要穴。 循環系統疾病：心煩、驚悸、怔忡、心悸、心室肥大、心絞痛。 其他疾病：舌骨肌麻痺、鼻內膜炎、產後失血、淋巴腺炎、胸脇痛、扁桃腺炎等。	搓、按、揉。
	少沖	在手小指末節橈側，距指甲根約0.1寸處。	清熱熄風，醒神開竅。	神經系統疾病：休克、小兒驚厥、癲癇、癔病、肋間神經痛。 循環系統疾病：腦出血、心肌炎、心絞痛。 其他疾病：胸膜炎、高熱、喉炎等。	按、揉。
	少府	在手掌面，第4、5掌骨之間，握拳時，在小指尖處。	清心瀉熱，理氣活絡。	循環系統疾病：冠心病、心絞痛、心律不齊。 神經系統疾病：癔病、肋間神經痛、臂神經痛。 泌尿、生殖系統疾病：遺尿、尿瀦留。 其他疾病：陰道及陰部瘙癢、月經過多等。	按、揉。

（續表）

經絡	穴位	定位	功能	主治	按摩方法
手陽明大腸經	商陽	在手食指末節橈側，距指甲角約0.1寸處。	清熱解表，甦厥開竅。	頷腫、青盲、牙痛、咽炎、耳聾、齒痛、喉炎，腮腺炎、咽喉腫痛、腦出血、高燒、手指麻木、熱病、昏迷、扁桃腺炎等。	捻、按、揉。
	二間	稍微握拳，在手食指本節（第2掌指關節）前，橈側的凹陷處。	解表，清熱，利咽。	目昏、鼻出血、齒痛、口歪、咽喉腫痛、咽炎、喉炎、牙痛、鼻出血、麥粒腫、扁桃腺炎、熱病、肩周炎等。	捻、按、揉。
	三間	稍微握拳，在手食指本節（第2掌指關節）後，橈側的凹陷處。	泄熱，止痛，利咽。	牙痛、咽喉腫痛、眼痛、急性結膜炎、青光眼、三叉神經痛、腹脹、扁桃腺炎、腸瀉、手指腫痛、肩關節周圍炎等。	捻、按、揉。
	合谷	手背第1、2掌骨間，當第2掌骨橈側中點處。	鎮靜止痛、通經活經、清熱解表。	為頭頸部外科手術針刺麻醉的主要穴位。 呼吸系統疾病：感冒、頭痛、咽炎、扁桃腺炎、疔腮、咽喉腫痛。 運動系統疾病：腰扭傷、落枕、腕關節痛。 泌尿、生殖系統疾病：痛經、閉經、催產。 其他疾病：呃逆、贅疣、熱病無汗、多汗，腹痛、便祕等。	按、揉。
	陽溪	在腕背橫紋橈側，手拇指上翹起時，正當拇短伸肌健與拇長伸肌腱間的凹陷中。	清熱散風，通利關節。	神經系統疾病：顏面神經麻痺、癲癇、精神病。 其他疾病：鼻炎、耳聾、頭痛、目赤腫痛、耳鳴、結膜炎、角膜炎、齒痛、咽喉腫痛、手腕痛、腕關節及周圍軟組織疾病、扁桃腺炎等。	搓、按、揉。
	偏歷	屈肘，在前臂背面橈側，當陽溪與曲池連線上，腕橫紋上3寸。	清熱利尿，通經活絡。	鼻衄、結膜炎、耳聾、耳鳴、目赤、牙痛、喉痛、手臂痠痛、水腫、顏面神經麻痺、扁桃腺炎、前臂神經疼等。	搓、按、揉。

（續表）

經絡	穴位	定位	功能	主治	按摩方法
手陽明大腸經（續）	溫溜	屈肘，前臂背面橈側，當陽溪與曲池連線上，腕橫紋上5寸處。	清內熱，理中氣。	口腔炎、舌炎、腮腺炎、扁桃腺炎、顏面神經麻痺、痙攣、前臂疼痛等。本穴在消化道潰瘍穿孔時，常出現壓痛，與其他穴位配合可做出進一步診斷。	搓、按、揉。
	下廉	在前臂背面橈側，當陽溪與曲池連線上，肘橫紋下4寸。	調理腸胃，通經活絡。	運動系統疾病：網球肘，肘關節炎。消化系統疾病：腹痛、腸鳴音亢進。其他疾病：頭痛、面腫、咽喉腫痛、疔瘡、肩背痠痛、急性腦血管病等。	搓、按、揉。
	曲池	在肘橫紋外側端，屈肘，當尺澤與肱骨外上髁連線中點。	清熱和營，降逆活絡。	運動系統疾病：急性腦血管疾病後遺症、肩周炎、肘關節炎。呼吸系統疾病：流行性感冒、肺炎、咽喉腫痛、扁桃腺炎。其他疾病：目赤痛、咽喉炎、牙痛、麥粒腫、甲狀腺腫大、癲狂、瘰癧、癮疹、熱病、上肢不遂、手臂腫痛、腹痛吐瀉、乳腺炎、高血壓、皮膚病、過敏性疾病等。	搓、按、揉。
	手三里	在前臂背面橈側，當陽溪與曲池連線上，肘橫紋下2寸。	通經活絡，清熱明目，調理腸胃。	運動系統疾病：腰痛、肩臂痛、上肢麻痺、上肢不遂、半身不遂。消化系統疾病：潰瘍、腸炎、腹痛、腹瀉、消化不良。其他疾病：牙痛頰腫、牙痛、口腔炎、頸淋巴結核、顏面神經麻痺、乳腺炎等。	搓、按、揉。
	上廉	在前臂背面橈側，當陽溪與曲池連線上，肘橫紋下3寸。	調理腸胃，通經活絡。	運動系統疾病：肩周炎、網球肘、半身不遂、腦血管病後遺症。其他疾病：腸鳴、腹痛、頭痛、肩膊痠痛、手臂麻木等。	搓、按、揉。
手少陽三焦經	關沖	在手無名指末節尺側，距指甲根角0.1寸處。	瀉熱，清利喉舌，活血通絡。	頭痛、喉炎、目赤、耳聾、耳鳴、喉痺、舌強、結膜炎、角膜白斑、腦血管病、熱病、小兒消化不良、心煩等；本穴為急救穴之一。	捻、按、揉。

（續表）

經絡	穴位	定位	功能	主治	按摩方法
手少陽三焦經（續）	液門	在手背部，第4、5指間的赤白肉際處。	清利頭目，通調三焦，通絡止痛。	頭痛、咽喉炎、耳疾、目赤、耳痛、耳鳴、耳聾、喉痺、齒齦炎、角膜白斑、瘧疾、前臂肌痙攣或疼痛、手背痛、頸椎病、肩關節周圍炎、精神疾病等。	按、揉。
	中渚	在手背第4、5掌指關節後方凹陷中，液門穴直上1寸處。	清熱通絡，開竅益聰。	運動系統疾病：肩背部筋膜炎等勞損性疾病、肩背肘臂痛、手指不能屈伸、脊脊痛、肋間神經痛、肘腕關節炎等。 其他疾病：目眩、目痛、耳聾、神經性耳聾、聾啞、頭痛、頭暈、喉頭炎、角膜白斑、喉痺、瘧疾、熱病等。	按、揉。
	陽池	在腕背部橫紋中，指伸肌肌腱的尺側凹陷處。	清熱通絡，通調三焦，益陰增液。	運動系統疾病：腕痛、肩臂痛、手腕部損傷、前臂及肘部疼痛、頸肩部疼痛。 其他疾病：口乾、耳聾、目紅腫痛、喉痺、流行性感冒、風濕病、瘧疾、糖尿病等。	按、揉。
	三陽絡	在前臂背側，手背腕橫紋上4寸，尺骨與橈骨之間。	舒筋通絡，開竅鎮痛。	本穴為肺切除手術針麻常用穴之一。 運動系統疾病：挫閃腰痛、手臂痛不能上舉。 其他疾病：惡寒發熱無汗、內傷、腦血管疾患後遺症、眼病、失語、齲齒牙痛等。	搓、按、揉。
	支溝	手背腕橫紋上3寸，尺骨與橈骨之間，陽池與肘尖的連線上。	清利三焦，通腑降逆。	消化系統疾病：習慣性便祕、嘔吐、泄瀉。 運動系統疾病：上肢麻痺癱瘓、肩背部軟組織損傷、肩背痠痛、脇肋痛、急性腰扭傷。 其他疾病：肋間神經痛、胸膜炎、肺炎、心絞痛、心肌炎、急性舌骨肌麻痺、熱病、閉經、產後血暈不省人事、產後乳汁分泌不足、咽腫、耳聾、耳鳴、中耳炎、目赤目痛等。	搓按揉。

（續表）

經絡	穴位	定位	功能	主治	按摩方法
手少陽三焦經（續）	會宗	在前臂背側，當手背腕橫紋上3寸，支溝穴的尺側，尺骨的橈側緣。	清利三焦，安神定志，疏通經絡。	神經系統疾病：癲癇。 其他疾病：氣滯喘滿、上肢肌膚痛、耳聾、耳鳴等。	搓、按、揉。
	外關	在手背腕橫紋上2寸，尺橈骨之間，陽池與肘尖的連線上。	清熱解表，通經活絡。	運動系統疾病：脇痛、肩背痛、肘臂屈伸不利、手指疼痛、手顫、上肢關節炎、橈神經麻痺、急性腰扭傷、顳頜關節功能紊亂、落枕等。 消化系統疾病：腹痛便祕、腸癰、霍亂。 其他疾病：熱病、感冒、高血壓、偏頭痛、失眠、腦血管疾患後遺症、頭痛、頰痛、目赤腫痛、耳鳴耳聾、鼻衄、牙痛等。	搓、按、揉。
手太陽小腸經	少澤	在手小指末節尺側，距指甲根角約0.1寸（指寸）。	清熱利咽，通乳開竅。	神經系統疾病：頭痛、精神分裂症、腦血管疾病、昏迷。 其他疾病：扁桃腺炎、咽炎、結膜炎、目翳、咽喉腫痛、白內障、乳腺炎、乳癰、乳汁少、乳汁分泌不足、熱症、前臂神經痛；此穴為急救穴之一。	捻、按、揉。
	前谷	在手尺側，微握拳，當小指本節（第5掌指關節）前的掌指橫紋頭，赤白肉際處。	清利頭目，安神定志，通經活絡。	神經系統疾病。 熱病、癲癇、前臂神經痛、頭痛、手指麻木。 其他疾病：目痛、耳鳴、咽喉腫痛、扁桃腺炎、腮腺炎、產後無乳、乳腺炎等。	捻、按、揉。
	後溪	在手掌尺側，微握拳，當小指本節（第5掌指關節）後，遠側掌橫紋頭的赤白肉際處。	清心安神，通經活絡。	神經系統疾病：頭痛、癲癇、精神分裂症、癔病、面肌痙攣。 運動系統疾病：腰痛、手指及肘臂攣痛落枕、肩臂痛。 其他疾病：疥瘡、瘧疾、頭項強痛、耳鳴、耳聾、角膜炎、咽喉腫痛、麥粒腫、鼻衄、扁桃腺炎等。	搓、按、揉。

（續表）

經絡	穴位	定位	功能	主治	按摩方法
手太陽小腸經（續）	腕骨	手掌尺側，當第5掌骨基底與鉤骨之間的凹陷處，赤白肉際。	祛濕退黃、增液止渴。	消化系統疾病：嘔吐、膽囊炎、瘧疾、黃疸。 其他疾病：頭項強痛、目翳、口腔炎、角膜白斑、耳鳴、胸膜炎、頭痛、糖尿病、熱病、指攣腕痛、腕與肘及指關節炎等。	捻、按、揉。
	陽谷	在手腕尺側，當尺骨莖突與三角骨之間的凹陷中，正當尺骨角陷中。	明目安神、通經活絡。	神經系統疾病：腕痛、精神病、癲癇、肋間神經痛、尺神經痛。 其他疾病：神經性耳聾、頭痛、目眩、耳聾、口腔炎、熱病等。	捻、按、揉。
	養老	在前臂背面尺側，當尺骨小頭近端橈側凹陷中。	清頭明目、舒筋活絡。	神經系統疾病：腦血管疾病後遺症、肩臂部神經痛。 運動系統疾病：急性腰扭傷、落枕。 其他疾病：近視等。	捻、按、揉。
	小海	在肘內側，當尺骨鷹嘴與肱骨內上髁之間的凹陷處。	安神定志、清熱通絡。	神經系統疾病：頭痛、癲癇、精神分裂症、職業病。 其他疾病：肘肩疼痛等。	按、揉。
	支正	在前臂背面尺側，當陽谷與小海的連線上，腕背橫紋上5寸處。	安神定志、清熱解表、通經活絡。	癲狂、項強、肘臂痠痛、神經衰弱、麥粒腫、十二指腸潰瘍等。	搓、按、揉。

足部反射區示意圖及詳解

足部生物全息示意圖

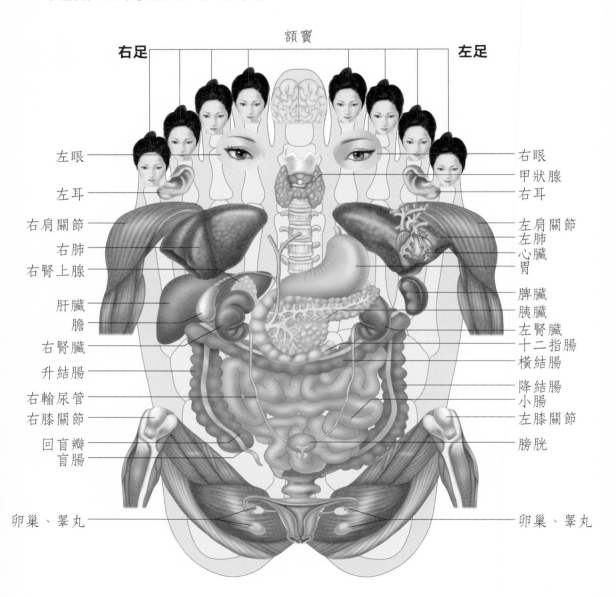

右足　　　　　額竇　　　　　左足

左眼　　　　　　　　　　　　　　右眼
　　　　　　　　　　　　　　　　甲狀腺
左耳　　　　　　　　　　　　　　右耳
右肩關節　　　　　　　　　　　　左肩關節
右肺　　　　　　　　　　　　　　左肺
　　　　　　　　　　　　　　　　心臟
右腎上腺　　　　　　　　　　　　胃
肝臟　　　　　　　　　　　　　　脾臟
膽　　　　　　　　　　　　　　　胰臟
　　　　　　　　　　　　　　　　左腎臟
右腎臟　　　　　　　　　　　　　十二指腸
升結腸　　　　　　　　　　　　　橫結腸
　　　　　　　　　　　　　　　　降結腸
右輸尿管　　　　　　　　　　　　小腸
右膝關節　　　　　　　　　　　　左膝關節
回盲瓣　　　　　　　　　　　　　膀胱
盲腸
卵巢、睾丸　　　　　　　　　　　卵巢、睾丸

足背反射區示意圖

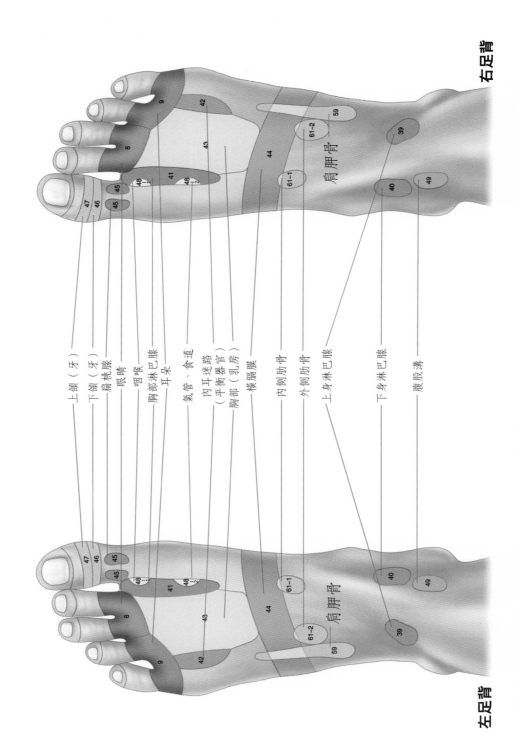

右足背

左足背

上頜（牙）
下頜（牙）
扁桃腺
眼睛
咽喉
胸部淋巴腺
耳朵

氣管・食道
內耳迷路
（平衡器官）
胸部（乳房）

橫膈膜

內側肋骨
外側肋骨
上身淋巴腺

下身淋巴腺

腹股溝

肩胛骨

足底反射區示意圖

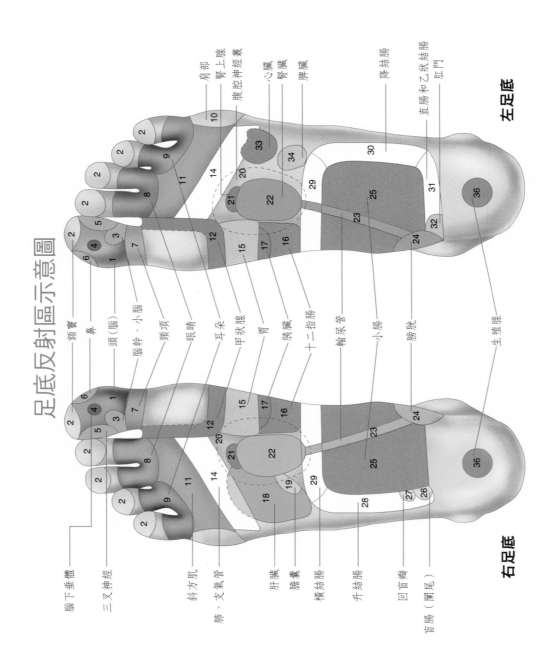

左足底

右足底

肩部
腎上腺
腹腔神經叢
心臟
腎臟
脾臟
降結腸
直腸和乙狀結腸
肛門

腦下垂體
額竇
鼻
頭（腦）
腦幹、小腦
頸項
眼睛
耳朵
甲狀腺
胃
胰臟
十二指腸
輸尿管
小腸
膀胱
生殖腺

斜方肌
肺、支氣管
肝臟
膽囊
橫結腸
升結腸
回盲瓣
盲腸（闌尾）
三叉神經

足側面反射區示意圖

足內側

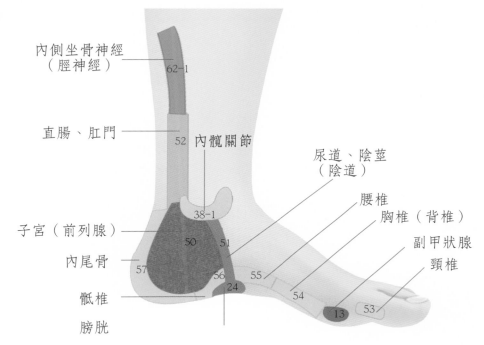

內側坐骨神經
（脛神經） 62-1

直腸、肛門 52 內髁關節

尿道、陰莖
（陰道）

38-1

腰椎

胸椎（背椎）

子宮（前列腺） 50 51

副甲狀腺

內尾骨 57 56 55 頸椎

骶椎 24 54

膀胱 13 53

足外側

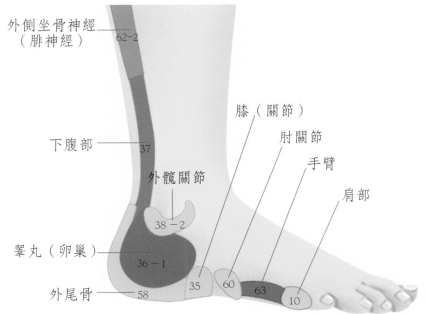

外側坐骨神經
（腓神經） 62-2

膝（關節）

肘關節

下腹部 37 手臂

外髁關節 肩部

38-2

睪丸（卵巢） 36-1

外尾骨 58 35 60 63 10

足部的64個反射區

人體系統	反射區	部位	生理功能	按摩手法	適應症
運動系統足部反射區	頸項	位於雙腳拇趾腹部的橫紋處，敏感點在趾根兩側。左側頸項反射區在右腳，右側頸項反射區在左腳。	具有支撐頭部並維護頭部靈活轉動的功能，能夠協調頭部進行各種方向的活動。	沿著拇趾根部的橫紋處壓揉痛點，並由外向內旋扭移動，也可由外向內推壓。邊旋扭或邊推時要邊用力，由輕逐漸加重，反覆5次。	頸椎病、落枕、頸部軟組織損傷、頸部痠痛、頸部僵硬、高血壓及頭痛、眩暈等。
	斜方肌	雙足底第1、2蹠骨間的縫隙，沿前腳掌前緣量1根中指寬的帶狀區域。	收縮牽引肩胛骨向脊椎靠攏。上部肌束收縮可提高肩胛骨；下部肌束收縮可使肩胛骨下降。	食指扣法由內向外刮壓3～5次。食指彎曲，拇指指甲頂在食指關節內側面，其餘3指握拳，以食指關節外側為著力點，施力於雙足底的斜方肌區域。	頸項部及肩背部痠痛、手軟無力、落枕、頸椎病、肩周炎、頸肩背部風濕等。
	頸椎	雙腳拇趾根部內側橫紋盡頭處凹陷區域的內側拇趾關節處。	頸椎是脊柱的一部分，共7節，具有保護脊髓及神經根、支撐體重、支撐頭部做各種方向的運動等功能。	一手持腳，另一手食指、中指彎曲呈鉗狀夾住被按摩者的足拇趾，以食指的側緣固定在反射區位置上，用扣指法自上而下壓刮5次。	頸椎病、頸項強硬或痠痛、落枕、頭暈、頭痛等和各種頸椎病變引起的手麻等。
	胸椎（背椎）	雙腳足內側緣第1蹠骨內側，從第1蹠趾關節到蹠楔關節止。	位於脊椎的第2部分，為身體的支柱，支撐和保護胸腔內的臟器。	一手持腳，另一手拇指的指腹用力，沿足內側緣從腳趾向腳跟方向按摩，再由足趾端至足跟端緊壓足部骨骼的底緣推壓5次。	胸背部病症、頸肩綜合症，如肩背痠痛、椎間盤突出及胸腹腔中的內臟疾病等。
	腰椎	雙腳第1蹠骨基底以下、跟骨之前的足內側緣，楔骨至舟骨下方。	腰椎是脊椎的一部分，為身體的支柱，容納、支撐和保護胸腹腔內的臟器。	一手持腳，另一手的拇指指腹用力，沿著足內側緣從腳趾向腳跟方向按摩，再由足趾端至足跟端緊壓足部骨骼的底緣進行推壓5次，或用拇指推掌法或食指壓刮法。	腰背痠痛、腰肌勞損、急性腰扭傷、腰椎間盤突出、腰椎骨質增生、坐骨神經痛等。

（續表）

人體系統	反射區	部位	生理功能	按摩手法	適應症
運動系統足部反射區（續）	骶椎	雙腳跟骨的前內側，距骨下方凹陷處至跟骨內側前緣止，前接腰椎反射區，後連內尾骨反射區。	骶椎位於脊柱的末段及脊髓的第4段，為身體的支柱，容納、支撐和保護腹腔內的臟器；為低級中樞脊髓所在部位。	一手持腳，另一手拇指的指腹用力，沿足內側緣從腳趾向腳跟方向按摩，再由足趾端至足跟端緊壓足部骨骼的底緣進行推壓5次，或用拇指推掌法、食指壓刮法進行操作亦可。	骶椎骨質增生、骶骨受傷、腰關節痛、坐骨神經痛、便祕、性功能異常等。
	內髖關節	雙腳內踝下方和後下方的關節縫內，呈一弧形的區域。	可隨關節內壓的增減而被擠出或吸入，以維持關節內壓力的平衡。	一手持腳，另一手拇指指腹施力，拇指圍繞內踝以捏指法沿內踝、外踝下緣，由前向後推壓，逐漸加重力道，反覆推壓3分鐘。	髖關節痛、坐骨神經痛、肩關節疼痛、腰背痛、風濕性關節炎、下肢癱瘓等。
	內尾骨	雙腳跟部，沿後正中線至跟骨後緣赤白肉際處，再沿跟骨內側緣向內前至跟骨內側前緣止的L形帶狀區域。	保護其內部的神經節，避免引起內臟功能紊亂。	一手持腳，另一手拇指固定在腳掌跟部，用食指中節橈側面推內尾骨反射區後部，再頂壓跟骨內下角處，食指中節橈側面推內尾骨反射區前部。	坐骨神經痛、尾骨受傷後遺症、尾骨軟組織損傷、生殖系統疾患、泌尿系統疾患和腹瀉、便祕等。
	肩部	雙足掌外側緣，以第5蹠趾關節為中心的區域。	肩關節為全身最靈活的關節，可做各方向的運動。	一手持腳，另一手半握，食指彎曲，用單食指壓刮法由足趾向足跟各壓刮3分鐘。	肩周炎、肩關節疼痛、岡上肌肌腱炎、手臂無力等。
	肘關節	雙足掌外側緣，第5蹠骨基底外側。	連接上臂與前臂，完成上肢各方向運動。	一手持腳，另一隻手半握，用單食指扣法或雙指扣法，分別定點頂壓兩個凹陷處。	肘關節受傷、肘關節痠痛、風濕痛、膝關節痠痛等。
	手臂	第5蹠骨外側和上面，即外側肩部反射區到肘關節反射區之間的細長區域。	協助肩、肘關節活動。	用雙拇指扣掌法或食指壓刮法自遠而近操作3分鐘。推或壓刮的力道要均勻，並由輕到重逐漸加重力道。	頸椎病、肩周炎、上肢無力、上肢痠痛麻痺等。

（續表）

人體系統	反射區	部位	生理功能	按摩手法	適應症
運動系統足部反射區（續）	膝（關節）	足外側跟骨與骰骨間的凹陷處。	支撐體重，完成下肢各方向的運動。	以單食指扣法，食指從前向後扭轉180°，且每扭轉90°就點壓一下，按揉3分鐘。	膝關節損傷、膝關節疼痛、肘關節病變等局部病症。
	外髖關節	雙腳外踝下方的弧形凹陷區域。	髖關節可沿3個運動軸做屈、伸、內收等運動。	以捏指法沿外踝關節下緣由前向後推壓3分鐘。	同內髖關節。
	外尾骨	起於跟腱附著處，沿後正中線至跟骨後緣赤白肉際處，再沿跟骨外側緣至跟骨外側前緣。	同脊柱一起保護脊髓及神經根，支撐體重，傳遞重力，參與胸腔、腹腔及骨盆腔的構成。	用食指法從跟骨後上方開始，拘刮至足跟外後下方拐彎處，並用食指頂壓反射區至有痠脹感，再用食指拘刮外下方至前方，與膝反射區相接。	坐骨神經痛、骶尾部挫傷、臀肌損傷、生殖系統疾病等。
	內、外側肋骨	雙腳背第1、2楔骨與舟骨間的小凹陷中；雙腳背第3楔骨與骰骨之間的小凹陷中。	與胸骨、脊椎組成胸廓，保護胸腔臟器。	用雙拇指捏指法，在兩個小凹陷處定點按揉3～5次。	肋骨病變，如胸悶、岔氣、肋膜炎等。
消化系統足部反射區	胃	雙腳掌第1蹠趾關節後方凹陷處，甲狀腺反射區之後。	具有容納食物、分泌胃液及初步消化食物的功能。	用單食指扣法或捏指法，從腳趾向腳跟方向由輕漸重推壓5次。	胃部疾病，如惡心、嘔吐、胃痛、胃脹、膽囊疾病等。
	胰臟	胃反射區下方約一根中指寬的區域。	重要的消化腺，兼有內、外分泌功能。	同胃反射區按摩手法一致。要雙手配合，以形成適宜的力道。	可治消化系統及胰腺疾病，如糖尿病等。
	十二指腸	胰臟反射區下方約一根中指寬的區域。	消化、吸收營養物質的重要場所。	同胃反射區按摩手法一致，應採用單食指扣法。	腹脹、腹痛、便秘、泄瀉、消化不良等。
	小腸	足弓向上隆起，位於足底楔骨至跟骨之間所形成的凹陷區域。	儲存、消化、運輸食物的重要場所。	採用多指扣法，即4指彎曲，以4指近側指間關節背側著力，同時由足趾端向足跟端壓刮5次。	小腸炎症、慢性腸炎等疾病，以及胃腸脹氣、腹瀉等。

（續表）

人體系統	反射區	部位	生理功能	按摩手法	適應症
消化系統足部反射區（續）	降結腸	左足底外側，緊貼小腸反射區外緣，至跟骨外前緣。	儲存代謝產物的場所。	單食指扣法，由腳趾向腳跟方向自遠而近壓刮5次。	結腸炎、肺部疾病、便祕等。
	直腸和乙狀結腸	自左足跟之前側方呈反「S」形，移行至足跟膀胱反射區後。	直腸為大腸的末端，位於骨盆腔內，是消化管的最末端。	用單食指扣法，用食指中節近側部沿跟骨前緣由外向內壓刮3分鐘。	乙狀結腸炎、直腸炎症、息肉、便祕、腹瀉等。
	橫結腸	雙腳掌中線上，足底中間第1～5蹠骨下部。	儲存代謝產物的場所。	用食指扣法按順時針方向壓刮，左足由內向外、右足由外向內各5次。	腹瀉、腹痛、結腸炎、便祕、各種肺部疾病。
	升結腸	右腳掌小腸反射區外側，從足跟前緣至第5蹠骨底內側。	儲存代謝產物的場所。	用單食指扣法，以食指關節偏橈側面施力，由腳跟向腳趾方向壓刮5次。	腹瀉、腹痛、便祕；慢性肺炎、肺結核等。
	直腸、肛門	左腳掌跟骨內側前緣，膀胱反射區後方的足底與足內側交界處。	代謝產物向體外排泄的通道。	用單食指扣法，即用食指近側指間關節背側突出部頂壓，逐漸加重力道，按壓5次。	便祕、痔瘡、脫肛、肛裂、肛門下垂、便血等。
	肝臟	右腳掌第4、5蹠骨之間，距第4、5蹠骨一橫指寬的近心端所形成的區域。	分泌能夠軟化脂肪的膽汁、幫助消化脂肪；將單糖轉變成肝糖，或將其變成葡萄糖並輸注於血液中。	用雙指扣法，自足跟向足趾端施力向上，壓刮5次，逐漸加重。壓刮的範圍宜大，用力要均勻並由輕逐漸加重。	肝炎、肝硬化、肝腫大、肝功能失調、酒精肝、脂肪肝、高血壓、高血脂、眩暈等。
	膽囊	在右足底第3、4趾間畫一豎線，肩關節反射區畫一橫線，兩線的交界處即是。	儲存肝分泌的膽汁；膽囊壁內層為黏膜，除了分泌黏液外，還有吸收水分的能力，從而濃縮膽汁，便於貯存。	用單食指扣拳法，頂壓方向應斜向外上方，以食指近端指間關節按揉5次。頂壓時要力道均勻，並由輕逐漸加重。	膽囊疾患，如膽結石、黃疸、膽囊炎、口苦、失眠、消化不良等。

（續表）

人體系統	反射區	部位	生理功能	按摩手法	適應症
消化系統足部反射區（續）	盲腸（闌尾）	右腳腳掌跟骨前緣外側，與小腸和升結腸的反射區相連。	貯存代謝產物的場所；吸收由腸內微生物產生的維生素；完成對食物殘渣的加工，並形成和暫時貯存糞便。	用單食指扣法定點按壓3分鐘。按壓時不能移動部位或扭轉，力道應由輕逐漸加重。	腹脹、腹痛、便秘、泄瀉及闌尾炎等症。
	回盲瓣	右足底跟骨前緣外側，位於盲腸和闌尾反射區稍上方。	可防止大腸中的內容物逆流入小腸；可以延長食物在小腸內的停留時間，利於消化和吸收。	用單食指扣法定點按壓5次。力道應由輕逐漸加重。	消化系統吸收障礙性疾病，如腸炎、便秘、下腹脹氣、腹痛等。
內分泌系統足部反射區	副甲狀腺	雙腳腳掌第1蹠趾關節內前方凹陷處。	分泌副甲狀腺激素，維持血鈣平衡。	用拇指指端或食指彎曲的近端指間關節盡量扣入第1蹠趾關節，向內頂入關節縫內按壓。	筋骨痠痛、手足麻痺或痙攣、指甲脆弱、骨質疏鬆等。
	甲狀腺	位於雙足底，起於第1蹠趾關節的近心端及拇趾第1趾骨的外側，由縱段和橫段組成。	分泌甲狀腺激素和三碘甲腺原氨酸，作為碘的貯存場所，具有促進機體新陳代謝、維持機體的生長發育等作用。	用單食指扣法或捏指法由足跟向趾端方向弧形壓刮，反覆5次；用拇指推掌法或食指壓刮法，自第1蹠骨頸移行部由內向外橫推，在拐向遠側時，此處為敏感點，再沿第1、2蹠骨之間推向遠側，反覆做5次。	甲狀腺機能亢進、甲狀腺分泌不足、心悸、失眠、情緒不穩、甲狀腺腫大、肥胖症等。
	腎上腺	雙腳掌第2、3蹠骨間，距第2、3蹠骨約1拇指寬，在腎反射區的遠心端。	最主要的功能是分泌3大激素，即鹽皮質激素、糖皮質激素及少量性激素。	用單食指扣法，即用右手食指背側指間關節突出部位向足部第2、3蹠骨頸間緩慢頂入，以出現痠脹感為宜，停留10～20秒後緩慢放鬆，再逐漸加重力道，直至出現微痛。	腎上腺疾病、各種感染性疾病、過敏性疾病、血壓疾病、風濕病、糖尿病及心律不齊、昏厥等。
	腦下垂體	雙腳拇趾趾腹正中央，在腦部反射區中心。	是體內最重要的不成對的內分泌腺體，可以分泌多種激素，促使機體生長。	用握足扣指法定點按揉反射區5次，力道稍大，使之有痠痛感為宜。	副甲狀腺、甲狀腺等內分泌功能失調；小兒發育不良；肥胖症、更年期綜合症等。

（續表）

人體系統	反射區	部位	生理功能	按摩手法	適應症
呼吸系統足部反射區	鼻	由雙腳拇趾趾腹內側緣中段延伸到足背拇趾趾甲根部，第1趾間關節前。	鼻是呼吸及嗅覺器官，可過濾空氣、暖化和濕潤空氣，並具有調節語言音色的作用。	用扣指法或捏指法在足內側的鼻反射區，由足跟向足尖方向刺激5次；足拇趾背的鼻反射區應由內向外刺激，並由輕漸重推3次。	各種鼻炎、鼻出血、鼻塞、鼻竇炎等；呼吸道疾病，如嗅覺異常、打鼾等。
	額竇	雙腳十趾的頂端約1公釐的區域。	調節以往吸入空氣的溫度和濕度。	單食指扣法或拇指扣法，用拇指自內向外按摩，反覆做5次。	前額痛、腦血管意外、腦震盪、鼻竇炎、失眠、發燒等。
	肺、支氣管	肺反射區：雙足掌的後半部，斜方肌反射區的後方。支氣管反射區：自肺反射區中段延伸至第3趾中節末端的索帶狀區域。	肺與支氣管最重要的功能是與外界進行氣體交換，吸進氧氣、呼出二氧化碳，是重要的氣體交換器官。	與斜方肌反射區的按摩手法相同，但部位偏後方。用單食指扣法，自外向內壓刮5次，逐漸加重力道。刮支氣管反射區時，要用捏指法向中趾壓推。	肺與支氣管病症，如哮喘、肺氣腫、胸悶、氣短等；其他病症，如乏力、心臟病、便祕和腹瀉等。
	咽喉	第1蹠趾關節外上方，靠足趾端。敏感點偏足背部稍遠側。	咽喉是負責呼吸、發聲、免疫和保護的重要器官，具有體液免疫作用。	扣指法，用拇指指端分別向足拇趾側用力按揉突起處及前、後方的小凹陷5次；再用捏指法沿骨骼邊緣由足趾端向足跟推壓帶狀區域5次，逐漸加重力道。	咽喉疾患，如咽炎、扁桃腺炎、喉炎、咽喉腫痛、聲音嘶啞及上呼吸道感染等。
	扁桃腺	位於雙足拇趾趾背，近端趾骨背面的背伸肌兩側。		用雙手扣指法定點按揉並相對擠壓3分鐘。	扁桃腺炎、咽喉炎、咽喉腫痛等。

（續表）

人體系統	反射區	部位	生理功能	按摩手法	適應症
呼吸系統足部反射區（續）	橫膈膜	足內側第1蹠趾關節與足外側的蹠趾關節在足背的連線上，可觸及一串骨突。	輔助呼吸、排便等生殖活動。	用雙拇指捏指法或雙食指刮壓法自橫膈膜反射區中央向兩側刮壓5次，此按摩手法也稱分隔法。也可用雙手食指扚法，逐漸加重力道，做5次。	呃逆、噁心、嘔吐、胸悶、腹脹、腹痛、岔氣、橫膈膜疝氣等。
	氣管、食道	第1蹠骨基底外側，靠足跟端處。	氣體和食物進出人體的通道，並有濕潤、過濾空氣和排痰的作用。	扣指法，用拇指指端向足拇趾側分別用力按揉突起處及前、後方的小凹陷5次；再用捏指法沿骨骼邊緣由足趾端向足跟推壓帶狀區域5次。	急性支氣管炎、慢性氣管炎、食道疾病及咽乾等。
泌尿系統足部反射區	腎臟	雙腳腳掌第近掌紋2、3蹠骨端，前腳「人」字交叉點下方的凹陷處。	維持體內的水平衡、排除毒素和代謝產物；分泌腎素、促紅血球生成素等物質。	用單食指扣法或握足扣指法，右手食指中節由足趾向足跟方向按摩5次，長約1寸。要求按摩節奏稍慢，滲透力要強。	急慢性腎炎、腎功能不全、腎結石、風濕症等；陽痿、早洩、月經不調等。
	腹股溝	位於雙足背下半身淋巴結反射區下方約1公釐處。		用捏指法或指壓法，將拇指指腹放在該區定點按揉5次。以出現痠脹感為準；踝關節的旋轉動作要柔和、緩慢，旋轉幅度由小到大。	生殖系統方面的各種慢性病症、性功能障礙、疝氣等。
	尿道、陰道（陰莖）	足跟內側，自膀胱反射區直至內踝後下方的帶狀區域。	排尿、排精、排出月經、分娩的通道及性交器官。	足部保持外展姿態，一手固定足前部，另一手用單食指扣法從膀胱反射區後下方推向內踝的後下方，將手腕內旋，用拇指橈側端向內側後下方的骨縫擠壓，以出現痠脹感為準。用力逐漸加重，反覆做5次。	泌尿系統感染、排尿障礙、陽痿、早洩，尤其對尿道炎、陰道炎及性功能不佳有很好的改善作用。

（續表）

人體系統	反射區	部位	生理功能	按摩手法	適應症
泌尿系統足部反射區（續）	輸尿管	位於雙足足底自第2蹠骨下方，經過中間楔骨，至舟骨底部近腳處（膀胱反射區）為止。	輸尿管是一對細長的、連接腎與膀胱的平滑肌管道，管壁的肌肉層經常蠕動，以便輸送尿液排出體外。	用單食指扣法，以右手食指中節背側自腎反射區中間開始，先壓入到合適的深度後，再向下壓刮至離膀胱反射區約剩1/3的位置。要求力道均勻、稍慢、有滲透力、不可滑脫，由輕到重做5次。	泌尿系統疾病、輸尿管結石、高血壓、動脈硬化、腎積水、尿血症等。
	膀胱	雙腳掌內側舟骨下方的稍突起處，雙足底跟骨內側緣前方的凹陷區域。	接收並且貯存來自腎臟的尿液，是一個肌性囊狀器官。	用單食指扣法，即以食指中節由足內側向足外側呈扇形旋壓5次。加適當壓力後，稍向內或外旋轉約60°或定點按壓，力道由輕漸重。	腎、輸尿管及膀胱結石、泌尿系統感染及膀胱疾病等。
神經系統足部反射區	頭（腦）	雙腳拇趾趾腹整個螺紋面，即拇趾第1節趾腹全部。	大腦皮質能調節軀體運動及內臟活動，有感覺分析及視覺、聽覺、嗅覺；思維等高級功能；可主管生殖機能、飲食行為、體溫中樞調節及影響腦垂體前葉、後葉激素的分泌等。	單食指扣法，由腳拇趾趾端向足跟壓刮5次。	高血壓、低血壓、腦震盪、腦中風、頭痛、頭暈、失眠多夢、神經衰弱、耳鳴耳聾、面癱等。
	腦幹、小腦	雙腳拇趾外側緣下段，即拇趾趾腹外下部，下界不超過趾間關節。	腦幹的大腦皮質、小腦、脊髓之間要透過腦幹進行聯繫；小腦能維持人體動作的協調、精確及平衡，調節肌肉緊張和協調共濟運動。	用扣指法、食指頂法或捏指法，直接由足尖向足跟按壓5次。施術時按摩手與輔助手應協調配合，相互適度擠壓，才能獲得適宜的刺激。	頭暈、頭痛、腦震盪、腦腫瘤、腦中風、記憶力減退及運動平衡能力失調等。

（續表）

人體系統	反射區	部位	生理功能	按摩手法	適應症
神經系統足部反射區（續）	三叉神經	雙腳拇趾末節外側緣上中段，遠側與額竇反射區外側重疊，在小腦反射區上方。	三叉神經是頭面部的重要感覺神經，也是咀嚼肌的運動神經，支配眼部、上頜、下頜、口腔、鼻腔及面部皮膚、肌肉的運動及感覺。	用扣指法和推壓法。一手握腳，另一手拇指指端施力，向拇趾外下方推壓，以產生疼痛為準。然後稍放鬆回原位，再向足跟方向推壓，重複3次。	偏頭痛、顏面神經麻痺、三叉神經痛、腮腺炎、眼疾、耳疾、鼻病、牙痛、面癱等。
	腹腔神經叢	雙腳掌中心，在第2、3、4趾骨間的中央區域，在腎反射區的周圍。	腹腔神經叢分布於腹腔的內臟器官，是腹腔內最大的植物神經叢，具有調節和支配腹腔內臟生理功能及鎮靜的作用。	可用雙指扣法由上向下壓刮；也可用單食指扣法，即右手食指中節從兩側沿半圓弧向下刮壓。要求按摩手法和力道要均勻，速度應稍慢，由輕漸重做5次。	各種消化系統疾病、腹腔內各器官的疾病、神經緊張、神經性胃腸病症及煩躁等。
	（腓神經）內側坐骨神經	雙腿脛骨的延伸部位，即沿脛骨內緣上行至下後脛骨上內側方凹陷處，呈一帶狀的區域。	管理和支配下肢肌肉的感覺和運動。	以指腹推壓法，從下向上滑壓3分鐘，逐漸加重力道。	坐骨神經痛與發炎、膝蓋和小腿痛、糖尿病等。
	（脛神經）外側坐骨神經	腓骨後方的帶狀區域，即從腳踝關節起，沿脛骨及腓骨延伸至膝蓋窩的部位。	管理和支配下肢肌肉的感覺和運動。	用指腹推壓法從跟骨內側由上而下刮壓3分鐘或定點施力約10秒。要先壓後推，緩慢推動，用量應均勻並逐漸加重。	坐骨神經痛和發炎、腰腿疼痛、下肢關節炎；對瘦腿及防止靜脈曲張有很好的改善作用。
循環系統足部反射區	心	左腳掌第4、5蹠骨中段的凹陷中，上界被肺反射區所覆蓋，下界與脾反射區相鄰。	依靠有節奏地舒張與收縮推動血液循環。	對虛弱的人應用單食指扣法，由足跟向足趾方向壓刮（補法），外表健壯的人則由足趾向足跟方向壓刮（瀉法）。	心絞痛、心律不齊、心功能不全等心臟疾病；肺部疾病及高血壓、靜脈曲張、手足心出汗等。

（續表）

人體系統	反射區	部位	生理功能	按摩手法	適應症
生殖系統足部反射區	生殖腺	足底，雙足足跟正中央處。	生殖腺具有製造精子或卵子、分泌性激素的功能；女性的生殖腺還能夠維持正常的月經週期、促進妊娠、泌乳等。	單食指扣法或握足扣指法，即用食指近側指間關節背側突出部位對準生殖腺反射區頂壓，也可用按摩棒按壓，每次5次。力道應逐漸加重。	男女性功能低下、陽痿、早泄、不育、不孕、月經不調、前列腺增生、更年期綜合症等。
	子宮（前列腺）	足跟內側，內踝後下方，為上小下大的梨形區域，其敏感點在直角頂點處。	子宮的功能是孕育胎兒，會產生月經；前列腺具有分泌激素、控制排尿、運輸等作用。	以單食指刮壓法，即拇指固定於足底，用屈曲的食指橈側緣自足跟向足尖刮壓5次；前列腺或子宮的敏感點應用單食指扣法著重定點按揉5次。	前列腺肥大、前列腺炎、尿頻、尿急、尿血、尿痛等；子宮肌瘤、不孕症、痛經、月經不調等婦科疾病。
	下腹部	外踝後方的凹陷帶狀區域，上界不超過外踝上3寸。敏感點在外踝後上方。	支撐和保護下腹部各器官。	以指腹推壓法，從雙足踝骨沿著腓骨外側後方向上，由下而上滑壓3分鐘或定點施力10秒。如果滑壓到反射區組織較硬的部位或面積較大的硬塊時，可再定點按壓10秒。	月經期導致的腹痛、性功能低下、骨盆腔及會陰部等。
	睾丸（卵巢）	睾丸、卵巢位於雙足跟外側，外踝後下方的梨形區域；輸精管或輸卵管的反射區在直角三角形的斜邊上。	睾丸可產生精子與分泌男性激素；卵巢可產生卵子與分泌女性激素、維持正常月經週期，以及分泌與妊娠、泌乳有關的性激素。	針對睾丸、卵巢反射區，可用單食指刮壓法，即拇指固定於足底，用屈曲的食指橈側緣自足跟向足尖刮壓5次。	性功能低下、不孕、月經不調、前列腺增生、卵巢囊腫、更年期綜合症、陽痿等。
	胸部（乳房）	位於雙腳背第2、3、4蹠骨間的大片區域。與足底的腹腔神經叢反射區相對稱。	保護胸腔臟器。	雙拇指捏指法，即用雙手拇指指腹壓住反射區，並由足趾向踝關節方向推壓3～5次，此按摩手法也稱推胸法。對疲勞、失眠、停經期綜合症者，推摩次數可增至數10次。	乳腺炎、乳腺增生、乳癌、更年期綜合症等；對於女性的乳房疾病有較好的診斷作用。

（續表）

人體系統	反射區	部位	生理功能	按摩手法	適應症
感覺系統足部反射區	耳朵	足底，雙腳第4、5趾額竇反射區的近心端至第4、5趾部，與雙足背第4、5趾趾蹼連結處所形成的區域，呈一斜橫帶狀區域。	外界聲波透過外耳道→中耳→內耳→蝸神經→間腦→大腦皮層聽覺中樞而產生聽覺。	在第2、3趾兩側及掌面，各由遠端至近端垂直按推5次；也可用食指扣法頂壓各敏感點5次。用拇指指腹推摩趾的內、外側面時，指尖應斜向背側，防止指甲傷及趾根部，用力要均勻。	各種耳病，如中耳炎、耳鳴、重聽、耳聾、頭暈目眩、暈車、暈船等。
	眼睛	雙腳足底第2、3趾根部的橫紋區域。右眼反射區在左腳上，左眼反射區在右腳上。在趾根兩側與足底面的斜角處與第2、3趾背側趾間各有敏感點。	感受光波刺激，並且將其轉化為神經衝動，透過視神經等的傳導，最終傳至大腦皮質的視覺中樞從而產生視覺。	採用捏指法在第2、3趾兩側及掌面，各由遠端至近端垂直推按5次；也可用食指扣法頂壓各敏感點5次。用食指扣法頂壓時，輔助手應從足背扶住各趾，並找對敏感點，用力由輕漸重。	結膜炎、角膜炎、近視、遠視、老花眼、青光眼、白內障、眼底出血，以及與肝有關的病症。
	內耳迷路（平衡器官）	雙腳背第4、5蹠骨間的縫隙前段。	人體對運動狀態及空間位置的感受器，為聽覺、空間感的重要感覺裝置所在。	用單食指刮壓法，即拇指固定於足底，用伸直的食指橈側緣壓入反射區，其他手指壓在食指上加力，由近心端向足趾方向壓刮5次；也可用拇指推掌法，反覆刮5次。	頭暈眼花、暈車、暈船、高血壓、低血壓、耳鳴、耳聾、平衡障礙、昏迷、梅尼爾氏綜合症等。
	上頜（牙）	雙腳拇趾趾間關節的遠側，趾甲根至拇趾趾間關節橫紋近端的帶狀區域。	呼吸、消化系統的通道。	可用拇指推掌法進行按摩，每次操作5次。若要增加美容效果，可兼用拇指指端扣掐甲根及甲旁。	牙痛、顳頜關節炎、口腔潰瘍、牙周病、牙齦炎，對治療上牙痛尤其有效。

（續表）

人體系統	反射區	部位	生理功能	按摩手法	適應症
感覺系統足部反射區（續）	下頜（牙）	雙腳拇趾趾背，趾背趾紋間趾橫頜後方與上頜反射區等寬、等長的帶狀區域。	呼吸、消化系統的通道。	扣指法，同上頜。與上頜反射區的按摩技巧相同，只是推摩時要緊靠拇趾趾間關節的近側端。	牙痛、顳頜關節炎、口腔潰瘍、牙周炎、牙齦腫痛等，對治療下牙痛尤其有效，且具有美容功效。
免疫系統足部反射區	胸部淋巴腺	雙足背第1、2蹠骨間的間縫處。	胸腺既是淋巴器官，還具有內分泌功能。此外，胸腺能產生激素狀物質，如胸腺素和胸腺生成素等。	用單食指刮壓法，即將拇指固定於足底，用伸直的食指橈側緣壓入反射區，其他手指壓在食指上施力，由近心端向足趾方向壓刮5次。被按摩者如有腫脹的情況發生，可以滑壓手法消除腫脹感。	各種炎症、發熱、風濕、癌症、腫瘤、胸痛、乳房疾病等。
	上、下身淋巴腺	腺外的巴腳方央；巴腳下中身淋下央於前陷上位踝凹下身淋位於踝凹下腺則內的方央。	淋巴腺是淋巴系統的重要組成部分，具有防禦功能，使其能形成抗體和抗毒素，從而參與機體的免疫功能。	用雙手單食指扣法，即雙手食指中節指骨背壓入凹陷中，以達到有痠脹感而無刺痛感為佳，反覆定點按揉5次。也可用捏指法，即以拇指指腹吸定按揉3分鐘。尋找部位要準，按摩手法宜輕。	各種炎症、發燒、水腫、囊腫、肌瘤、足踝部疼痛腫脹、抗體缺乏、癌症、蜂窩性組織炎等。
	脾臟	左腳腳掌第4、5蹠骨底部間，心下臟反射區下緣約1橫指寬的區域。	吞噬細菌和消除血液中的其他異物，及為紅血球修整結構、貯存血小板等功能。	用單食指扣法定點按壓3分鐘或由足尖向足跟壓刮3分鐘。	發熱、炎症、貧血、高血壓、舌炎、唇炎、食欲不振、消化不良、皮膚病等。

足部經穴示意圖及詳解

足厥陰肝經

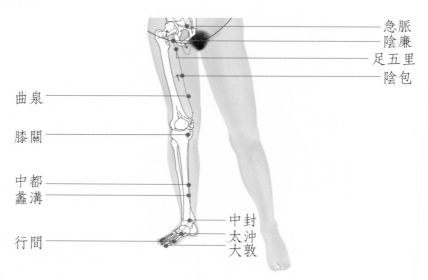

急脈
陰廉
足五里
陰包

曲泉

膝關

中都
蠡溝

中封
太沖
大敦

行間

足陽明胃經

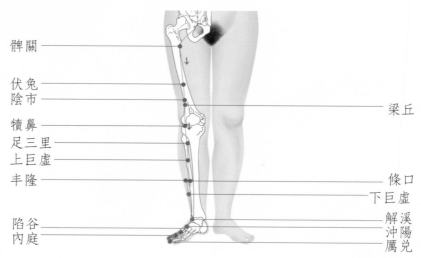

髀關

伏兔
陰市

犢鼻
足三里
上巨虛
丰隆

陷谷
內庭

梁丘

條口
下巨虛

解溪
沖陽
厲兌

足少陽膽經

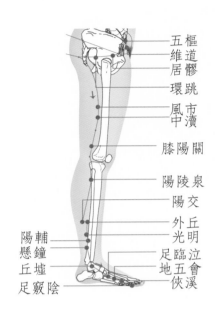

五樞
維道
居髎
環跳
風市
中瀆
膝陽關
陽陵泉
陽交
外丘
光明
陽輔
懸鐘
丘墟
足竅陰
足臨泣
地五會
俠溪

足太陽膀胱經

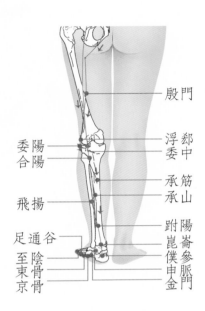

殷門
浮郄
委中
委陽
合陽
承筋
承山
飛揚
跗陽
崑崙
僕參
申脈
金門
足通谷
束骨
至陰
京骨

足太陰脾經

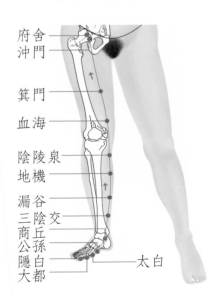

府舍
沖門
箕門
血海
陰陵泉
地機
漏谷
三陰交
商丘
公孫
隱白
大都
太白

足少陰腎經

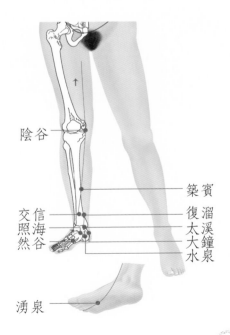

陰谷
築賓
復溜
交信
照海
然谷
太溪
大鐘
水泉
湧泉

足部的62個穴位

所屬經絡	穴位	定位	功能	主治	按摩方法
足陽明胃經	犢鼻	屈膝，在膝部，髕骨與髕韌帶外側凹陷中。	祛風濕，通經活絡，疏風散寒，止痛等。	膝痛、下肢麻痺、屈伸不利、腳氣。現多用於下肢癱瘓、膝關節及其周圍軟組織疾病等。	按、揉。
	足三里	在小腿前外側，於犢鼻下3寸，距脛骨前緣1橫指，外膝眼下4橫指，脛骨連緣。	燥化脾濕、生發胃氣、健脾和胃、扶正培元、通經活絡。	胃痛、嘔吐、腹脹、泄瀉、闌尾炎、痢疾、便祕、乳癰、腸癰、下肢痺痛、水腫、癲狂、腳氣、身體虛弱等症及各種下肢病症。	點、按、揉、搓、擦、推。
	上巨虛	在小腿前外側，於犢鼻下6寸，足三里穴下3寸，距脛骨前緣1橫指。	調和腸胃、通經活絡。	腸鳴、腹痛、泄瀉、痢疾、腹脹、胃脹、胃反酸、便祕、腸癰、下肢痿痺、腳氣等。	按、揉。
	條口	在小腿前外側，於犢鼻下8寸，距脛骨前緣1橫指（中指）。	舒筋活絡、理氣和中。	脘腹疼痛、下肢痿痺、轉筋、跗腫、肩臂疼痛等。	按、揉。
	下巨虛	在小腿前外側，於犢鼻下9寸，距脛骨前緣1橫指。	調腸胃、通經活絡。	腹痛、泄瀉、痢疾、乳癰、小腿抽筋、腳踝腫痛及下肢痿痺、疼痛、無力等。	點、按、揉。
	丰隆	位於小腿前外側，外踝尖上8寸，條口外，距脛骨前緣2橫指。	健脾化痰、和胃降逆。	痰多咳嗽等痰飲病症、癲狂、頭痛、眩暈、嘔吐、便祕、水腫、下肢痿痺或疼痛等。	點、按、揉。
	解溪	在足背與小腿交界的橫紋中央凹陷處，於拇長伸肌腱與趾長伸肌腱間。	舒筋活絡、清胃化痰、分流胃經經水。	頭痛、眩暈、癲狂、腹脹、便祕、踝關節疼痛、下肢痿痺及下肢麻木、疼痛、無力等。現多用於神經性頭痛、消化不良、胃炎、腸炎、癲癇、顏面神經麻痺等。	按、揉、點、掐。

（續表）

所屬經絡	穴位	定位	功能	主治	按摩方法
足陽明胃經（續）	沖陽	在足背最高處，於拇長伸肌腱和趾長伸肌腱之間，足背動脈搏動處。	和胃化痰、通絡寧神。	顏面神經麻痺、面腫、癲狂、癲癇、眩暈；胃痙攣、胃炎；風濕性關節炎及足痿無力、足扭傷；牙痛。	按、揉、點、掐。
	陷谷	在足背，當第2、3蹠骨結合部前方凹陷處。	清熱解表、和胃行水。	面目浮腫、水腫、腸鳴、腹痛、足背腫痛等。	按、揉、點、掐。
	內庭	在足背，於第2、3蹠骨結合部前方的凹陷處。	清胃瀉火、理氣止痛。	現代常用於治療急慢性胃炎、急慢性腸炎、齒齦炎、扁桃腺炎、蹠趾關節痛等。	按、揉。
	厲兌	在足第2趾末節外側，距趾甲角0.1寸。	清熱和胃、甦厥醒神、溝通胃經體表與體內經脈。	口腔潰瘍、熱病、癲癇、癲狂，及鼻衄、齒痛、咽喉腫痛、腹脹、腹痛、腹瀉、失眠熱病、神經衰弱等症。	捻、按、揉。
足少陽膽經	陽陵泉	位於小腿外側，腓骨小頭前下方的凹陷處。	疏肝利膽、強筋健骨、健胃和中。	半身不遂、腰痛、膝蓋疼痛、下肢疼痛或麻木、腳麻痺、脇肋痛、口苦、胃潰瘍、嘔吐、黃疸、消化不良、小兒驚風、破傷風、抽筋、坐骨神經痛、膽囊炎、高血壓、遺尿等。	按、揉。
	陽交	在小腿外側，於外踝尖上7寸，腓骨後緣。	疏肝理氣、安神定志、理氣降濁。	胸脇脹滿或疼痛、面腫、癲狂、膝股痛、下肢痿痺等。	點、按、揉。
	外丘	在小腿外側，於外踝尖上7寸，腓骨前緣，平陽交。	疏肝理氣、通絡安神。	頸項強痛、胸脇痛、瘋犬咬傷致傷毒不出、下肢痿痺、癲狂，小兒龜胸等。	點、按、揉。
	光明	位於小腿外側，外踝尖上5寸，腓骨前緣。	疏肝明目、活絡消腫、聯絡肝膽氣血。	眼疾、目痛、夜盲、乳房脹痛、膝關節疼痛、下肢痿軟無力、頰腫。	點、按、揉。

（續表）

所屬經絡	穴位	定位	功能	主治	按摩方法
足少陽膽經（續）	陽輔	在小腿外側，於外踝尖上4寸，腓骨前緣稍前方。	清熱散風、疏通經絡。	瘧疾、半身不遂、偏頭痛、目外眥痛、缺盆中痛、瘰癧，以及胸、脇、下肢外側痛。	點、按、揉。
	懸鐘	在小腿外側，於外踝尖上3寸，腓骨前緣。	平肝熄風、疏肝益腎。	半身不遂、頸項強痛、腰膝腿痛、下肢痿痹、胸腹脹滿、脇肋疼痛、腳氣、腋下腫、癡呆、腦中風。	點、按、揉。
	丘墟	在外踝的前下方，於趾長伸肌腱的外側凹陷處。	健脾利濕、瀉熱退黃、舒筋活絡。	頸項痛、腋下腫、胸脇痛、下肢痿痹、外踝腫痛、痢疾、疝氣、目赤腫痛、目生翳膜、腦中風偏癱等。	先將肌肉放鬆，一邊緩緩吐氣一邊強壓6秒，如此重複10次。
	足臨泣	在足背外側，於足4趾本節的後方，小趾伸肌腱的外側凹陷處。	疏肝熄風，化痰消腫。	頭痛、目外眥痛、目眩、乳癰、瘰癧、脇肋痛、瘧疾、腦中風偏癱、痹痛不仁、足跗腫痛、腰痛、肌肉痙攣、膽囊炎、神經官能症等。	按、揉。
	地五會	在足背外側，於足4趾本節的後方，第4、5趾骨間，小趾伸肌腱的內側緣。	疏肝消腫、通經活絡、收降水液。	頭痛、目赤腫痛、耳鳴、耳聾、胸滿、脇痛、腋腫、乳癰、足跗腫、頭昏目眩、腰痛、肌肉痙攣等。	按、揉。
	俠溪	在足背外側，於第4、5趾間，趾蹼緣後方赤白肉際處。	平肝熄風、消腫止痛。	頭痛、眩暈、驚悸、耳鳴、耳聾、目外眥痛、頰腫、胸脇痛、下肢疼痛、膝股痛、足跗腫痛、瘧疾。	按、揉。
	足竅陰	在第4趾末節外側，距趾甲角0.1寸。	疏肝解鬱、通經活絡、溝通內外經脈氣血。	偏頭痛、目眩、目赤腫痛、咽喉腫痛、耳聾、耳鳴、喉痹、胸脇痛、足跗腫痛、失眠多夢、熱病等。	捻、按、揉。

（續表）

所屬經絡	穴位	定位	功能	主治	按摩方法
足太陽膀胱經	合陽	位於小腿後，於委中與承山的連線上，委中下2寸。	舒筋通絡、強健腰膝、祛風除濕、散熱降濁。	泌尿、生殖系統疾病：功能性子宮出血、月經不調、子宮內膜炎、睪丸炎、前列腺炎、疝氣等。其他疾病：腦血管疾病後遺症、腸出血、腰脊強痛、下肢痠痛、麻木、僵直、腰痛、腓腸肌痙攣等。	拿、按、揉。
	承筋	位於小腿後，於委中與承山的連線上，腓腸肌肌腹中央，委中下5寸。	疏筋活絡、通腸提肛、強健腰膝、清瀉腸熱、強筋健骨、通暢氣血。	運動系統疾病：急性腰扭傷、小腿麻木、抽筋、腓腸肌痙攣或麻痺等；消化系統疾病：脫肛、痔瘡、便祕等。	拿、按、揉。
	承山	在小腿後正中，委中與崑崙之間，當伸直小腿或足跟上提時，腓腸肌肌腹下出現尖角凹陷處。	理氣止痛、舒筋活絡、理腸療痔。	運動系統疾病：腰肌勞損、肩周炎、腿痛轉筋、腓腸肌痙攣、下肢癱瘓等。消化系統疾病：痔瘡、便祕、脫肛等。神經系統疾病：坐骨神經痛、小兒驚風等。	點、按、揉。
	飛揚	位於小腿外踝後，崑崙穴直上7寸，承山外下方1寸處。	散風解表、疏經活絡、清熱安神、利濕。	頭痛、目眩、衄血、腿軟無力、腰背疼痛、風濕性關節炎、痔瘡、癲癇等。	點、按、揉。
	跗陽	位於小腿外踝後，崑崙穴直上3寸。	舒筋活絡、退熱散風、清利頭目。	運動系統疾病：急性腰扭傷、下肢癱瘓、腰骶疼痛、腓腸肌痙攣、外踝腫痛等。神經系統疾病：顏面神經麻痺、三叉神經痛、頭痛、頭重等。	點、按、揉。

（續表）

所屬經絡	穴位	定位	功能	主治	按摩方法
足太陽膀胱經（續）	崑崙	足部外踝後方，於外踝尖與跟鍵之間的凹陷處。	安神清熱、舒筋活絡、清利頭目。	神經系統疾病：坐骨神經痛、神經性頭痛、眩暈、項強。 運動系統疾病：急性腰痛、下肢癱瘓、膝關節炎、踝關節扭傷、膝關節周圍軟組織疾病等。 其他疾病：甲狀腺腫大、腳氣、鼻出血、胎盤滯留、痔瘡、小兒驚風、難產等。	撥、按、揉。
	僕參	在足跟骨外側，外踝後下方，崑崙直下赤白肉際處。	疏經活絡、舒筋健骨。	運動系統疾病：足跟痛、膝關節炎、下肢癱瘓。 其他疾病：尿道炎、癲癇、鼻衄等。	撥、按、揉。
	申脈	足外側，於外踝直下方凹陷處。	疏經活絡、寧心安神、利腰膝。	神經系統疾病：頭痛、項強、內耳性眩暈、失眠、癲癇、癲狂、精神分裂症、腦血管疾病後遺症。 運動系統疾病：腰肌勞損、下肢癱瘓、關節炎、踝關節扭傷。 其他疾病：眼瞼下垂、失眠等。	撥、按、揉。
	金門	足外側，於外踝前緣直下，骰骨下緣處。	疏經活絡、寧神熄風、安神開竅。	神經系統疾病：癲癇、小兒驚風、頭痛等。 其他疾病：膝關節炎、踝扭傷、足底痛、疝氣等。	點、按、揉。
	京骨	本穴在足外側部，於第5蹠骨粗隆下方，赤白肉際處。	疏經活絡、散風清熱、寧神清腦、清熱止痙、明目舒筋、生發氣血。	神經系統疾病：腦膜炎、腦溢血、癲癇、小兒驚風。 其他疾病：心肌炎、佝僂病、瘧疾、頭痛、項強、腰腿痛、目翳等。	點、按、揉。

（續表）

所屬經絡	穴位	定位	功能	主治	按摩方法
足太陽膀胱經（續）	束骨	在足外側，第5蹠趾關節後方，赤白肉際處。	疏經活絡、散風清熱、清利頭目。	神經系統疾病：神經性頭痛、頭暈、項強、癲癇、精神病。 其他疾病：耳聾、眼結膜炎、淚管狹小、高血壓、腓腸肌痙攣、疔瘡、肛門手術後疼痛。	點、按、揉。
	足通谷	在足外側，第5蹠趾關節前方，赤白肉際處。	疏經活絡，散風清熱，清熱安神，清頭明目。	神經系統疾病：頭痛、目眩、精神病、癲癇、項強。 其他疾病：頸椎病、哮喘、慢性胃炎、功能性子宮出血。	按、揉足。
	至陰	在足小趾末節外側，距趾甲角0.1寸。	疏風清熱、矯正胎位、正胎催產、理氣活血、清頭明目。	婦產科系統疾病：胎位不正、難產、胎盤滯留。 神經系統疾病：腦溢血、神經性頭痛。 泌尿、生殖系統疾病：尿瀦留、遺精。 其他疾病：眼結膜充血、角膜白斑、鼻衄等。	捻、按、揉。
足太陰脾經	隱白	在足大趾末節內側，距趾甲角0.1寸。	調經統血、健脾回陽。	泌尿、生殖系統疾病：功能性子宮出血、子宮痙攣等。 消化系統疾病：消化道出血、腹膜炎、急性胃腸炎等。 其他疾病：牙齦出血、鼻衄等。	捻、按、揉。
	大都	足內側緣，於足大趾本節（第1蹠趾關節）前下方，赤白肉際凹陷處。	瀉熱止痛、健脾和中。	消化系統疾病：胃炎、胃痙攣、腹脹、腹痛、急慢性腸炎。 其他疾病：腦血管疾病後遺症、小兒抽搐、足趾痛。	捻、按、揉。
	太白	在足內側緣，於足大趾本節（第1蹠趾關節）後下方，赤白肉際凹陷處。	健脾和胃、清熱化濕。	消化系統疾病：胃痙攣、胃炎、消化不良、腹脹、便祕、痔瘡等。 運動系統疾病：腰痛、下肢麻痺或疼痛。 其他疾病：痔漏、肢節重痛等。	按、揉。

（續表）

所屬經絡	穴位	定位	功能	主治	按摩方法
足太陰脾經（續）	公孫	在足內側緣，第1蹠骨基底前下方。	強脾健胃、調理沖任。	消化系統疾病：胃痙攣、急慢性胃腸炎、胃潰瘍、消化不良、痢疾、肝炎、腹水、胃癌、腸痙攣等。 泌尿、生殖系統疾病：子宮內膜炎、月經不調等。 其他疾病：心肌炎、胸膜炎、癲癇、足跟痛等。	按、揉。
	商丘	在足內踝前下方凹陷中，舟骨結節與內踝尖連線的中點處。	健脾化濕、通調腸胃。	消化系統疾病：胃炎、腸炎、消化不良、便祕、痔瘡、黃疸等。 運動系統疾病：腓腸肌痙攣、踝關節及周圍軟組織疾患等： 其他疾病：小兒驚厥、百日咳、水腫等。	撥、按、揉。
	三陰交	小腿內側，於足內踝尖上3寸，脛骨內側緣後方。	健脾胃、益肝腎、調經帶。	消化系統疾病：急慢性腸炎、細菌性痢疾、肝脾腫大、腹水、肝炎、膽囊炎等。 泌尿、生殖系統疾病：腎炎、尿道感染、尿瀦留、尿失禁、乳糜尿、月經失調、功能性子宮出血、痛經、帶下等。	撥、按、揉。
	漏谷	在小腿內側，內踝尖與陰陵泉的連線上，距內踝尖6寸，脛骨內側緣後方。	健脾和胃、利尿除濕。	消化系統疾病：急慢性腸胃炎、腸鳴音亢進、消化不良等。 運動系統疾病：肩胛部疼痛、下肢麻痺等。 其他疾病：尿道感染、精神病等。	搓、按、揉。
	地機	在小腿內側，內踝尖與陰陵泉的連線上。	健脾滲濕、調經止帶。	泌尿、生殖系統疾病：腰痛、遺精、精液缺乏、月經不調、痛經、功能性子宮出血、陰道炎等。 其他疾病：胃痙攣、乳腺炎、下肢痿痺等。	撥、按、揉。

（續表）

所屬經絡	穴位	定位	功能	主治	按摩方法
足太陰脾經（續）	陰陵泉	在小腿內側，於脛骨內側足髁後下方凹陷處。	清利溫熱、健脾理氣、益腎調經、通經活絡。	泌尿、生殖系統疾病：遺尿、尿瀦留、尿失禁、尿道感染、小便不利、腎炎、陰道炎、月經不調等。 消化系統疾病：腹膜炎、消化不良、腹水、腸炎、痢疾等。	捻、按、揉
足厥陰肝經	大敦	在足大趾末節外側，距趾甲角0.1寸。	回陽救逆、調經通淋。	泌尿、生殖系統疾病：疝氣、少腹痛、睪丸炎、陰莖痛、功能性子宮出血、月經不調、子宮脫垂等。 神經系統疾病：腦溢血後遺症、癲癇、嗜睡等。 消化系統疾病：胃脘痛、便祕等。 心血管疾病：心絞痛、冠心病等。	捻、按、揉。
	行間	在足背部，第1、2趾間，趾蹼緣後方赤白肉際處。	清肝瀉熱、涼血安神、熄風活絡。	泌尿、生殖系統疾病：睪丸炎、陰莖痛、疝氣、痛經、遺尿、淋疾等。 消化系統疾病：消化不良、便祕，胃脘脹痛等。 呼吸系統疾病：咳嗽、齒痛喉痺等。	按、揉。
	太沖	在足背側，第1蹠骨間隙後方凹陷處。	平肝瀉熱、疏肝養血、清利下焦。	泌尿、生殖系統疾病：月經不調、功能性子宮出血、子宮收縮不全、遺尿、癃閉、淋病、陰縮等。 消化系統疾病：腹痛、腹脹、咳逆、大便困難或溏瀉等。 其他疾病：目赤腫痛、咽痛喉痺等。	按、揉。

（續表）

所屬經絡	穴位	定位	功能	主治	按摩方法
足厥陰肝經（續）	中封	在足背部，足內踝前，商丘與解溪的連線之間，脛骨前肌腱的內側凹陷處。	清瀉肝膽、通利下焦、舒筋通絡。	泌尿、生殖系統疾病：遺精、尿閉、陰莖痛、尿道感染、疝氣、腹痛等。消化系統疾病：腹部膨脹、納差、肝炎、黃疸等。其他疾病：腰足冷痛、踝關節扭傷等。	撥、按、揉。
	蠡溝	在小腿內側，足內踝尖上5寸，脛骨內側面中央。	舒肝理氣、調經止帶。	泌尿、生殖系統疾病：性功能亢進、月經不調、子宮內膜炎、功能性子宮出血、尿閉、疝氣等。其他疾病：梅核氣、精神疾病、脊髓炎、心跳過速、腰背部及膝關節急慢性損傷等。	按、揉。
	中都	在小腿內側，內踝尖上7寸，於脛內側面的後1/3交點處。	舒肝理氣、調經止血。	泌尿、生殖系統疾病：崩漏、疝氣、產後惡露不盡、骨盆腔炎、陰暴痛等。消化系統疾病：腹脹、腹痛、痢疾、腸炎等。其他疾病：急性肝炎、膝關節炎、下肢麻痺疼痛、足軟無力、咽喉炎等。	按、揉。
	膝關	在小腿內側，脛骨內側髁的後下方，陰陵泉後1寸，腓腸肌內側頭的上方。	散風祛濕、疏通關節。	痛風、髕骨軟化症、髕上滑囊炎、風濕及類風濕性關節炎、腳氣、咽喉痛等。	點、撥、按、揉。
	曲泉	在膝內側，屈膝，膝關節內側面橫紋內側端，股骨內側髁的後緣，半腱肌、半膜肌止端的前緣凹陷處。	清利濕熱、通調下焦。	泌尿、生殖系統疾病：子宮脫垂、陰道炎、前列腺炎、遺精、陽痿、子宮收縮不全、月經不調、痛經、癃閉、尿瀦留、腎炎等。神經系統疾病：精神疾病、目眩、目痛等。消化系統疾病：泄瀉、痢疾、腹脹、納差等。其他疾病：膝關節及周圍軟組織疾病、鼻衄等。	點、撥、按、揉。

（續表）

所屬經絡	穴位	定位	功能	主治	按摩方法
足少陰腎經	湧泉	在足底部，卷足時於足前部凹陷處，約在足底第2、3趾趾縫紋頭端與足跟連線的前1/3與後2/3交點上。	甦厥開竅、滋陰益腎、平肝熄風。	神經系統疾病：休克、暈厥、腦出血、失眠、癔病、癲癇、精神病、小兒驚風、神經性頭痛、舌骨肌麻痺等。 消化系統疾病：胃痙攣、黃疸等；運動系統疾病：足底痛、下肢肌肉痙攣等。 其他疾病：咽喉炎、急性扁桃腺炎、子宮下垂、支氣管炎、心肌炎、風疹等。	點、按、揉。
	然谷	在足內側緣，足舟骨粗隆下方，赤白肉際處。	益氣固腎、清熱利濕。	泌尿、生殖系統疾病：月經不調、陰挺、陰癢、白濁、陽痿、遺精、小便不利、黃疸、腎炎等。 消化系統疾病：泄瀉、腹痛、腹脹、腸鳴等。 運動系統疾病：下肢痿痺、足跟痛、四肢屈伸不利等。	撥、按、揉。
	太溪	在足內側，內踝後方，於內踝尖與跟腱之間的凹陷處。	滋陰益腎、壯陽強腰。	頭痛目眩、咽喉腫痛、齒痛、耳聾、耳鳴、咳嗽、氣短、胸痛咳血、消渴、月經不調、失眠、健忘、遺精、陽痿、小便頻數、腰脊痛、下肢厥冷、內踝腫痛等。	撥、按、揉。
	大鐘	在足內側，內踝下方，跟腱附著部的內側前方凹陷處。	益腎調經、調理二便。	咳血、腰脊強痛、癡呆、嗜臥、足跟痛、二便不利、月經不調等。	撥、按、揉。
	水泉	在足內側，內踝後下方，太溪直下1寸，跟骨結節內側的凹陷處。	清熱益腎、通經活絡。	月經不調、痛經、陰挺、小便不利、兩目昏花、腹痛等。	點、按、揉。
	照海	在足內側，內踝尖下方凹陷處。	滋陰清熱、調經止痛。	咽喉乾燥、癲癇、失眠、嗜臥、目赤腫痛、月經不調、痛經、赤白帶下等。	點、按、揉。

（續表）

所屬經絡	穴位	定位	功能	主治	按摩方法
足少陰腎經（續）	復溜	在小腿內側，太溪直上2寸，跟腱的前方。	補腎益陰、溫陽利水。	泄瀉、腸鳴、水腫、腹脹、腿腫、足痿無力、盜汗、脈微細、腰脊強痛等。	點、按、揉。
	交信	在小腿內側，太溪直上2寸，復溜前0.5寸，脛骨內側緣的後方。	益腎調經、調理二便。	月經不調、崩漏、陰挺、泄瀉、大便困難、睪丸腫痛、五淋、疝氣、陰癢、痢疾。	拿、按、揉。
	築賓	在小腿內側交信與陰谷的連線上，交信上3寸，腓腸肌肌腹的內下方。	調理下焦、寧心安神。	癲狂、癲癇、疝氣、小兒臍風、小腿內側痛。	拿、按、揉。
	陰谷	在膕窩內側，屈膝時，於半腱肌肌腱與半膜肌肌腱之間。	益腎調經、理氣止痛。	陽痿、疝氣、月經不調、崩漏、小便難下、陰莖痛、癲狂、膝股內側痛等。	撥、按、揉。

頭部經穴示意圖及詳解

頭部經絡圖

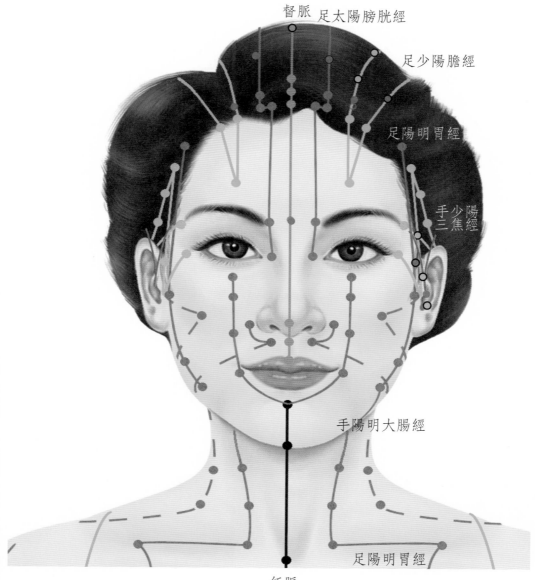

督脈　足太陽膀胱經

足少陽膽經

足陽明胃經

手少陽三焦經

手陽明大腸經

足陽明胃經

任脈

頭部正面穴位圖

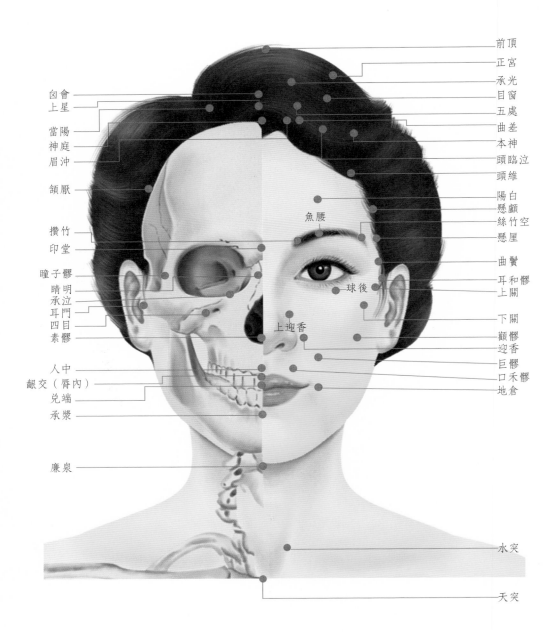

前頂
正宮
承光
目窗
五處
曲差
本神
頭臨泣
頭維
陽白
懸顱
絲竹空
懸厘
曲鬢
耳和髎
上關
下關
顴髎
迎香
巨髎
口禾髎
地倉

囟會
上星
當陽
神庭
眉沖
頷厭
攢竹
印堂
瞳子髎
睛明
承泣
耳門
四目
素髎
人中
齦交（脣內）
兌端
承漿
廉泉

魚腰
球後
上迎香

水突
天突

頭部背面穴位圖

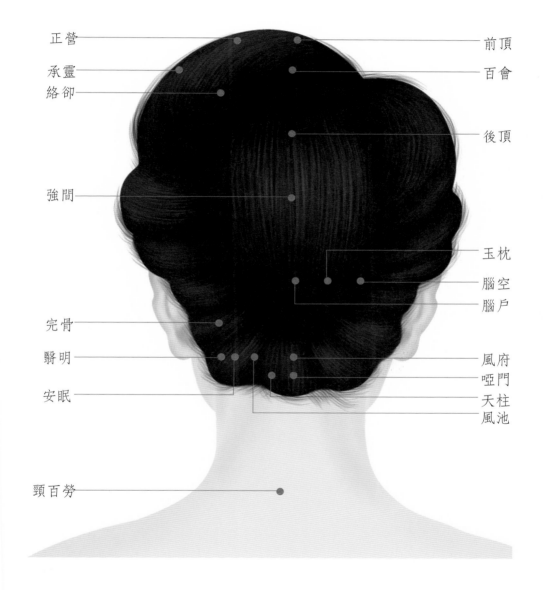

正營　前頂
承靈　百會
絡卻
後頂
強間
玉枕
腦空
腦戶
完骨　風府
翳明　啞門
安眠　天柱
風池
頸百勞

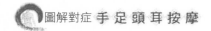

頭部側面穴位圖

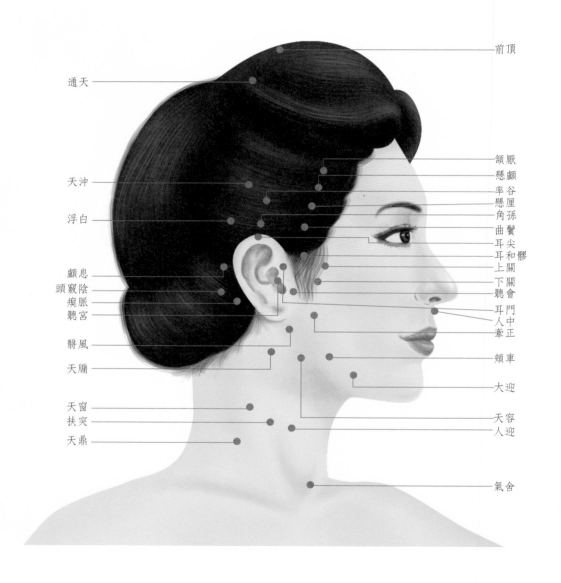

通天

天沖

浮白

顱息
頭竅陰
瘈脈
聽宮

翳風

天牖

天窗
扶突
天鼎

前頂

頷厭
懸顱
率谷
懸厘
角孫
曲鬢
耳尖
耳和髎
上關
下關
聽會
耳門
人中
牽正

頰車

大迎

天容
人迎

氣舍

頭部的90個穴位

穴位	體表定位	功能作用	適應症	按摩手法
扶突	在喉結旁3寸，胸鎖乳突肌的胸骨頭與鎖骨頭之間。	散腫消結、通經止痛。	咽喉腫痛、癭氣、瘰癧、咳嗽、氣喘；可緩解甲狀腺腫大，頸部疼痛等疾患。	可選用旋揉、按、壓、擦等操作方法。
天鼎	在胸鎖乳突肌後緣，扶突穴直下1寸。	散腫消結，可用於調整血液循環，使血液通暢，還有美化肌膚的功效。	暴喑氣哽、咽喉腫痛、瘰癧、癭氣等。	可選用旋揉、按、壓等操作方法，力道要輕重適宜，不可用力過重、過猛。
口禾髎	在上唇部，水溝穴旁0.5寸，鼻孔後緣直下。	疏風清熱、通利鼻竅。	鼻塞不通、鼻流清涕、鼻炎、口歪、口噤不開、嗅覺減退、顏面神經麻痺。	可選用按、壓、旋揉等操作手法。
迎香	在鼻翼外緣中點旁開約0.5寸，在鼻唇溝中。	發散風邪、通利鼻竅。	鼻塞流涕、鼻息肉、感冒、急慢性鼻炎、口歪、口噤、面腫、顏面神經痙攣等，是治療鼻疾的首選穴位。	可用食指尖進行點、按、旋揉等操作手法。
承泣	目正視，瞳孔直下，在眼球與眶下緣之間。	疏風清熱、開竅明目。	眼瞼跳動、迎風流淚、夜盲、結膜炎、視神經炎、視神經萎縮、面癱等。	可用拇指指尖點、按、壓、旋揉等操作手法。操作時要避免傷及眼部，同時可以令患者閉目。
四白	目正視，瞳孔直下，在眼眶下孔的凹陷處。	明目、祛風。	目赤腫痛、眼瞼跳動、目翳、迎風流淚、近視、青光眼、鼻炎、口眼歪斜、頭痛、眩暈、三叉神經痛等。	本穴可選按、壓、點、揉等操作手法。
巨髎	目正視，瞳孔直下，平鼻翼下緣處，在鼻唇溝外側。	疏經活絡、消腫止痛、改善皮膚鬆弛。	口眼歪斜、眼瞼跳動、齒痛、鼻炎、視力減退、三叉神經痛、顏面神經麻痺、唇頰腫等。	可選用旋揉、點、按、壓等操作手法。
地倉	在口角旁約0.4寸，直上對瞳孔。	祛風、通絡、止痙。	口眼歪斜、口角流涎、齒痛頰腫、牙痛、濕疹、顏面神經痙攣、三叉神經痛等。	可用指端進行點、按、壓、旋揉、捻、捏、掐等操作手法。

（續表）

穴位	體表定位	功能作用	適應症	按摩手法
大迎	在下頜角前下方約1.3寸，咬肌附著處前緣。	消炎止痛。有助於面部血液循環與肌膚緊縮，除去脂肪，消除雙下巴。	口角歪斜、口噤不開、面頰腫、面癱、齒齦腫痛、下頜脫臼等。	本穴可選用旋揉、捏、點、按等操作手法。
頰車	在下頜角前上方約1寸，按之凹陷處。	疏風、通絡、鎮痛。	下齒痛、牙關不利、頰腫、口角歪斜、三叉神經痛、腮腺炎、頸項強直、面肌痙攣、面腫、失音不語、扁桃腺炎、顳頜關節炎、咬肌痙攣、顏面神經麻痺等。	本穴可選用旋揉、按、壓、點等操作方法。
下關	在顴弓下緣中央與下頜切跡之間的凹陷中。	疏風清熱、通利牙關。	牙關不利、齒痛、口眼歪斜、耳鳴、耳聾、咬肌痙攣、中耳炎、顏面神經麻痺等面口病症。	本穴可選用按、壓、旋揉、點等操作手法。
頭維	在額角髮際上0.5寸，頭正中線旁4.5寸。	瀉泄風火、清利頭目。	頭痛、目眩、目痛、視物不清、迎風流淚、眼瞼跳動、視物不明、顏面神經麻痺、眼輪匝肌痙攣、精神分裂症、三叉神經痛等。	本穴可用兩手拇指或掌心點、按、壓、旋揉、捻、捏、彈等手法。
人迎	喉結旁1.5寸，在胸鎖乳突肌的前緣，頸總動脈搏動上。	通經活絡，促進血液循環。	瘰氣、瘰癧、咽喉腫痛、聲音沙啞、高血壓、氣喘、無脈症、低血壓、飲食難下等。	本穴常用指尖或指腹進行旋揉、按、壓等操作方法。
水突	在頸部，在人迎穴與氣舍穴連線的中點，胸鎖乳突肌的前緣。	疏風清熱、消炎止痛。	咽喉腫痛、聲音沙啞、咳嗽、喘息、支氣管炎、甲狀腺腫大等症。	本穴可選用旋揉、按、壓、擦等操作方法，要輕重適宜，不可用力過重過猛。
氣舍	人迎穴直下，在鎖骨內側端的上緣，胸鎖乳突肌的胸骨頭與鎖骨頭之間。	軟堅散結、活血祛瘀。	咽喉腫痛、瘰瘤、瘰癧、氣喘、呃逆、頸項強痛、消化不良、惡心、嘔吐、打嗝等。	本穴可選用揉、按、點等操作手法。
缺盆	在鎖骨上窩中央，前正中線旁開4寸。	活血祛瘀、通絡止痛。	咳嗽、氣喘、咽喉腫痛、胸中熱、瘰癧、肩痛引項、上肢麻痺或痙攣等。	可選用點、按、揉等操作手法，手法操作時要輕重適宜，不可用力過重、過猛。

（續表）

穴位	體表定位	功能作用	適應症	按摩手法
完骨	在耳後乳突後下方凹陷處。	疏風清熱、通筋活絡。	癲癇、頭痛、頸項強痛、喉痹、頰腫、齒痛、口歪、瘧疾、扁桃腺炎等。	本穴可選用點、按、壓、彈、旋揉、推摩、掃散等操作手法。
本神	入前髮際0.5寸，督脈（神庭穴）旁開3寸。	疏風清熱、熄風止痙、清神鎮驚。	癲癇、小兒驚風、腦中風、頭痛、目眩、目痛、視物模糊、眼瞼跳動、半身不遂、顏面神經麻痺、胸膜炎等。	本穴可選用點、按、壓、彈、旋揉、推摩、掃散等操作手法。
陽白	目正視，瞳孔直上，眉上1寸。	祛風瀉火、利膽明目。	前頭痛、目痛、視物模糊、眼瞼跳動、三叉神經痛、結膜炎等。	本穴可選用點、按、壓、彈、旋揉、推摩、掃散等操作手法。
頭臨泣	目正視，瞳孔直上入前髮際0.5寸，在神庭穴與頭維穴連線的中點。	清利頭目、安定神志、宣通鼻竅。	目眩、迎風流淚、小兒驚癇、結膜炎等。	本穴可選用點、按、壓、彈、旋揉、掃散等操作手法。
目窗	在頭部，前髮際上1.5寸，頭正中線旁開2.25寸。	清頭明目、熄風通絡。	頭痛、目赤腫痛、目眩、遠視、近視、青光眼、鼻塞、癲癇、面部浮腫、上齒齲腫、小兒驚癇等。	本穴可選用點、按、壓、彈、旋揉、推摩等操作手法。
正營	頭正中線旁開2.25寸，目窗穴後1寸。	疏風清熱。	頭痛、頭暈、目眩、齒痛、牙關不利、三叉神經痛等。	本穴可選用點、按、壓、彈、旋揉、推摩等操作手法。
承靈	頭正中線旁開2.25寸，正營穴後1寸。	疏風清熱、宣通鼻竅。	頭痛、眩暈、目痛、鼻淵、鼻衄、鼻室、氣管炎等。	本穴可選用點、按、壓、彈、推摩、掃散等操作手法。
腦空	頭正中線旁開2.25寸，在枕外隆凸上緣外側，與督脈腦戶穴相平處。	疏風清熱、清腦開竅。	熱病、頭痛、頸項強痛、目眩、目赤腫痛、青光眼、鼻痛、耳聾、驚悸、癲病等。	本穴可選用點、按、壓、彈、旋揉、掃散等操作手法。
風池	在胸鎖乳突肌上端與斜方肌上端之間的凹陷中。	祛風解表、清利頭目。	頸項強痛、肩背痛、神經衰弱等。	本穴可選用點、按、壓、揪、拿、捻、掐、捏等操作手法。

（續表）

穴位	體表定位	功能作用	適應症	按摩手法
啞門	在頸後區，後髮際正中直上0.5寸。	疏風通絡、清神開竅。	暴瘖、舌強不語、癲狂癇、頭痛、咽喉腫痛、頸項強痛、腦中風、脊強反折、半身不遂、腦性癱瘓。	本穴可選用掐、點、按、壓、揪、拿、揉、捏、滾等操作手法。
風府	在頸後區，後髮際正中直上1寸，枕外隆凸直下，兩側斜方肌之間凹陷中。	清熱散風、通關開竅。	腦中風、癲狂癇、癔病、感冒、頭痛、眩暈、頸項強痛、咽喉腫痛、失音、目痛、鼻衄、神經性頭痛、腦萎縮等。	本穴可選用點、按、壓、揪等操作手法。
腦戶	在頭部，後正中線直上2.5寸，風府穴直上1.5寸，枕骨粗隆上緣凹陷處。	醒神開竅、平肝熄風。	頭痛、頭暈、項強、失音、癲癇、視神經炎、高血壓、功能性失語等。	本穴可選用旋揉、按、擦、彈擊等操作方法。
強間	腦戶穴直上1.5寸，在風府穴與百會穴連線的中點處。	醒神寧心、平肝熄風。	頭痛、目眩、頸項強痛、癲狂、嘔吐、神經性頭痛、血管性頭痛、腦膜炎、癔病等。	本穴可選用旋揉、按、壓、彈擊等操作方法。
後頂	強間穴直上1.5寸，百會穴後1.5寸，腦戶穴上3寸。	醒腦安神、熄風鎮痙。	頭痛、眩暈、項強、癲癇、心煩失眠、神經性頭痛、精神分裂症、癔病等。	本穴可選用旋揉、按、擦、彈擊等操作方法。
百會	前髮際直上5寸，在頭部正中線與兩耳間連線的交點處。	開竅醒腦，回陽固脫。	癡呆、腦中風、癔病、頭痛、眩暈、高血壓、脫肛、陰挺、胃下垂等內臟下垂、氣失固攝而致的下陷等。	可選用旋揉、推壓、按、點、敲擊等操作手法。
前頂	百會穴前1.5寸，在前髮際正中直上3.5寸處。	熄風醒腦、寧神鎮驚。	頭痛、眩暈、鼻淵、癲狂、目赤、小兒驚風、高血壓、鼻炎、腦中風偏癱等。	本穴可選用旋揉、按、擦、彈擊等操作方法。
囟會	前頂穴前1.5寸，或前髮際正中直上2寸處。	寧神醒腦、清熱消腫。	腦中風、癲狂癇、癔病等內風為患的神志病症、頭痛、眩暈、頸項強痛、咽喉腫痛、失音、神經性頭痛等。	本穴可選用點、按、壓、旋揉、捻、彈擊等操作手法，15歲以下兒童勿用。

（續表）

穴位	體表定位	功能作用	適應症	按摩手法
上星	囟會穴前1寸，或前髮際正中直上1寸處。	清頭散風、通竅明目。	眩暈、頭痛、目赤腫痛、面赤腫痛、迎風流淚、鼻淵、鼻衄、熱病汗不出、瘧疾、癲狂、額竇炎、鼻竇炎、鼻息肉、神經衰弱等。	本穴可選用旋揉、按、壓、推、彈擊等操作方法。
神庭	前髮際正中直上0.5寸。	熄風、清熱、寧神。	癲狂、失眠、驚悸、前頭痛、眩暈、目眩、目赤、目翳、鼻淵、鼻衄、神經官能症、記憶力減退、精神分裂症等。	本穴可選用點、按、壓、揉、推、彈擊、叩擊等操作手法。
素髎	鼻尖正中。	通利鼻竅，甦厥。	昏迷、驚厥、新生兒窒息、休克、呼吸衰竭、虛脫等急危重症；鼻塞、鼻淵、鼻衄、酒糟鼻、鼻息肉等。	本穴可用食指指腹點、按、擦等操作手法，操作時用力不可過重。
人中	位於人中溝的上1/3與中2/3交點處。	通陽開竅、疏利腰脊。	為急救要穴之一；癇病、精神分裂症、暈船、暈車、癲狂、急慢驚風、鼻塞、鼻衄、面腫、口眼歪斜、齒痛、牙關緊閉、面肌痙攣、閃搓腰痛等。	本穴可用拇指指尖點、按、壓、掐、捏等操作手法。操作時應避免牙齒刮傷唇內黏膜。
兌端	在上唇正中的尖端，黏膜與皮膚的交點處。	寧神醒腦、生津止渴。	昏迷、暈厥、癲狂、癇病、口歪、口噤、牙齦腫痛、口臭、口舌生瘡、鼻息肉、鼻衄、顏面神經麻痺、消渴等。	本穴可選用點、按、壓、掐、捏等操作手法。操作時應避免牙齒刮傷唇內黏膜。
齦交	在上唇系帶與上牙齦連接處。	通經活絡。	口歪、口噤、口臭、齒衄、齒痛、鼻衄、癲狂等。	可在鼻孔下方的體表對應處進行推、按、點、揉等操作手法。
大椎	在後正中線上，第7頸椎棘突下凹陷中。	疏風解表、宣肺平喘、熄風定驚、清熱止痛等。	瘧疾、惡寒發熱、咳嗽、氣喘等外感病症；骨蒸潮熱、癲狂、小兒驚風等神志病症。	本穴可用指腹旋揉、按、點、壓等操作方法。
天突	在胸骨上窩正中位置。	宣肺平喘、利咽止痛。	咳嗽、哮喘、胸痛、咽喉腫痛、暴喑等肺系病症；梅核氣、噎膈等氣機不暢病症。	本穴可用指腹旋揉、按、壓等操作方法。

（續表）

穴位	體表定位	功能作用	適應症	按摩手法
廉泉	微仰頭，在喉結上方，舌骨上緣的凹陷處。	祛風止涎、利咽清嗓。	腦中風失語、暴喑、吞嚥困難、舌緩流涎、舌下腫痛、口舌生瘡、舌肌萎縮、嚥食困難等咽喉口舌病症。	本穴可用指腹旋揉、按、壓等操作方法。
承漿	頦唇溝的正中凹陷處。	祛風解痙、消腫止痛。	口歪、齒齦腫痛、流涎等口部病症；暴喑、癲狂、顏面神經麻痺等。	本穴可選用點、按、壓、旋揉、掐等操作手法。
四神聰	在頭頂部，百會穴前後左右各1寸處，共4穴。	舒筋通絡、清神醒腦。	頭痛、眩暈、失眠、健忘、癲癇、腦癱等神志病症；腦積水、大腦發育不全、高血壓、神經衰弱、腦中風引起的偏癱、精神分裂症、神經性頭痛、小兒過動症等。	本穴位可選用推揉、點、按等操作手法。
魚腰	在額部，瞳孔直上，眉毛正中處。	清頭明目，促進眼部血液循環。	眉稜骨痛、眼瞼跳動、眼瞼下垂、目赤腫痛、目翳、口眼歪斜、急性結膜炎、眶上神經痛、視網膜出血、顏面神經麻痺、近視、白內障等。	本穴位可選用旋揉、點、按、推、抹等操作手法。操作時應保護眼球及周圍組織。
印堂	在面部，兩眉頭的中間。	清熱散風、清利頭目、鎮靜安神、醒腦止痛。	癡呆、失眠、健忘等神志病症及小兒驚風、產後血暈、子癇、瘧疾、顏面疔瘡、神經性頭痛、急性結膜炎、前額頭痛、眉稜骨疼痛、高血壓、神經衰弱等。	本穴可選用旋揉、按、抹、揪、推、彈擊等操作方法。
上明	在額部，眉弓中點，眶上緣下處。	明目，輔療常見目疾。	近視、眼瞼跳動、眼瞼下垂、目赤腫痛、目翳、急性結膜炎、視神經炎、視神經萎縮、視網膜色素變性、青光眼等病症。	本穴位可選用點、按、旋揉、掐等操作方法。操作時應注意保護眼球及周圍組織，避免傷及眼部。
太陽	在顳部，眉梢與目外眥之間，向後約1寸處的凹陷中。	疏風瀉熱、解痙止痛。	目赤腫痛、目眩、急性結膜炎、眼瞼炎、視神經萎縮、視網膜出血、麥粒腫、初期白內障等。	本穴位可選用推、旋揉、抵、按、壓等操作手法。
耳尖	在耳廓的上方，折耳向前時，耳廓上方的尖端處。	通利耳竅、清利頭目、消炎止痛。	耳聾、耳鳴、目疾、頭痛、咽喉腫痛、麥粒腫、目翳等。	本穴位可選用捏、揉、提揪等操作手法。

（續表）

穴位	體表定位	功能作用	適應症	按摩手法
球後	在面部，眶下緣外1/4與內3/4交點處。	明目，輔療目疾等症。	近視、遠視、玻璃體混濁、視神經萎縮、視神經炎、視網膜色素變性、青光眼、初期白內障等。	本穴可選用點、按、旋揉、掐等操作方法。操作時應注意保護眼球及周圍組織。
上迎香	在面部，當鼻翼軟骨與鼻甲的交界處，近鼻唇溝上端處。	宣通鼻竅、疏散風邪。	鼻炎、流涕、鼻塞不通、鼻淵、鼻部瘡癤、目赤腫痛等。	本穴可用點、按、壓、旋揉、抹等操作手法。
內迎香	在鼻孔內，鼻翼軟骨與鼻甲交界的黏膜上。	醒神開竅、清熱明目、宣通明目。	目赤腫痛、中暑、喉痺、眩暈、急驚風、頭痛等。	從鼻外與本穴對稱的部分進行捏、揉、點、按等操作手法。操作時注意力道要適中。
夾承漿	在面部，承漿穴旁開1寸處。	明目，輔療目疾等症。	牙齦腫痛、口眼歪斜、流涎、面肌痙攣、黃疸等。	可選用推揉、點、按、掐等操作手法。操作時應避免牙齒刮傷唇內黏膜。
金津、玉液	在口腔內，舌下系帶兩側靜脈上，左為金津，右為玉液。	生津止渴、消炎止痛。	重舌腫脹、難言、口舌生瘡、舌強、咽喉諸熱、嘔吐、口腔潰瘍等。	可用筷子以輕微力道點揉後將生成的津液嚥下。
牽正	在面頰部，耳垂前的0.5～1寸處。	祛風清熱、通經活絡。	口瘡、顏面神經麻痺、下牙痛、舌炎、口腔炎、腮腺炎等。	本穴可選用推揉、點、按、掐、抹等操作手法。
翳明	在頸部，翳風穴後1寸。	聰耳明目、寧心安神。	頭痛、眩暈、耳鳴、近視、遠視等。	本穴可選用推揉、點、按、抹等操作手法。
安眠	在頸部，翳風穴與風池穴連線的中點。	鎮靜安神。	頭痛、眩暈、失眠、心悸、癲狂、精神病、癔病、高血壓等。	本穴可選用推揉、點、按、抹等操作手法。

耳部穴位示意圖及詳解

國家標準耳廓分區圖

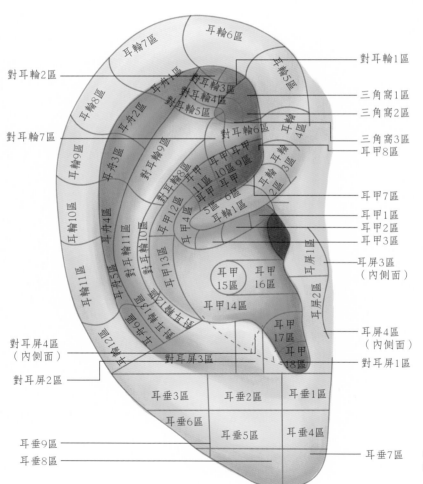

國家標準耳穴定點陣圖

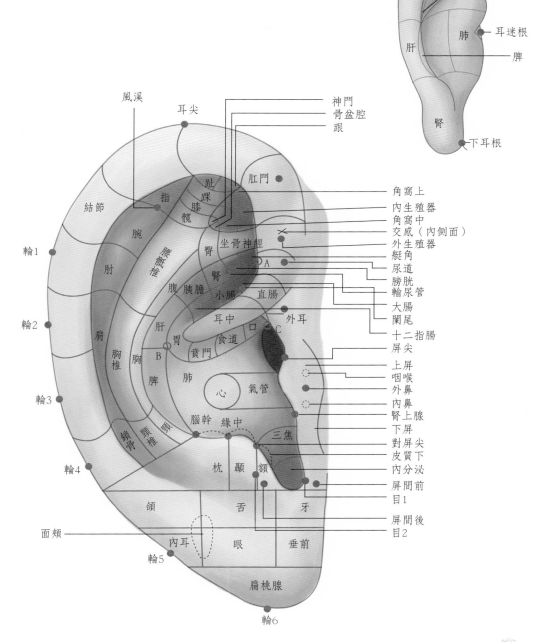

耳部的93個穴位

分區	穴位	定位	功效	主治
耳輪	耳中	在耳輪腳處，即耳輪1區。	解痙降逆、止呃止嘔、理血祛風。	呃逆、蕁麻疹、皮膚瘙癢症、小兒遺尿、咳血、出血性疾病等。
	直腸	在耳輪腳棘前上方的耳輪處，即耳輪2區。	輔療直腸疾患的要穴，對直腸功能有雙向調節作用，既可通便，又能止瀉。	便祕、腹瀉、痔瘡等。
	尿道	在直腸上方的耳輪處，即耳輪3區。	是診治泌尿系統疾病的主要穴位。	尿急、尿頻、尿潴留等。
	外生殖器	在對耳輪下腳前方耳輪處，即耳輪4區。	清肝膽濕熱、涼血、祛風、止癢。	睪丸炎、附睪炎、外陰瘙癢症等。
	肛門	在三角窩前方的耳輪處，即耳輪5區。	是診治肛門疾患的要穴，有清腸止血之功效。	痔瘡、肛裂等。
	耳尖	在耳廓向前對折的上部尖端處，即耳輪6區、7區交界處。	清熱解毒、平肝熄風、涼血止癢消腫止痛。	發熱、高血壓、急性結膜炎、牙痛、失眠等。
	結節	在耳輪結節處，即耳輪8區。	輔療肝陽上亢的要穴，有疏肝理氣、清肝解毒、瀉火潛陽的作用。	頭暈、頭痛、高血壓等。
	輪1	在耳輪結節下方的耳輪處，即耳輪9區。	清熱解毒、消炎退腫。	頭暈、頭痛、高血壓等。
	輪2	在耳輪結節下方的耳輪處，即耳輪10區。	清熱解毒、消炎退腫。	頭暈、頭痛、高血壓等。
	輪3	在耳輪結節下方的耳輪處，即耳輪11區。	清熱解毒、消炎退腫。	頭暈、頭痛、高血壓等。
	輪4	在耳輪結節下的耳輪處，即耳輪12區。	養陰清熱、扶正祛邪。	頭暈、頭痛、高血壓等。
	輪5	在耳輪結節下方的耳輪處，即耳垂6區外上緣處，自耳輪結節下緣至耳垂下緣中點劃為5等分，共6個點，由上而下依次數第5個點，即為輪5。	養陰清熱、扶正祛邪。	頭暈、頭痛、高血壓等。
	輪6	在耳垂下緣中點處。	養陰清熱、扶正祛邪。	頭暈、頭痛、高血壓等。

（續表）

分區	穴位	定位	功效	主治
耳舟	指	在耳舟上方處，即耳舟1區。	舒筋活絡，並且通利指關節。	手指外傷疼痛、化膿性指甲溝炎、手指麻木等。
	腕	在指區的下方，即耳舟2區。	活血祛風、通絡止痛、通利腕關節。	腕部疼痛等。
	風溪	在耳輪結節前方，指區與腕區之間，即耳舟1、2區交界處。	祛風止癢，有良好的抗過敏作用。	蕁麻疹、皮膚瘙癢症、過敏性鼻炎等。
	肘	在腕區的下方，即耳舟3區。	活血祛風、通絡止痛、通利肘關節。	肱骨外上髁炎、肘痛等。
	肩	在肘區的下方，即耳舟4、5區。	是診治肩關節炎及肩周炎的要穴，活血祛風、通絡止痛。	肩周炎、肩部疼痛等。
	鎖骨	在肩區的下方，即耳舟6區。	是診治肩關節及肩周炎的要穴，祛風。	肩周炎等。
對耳輪	跟	在對耳輪上腳前上部，即對耳輪1區。	是診治跟部疾患的要穴，有強筋壯骨、活血止痛的功效。	足跟痛等。
	趾	在耳尖下方的對耳輪上腳後上方，即對耳輪2區。	是診治趾疾患的要穴，活血祛風、消腫止痛。	甲溝炎、趾部疼痛等。
	踝	在趾、跟區下方處，即對耳輪3區。	舒筋活絡、活血祛風、強壯筋骨、消腫止痛。	踝關節扭傷等。
	膝	在對耳輪上腳的中1/3處，即對耳輪4區。	是診治膝關節疾患的要穴，祛風除濕、舒筋活血、通絡止痛。	膝關節疼痛、坐骨神經痛等。
	髖	在對耳輪上腳的下1/3處，即對耳輪5區。	是診治髖關節疾患的要穴，活血止痛、通利關節。	髖關節疼痛、坐骨神經痛、腰骶部痛等。
	坐骨神經	在對耳輪下腳的前2/3處，即對耳輪6區。	通筋活絡、強壯筋骨、鎮靜、消腫、止痛。	坐骨神經痛、下肢癱瘓等。
	交感	在對耳輪處下腳末端與耳輪內緣相交處，即對耳輪6區前端。	調節自主神經功能，對內臟平滑肌有鎮痛解痙作用，對血管舒縮功能有調節作用。	胃腸痙攣、心絞痛、膽絞痛、輸尿管結石、自主神經功能紊亂、多汗症、流涎、胃酸過多等。
	臀	在對耳輪上腳的後1/3處，即對耳輪7區。	是診斷輔療臀部肌肉疼痛的穴位，舒筋活絡、祛風止痛。	坐骨神經痛、臀筋膜炎等。

（續表）

分區	穴位	定位	功效	主治
對耳輪（續）	腹	在對耳輪體前部上2/5處，即對耳輪8區。	通筋活絡、柔肌解痙、消腫止痛。	腹痛、腹脹、腹瀉、急性腰扭傷、痛經、產後宮縮痛等。
	腰骶椎	在腹區後方，即對耳輪9區。	是輔療腰部及腰骶椎疾患的要穴、強腰健骨、通經止痛。	腰骶部疼痛等。
	胸	在對耳輪體前部的中2/5處，即對耳輪10區。	是診治胸痛、胸悶之要穴，祛瘀止痛。	胸肋疼痛、肋間神經痛、胸悶、乳腺炎等。
	胸椎	在胸區後方，即對耳輪11區。	舒筋活絡、消腫止痛、通利關節。	胸痛、經前乳房脹痛、乳腺炎、產後泌乳不足等。
	頸	在對耳輪體前部的下1/5處，即對耳輪12區。	通筋活絡、止痛。	落枕、頸部疼痛等。
	頸椎	在頸區後方，即對耳輪13區。	是診治頸椎病之要穴，活血祛風、強筋壯骨、通絡止痛。	落枕、頸椎綜合症等。
三角窩	角窩上	在三角窩前1/3的上部，即三角窩1區。	是診治高血壓的特定用穴。	高血壓等。
	內生殖器	在三角窩前1/3的下部，即三角窩2區。	是泌尿、生殖系統疾病診治要穴，補腎益精、調經止帶、活血化瘀、消炎止痛。	痛經、月經不調、白帶過多、功能性子宮出血、陽痿、遺精、早洩等。
	角窩中	在三角窩中1/3處，即三角窩3區。	具有抗過敏、止咳平喘的功效。	哮喘等。
	神門	在三角窩後1/3的上部，即三角窩4區。	鎮靜安神、解痙止痛、消炎止癢、抗過敏、降血壓。	失眠多夢、戒斷綜合症、高血壓、神經衰弱等。
	骨盆腔	在三角窩後1/3的下部，即三角窩5區。	是診治骨盆腔疾病的要穴，活血化瘀、調經止痛。	骨盆腔炎、下腹疼痛、痛經、閉經、前列腺炎等。
耳屏	上屏	在耳屏外側面上1/2處，即耳屏1區。	清熱解毒、消炎止痛。	咽炎、鼻炎等。
	下屏	在耳屏外側面下1/2處，即耳屏2區。	通鼻竅、清熱解毒、消炎止痛。	鼻炎、鼻塞等。
	外耳	在屏上切跡前方近耳輪部，即耳屏1區上緣處。	通利耳竅、消炎止痛。	外耳道炎、中耳炎等。

（續表）

分區	穴位	定位	功效	主治
耳屏（續）	屏尖	在耳屏游離緣上部尖端，即耳屏1區後緣處。	消炎止痛、退熱鎮靜。	發熱、牙痛、斜視等。
	外鼻	在耳屏外側面中部，即耳屏1、2區之間。	活血通絡、疏風開竅、消炎止痛。	鼻前庭炎、鼻炎等。
	腎上腺	在耳屏游離緣下部尖端，即耳屏2區的後緣處。	能消炎、抗過敏、抗風濕、抗休克、調節血管、興奮呼吸中樞。	低血壓、風濕性關節炎、腮腺炎、鏈黴素中毒、眩暈、哮喘、休克等。
	咽喉	在耳屏內側面上1/2處，即耳屏3區。	輔療喉部疾患之要穴，清熱解毒、消腫止痛、清音利咽。	聲音嘶啞、咽炎、扁桃腺炎、哮喘等。
	內鼻	在耳屏內側面下1/2處，即耳屏4區。	疏風解表、止血、通利鼻竅。	鼻炎、上頜竇炎、感冒、副鼻竇炎、鼻衄等。
	屏間前	在屏前切跡前方，耳屏最下部，即耳屏2區下緣處。	清熱解毒、消腫止痛。	咽炎、口腔炎等。
對耳屏	額	在對耳屏外側面的前部，即對耳屏1區。	清腦明目、鎮靜安神、活絡止痛。	偏頭痛、頭暈等。
	屏間後	在屏間切跡後方，對耳屏前下部，即對耳屏1區下緣處。	鎮靜止痛。	額竇炎等。
	顳	在對耳屏外側面的中部，即對耳屏2區。	疏肝瀉膽、助聽止鳴、活絡止痛。	偏頭痛、頭暈等。
	枕	在對耳屏外側面的後部，即對耳屏3區。	清熱熄風、鎮靜安神、養肝明目、鎮驚止暈。	頭暈、頭痛、癲癇、哮喘、神經衰弱等。
	皮質下	在對耳屏內側面，即對耳屏4區（內側面）。	調節大腦皮質功能的要穴。	痛症、間日瘧、神經衰弱、假性近視、失眠、憂鬱、心血管系統疾病等。
	對屏尖	在對耳屏游離緣的尖端，即對耳屏1、2、4區（內側面）。	止咳、預防和輔療腮腺炎的要穴。	哮喘、腮腺炎、睪丸炎、附睪炎、神經性皮炎等。
	緣中	在對耳屏游離緣上，對屏尖與輪屏切跡中點處。	具有鎮靜、益腦安神的作用。	遺尿、內耳性眩暈、尿崩症、功能性子宮出血等。
	腦幹	在輪屏切跡處，即對耳屏3、4區（內側面）之間。	鎮靜熄風、益腦安神、止咳退熱。	眩暈、後頭痛、假性近視、乾咳、氣管炎、支氣管炎、小兒高熱等。

（續表）

分區	穴位	定位	功效	主治
耳甲	口	在耳輪腳下方前1/3處，即耳甲1區。	疏風通絡、鎮靜止咳、調和口味。	面癱、口腔炎、膽囊炎、膽結石、戒斷綜合症、牙周炎、舌炎等。
	食道	在耳輪腳下方中1/3處，即耳甲2區。	是保健和輔療食道疾病的要穴，開胸利膈、通利食道。	食道炎、食道痙攣等。
	賁門	在耳輪腳下方後1/3處，即耳甲3區。	為止酸、止吐、止嘔的要穴，宣利氣機、解痙止痛。	賁門痙攣、神經性嘔吐等。
	胃	在耳輪腳消失處，即耳甲4區。	健脾和胃、補中益氣、疏肝理氣、和胃降逆。	胃痙攣、胃炎、胃潰瘍、消化不良、噁心、嘔吐、前額痛、牙痛、失眠等。
	十二指腸	在耳輪腳及部分耳輪與AB線之間的後1/3處，即耳甲5區。	是診治十二指腸病變的要穴，解痙止痛。	十二指腸潰瘍、膽囊炎、膽結石、幽門痙攣、腹脹、腹瀉、腹痛等。
	小腸	在耳輪腳及部分耳輪與AB線之間的中1/3處，即耳甲6區。	分清別濁、消積化食、清熱利濕、通便止瀉。	消化不良、腹痛等。
	大腸	在耳輪腳及部分耳輪與AB線之間的前1/3處，即耳甲7區。	清熱潔腑、通絡止痛、利水、通便。	腹瀉、便祕、咳嗽、牙痛、痤瘡等。
	闌尾	在小腸區與大腸區之間，即耳甲6、7區交界處。	活血化瘀、清熱解痙、消炎止痛。	單純性闌尾炎、腹瀉等。
	艇角	在對耳輪下腳下方前部，即耳甲8區。	是診治男性前列腺疾病、女性泌尿系感染的要穴，補腎益精、清熱通淋。	前列腺炎、尿道炎等。
	膀胱	在對耳輪下腳下方中部，即耳甲9區。	調理膀胱濕熱、補腎益氣、清熱利水、通絡止痛。	膀胱炎、尿瀦留、腰痛、坐骨神經痛、後頭痛等。
	腎	在對耳輪下腳下方後部，即耳甲10區。	為強壯保健穴，強腰脊、補腎益精、通利水道、明目聰耳。	腰痛、耳鳴、哮喘、腎盂、腎炎、遺尿、遺精、陽痿、早洩、月經不調等。
	輸尿管	在腎區與膀胱區之間，即耳甲9、10區交界處。	是診治輸尿管結石的要穴，清熱利水、通淋止痛。	輸尿管結石等。

（續表）

分區	穴位	定位	功效	主治
（續）耳甲	胰膽	在耳甲的後上部，即耳甲11區。	疏肝利膽、通絡止痛。	膽囊炎、膽道蛔蟲症、偏頭痛、中耳炎、耳鳴等。
	肝	在耳甲的後下部，即耳甲12區。	疏肝明目、通經活血、祛風止痛、舒筋理氣。	肝鬱脇痛、眩暈、月經不調、更年期綜合症、高血壓、近視、青光眼等。
	艇中	在小腸區與腎區之間，即耳甲6、10區交界處。	輔療臍周圍痛的要穴，具有調理腸胃的功效。	腹痛、腹脹等。
	脾	在BD線下方，耳甲腔的後上部，即耳甲13區。	具有調節消化系統功能的功效，健脾和胃、益氣生肌。	食欲不振、腹脹、腹瀉、功能性子宮出血、白帶過多、內耳性眩暈等。
	心	在耳甲腔正中凹陷處，即耳甲15區。	強心調壓、寧心安神、調和營血、清瀉心火。	心跳過速、心律不齊、心絞痛、口舌生瘡等。
	氣管	在心區與外耳門之間，即耳甲16區。	宣肺平喘、止咳祛痰。	哮喘、支氣管炎等。
	肺	在心、氣管區周圍處，即耳甲14區。	養肺通脈、止咳平喘、祛風止癢、利水通便。	咳嗽、胸悶、聲音嘶啞、皮膚瘙癢症、蕁麻疹等。
	三焦	在外耳門後下，肺與內分泌區之間，即耳甲17區。	理氣止痛、補腎利水、化氣輸精、生津止渴、通利關節。	便祕、腹脹、上肢疼痛等。
耳垂	內分泌	在耳屏切跡內，耳甲腔的前下部，即耳甲18區。	用於調節內分泌，具有抗風濕、抗感染、抗過敏、利濕消腫等功效。	痛經、月經不調、更年期綜合症、間日瘧、甲狀腺功能減退或亢進症等。
	牙	在耳垂正面前上部，即耳垂1區。	輔療牙痛要穴，還可活血化瘀、消炎止痛、升高血壓。	牙痛、牙周炎、低血壓等。
	舌	在耳垂正面中上部，即耳垂2區。	清熱降火、祛瘀通絡。	舌炎、口腔炎等。
	頜	在耳垂正面後上部，即耳垂3區。	通利關節、解痙止痛。	牙痛、顳頜關節功能紊亂症等。
	垂前	在耳垂正面前中部，即耳垂4區。	寧心安神。	神經衰弱、牙痛等。
	眼	在耳垂正面中央部，即耳垂5區。	清肝瀉火、消炎、清利明目。	急性結膜炎、電光性眼炎、麥粒腫、視網膜病變等。

（續表）

分區	穴位	定位	功效	主治
耳垂（續）	內耳	在耳垂正面後中部，即耳垂6區。	通利耳竅、祛風清熱、清利頭目。	內耳性眩暈症、耳鳴、聽力減退、中耳炎等。
	面頰	在耳垂正面與內耳區之間，即耳垂5、6區交界處。	是診治面部疾病和美容的要穴，可祛風、消腫、止痛。	面癱、三叉神經痛、痤瘡、扁平疣、面肌痙攣、腮腺炎等。
	扁桃腺	在耳垂正面下部，即耳垂7、8、9區。	清熱解毒、消腫止痛。	扁桃腺炎、咽炎等。
耳背	耳背心	在耳背上部，即耳背1區。	與耳前正面神門穴相對應，有寧心安神之效。	心悸、失眠、多夢等。
	耳背肺	在耳背中內部，即耳背2區。	與耳前正面肺穴相對應，有宣肺利氣、止咳平喘之效。	支氣管哮喘、氣管炎、支氣管炎、皮膚瘙癢症等。
	耳背脾	在耳背中央部，即耳背3區。	與耳前胃穴相對應，有健脾和胃之效。	胃痛、消化不良、食欲不振等。
	耳背肝	在耳背中外部，即耳背4區。	與耳前正面膽穴相對應，有疏肝利膽、清利頭目之效。	膽囊炎、膽結石、脇痛等。
	耳背腎	在耳背下部，即耳背5區。	與耳前正面腦穴及皮質下穴相對應，有疏肝利膽、清利頭目之效。	頭痛、頭暈、神經衰弱、植物神經功能紊亂、憂鬱症、神經官能症等。
	耳背溝	在對耳輪溝和對耳輪上、下腳溝處。	為輔療高血壓的功能穴，平肝熄風、涼血止痛。	高血壓、皮膚瘙癢症等。
耳根	上耳根	在耳根最上部。	清熱涼血、熄風止痛。	鼻衄、神經系統疾病、各種疼痛等。
	耳迷根	在耳輪腳後溝的耳根處。	疏肝利膽。	膽囊炎、膽石症、膽道蛔蟲症、腹痛、腹瀉、鼻塞、心跳過速等。
	下耳根	在耳根最下部。	補腎益氣。	低血壓、下肢癱瘓、小兒麻痺後遺症等。

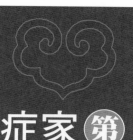

第四章　家庭常見病的對症按摩法

透過家庭按摩可以刺激經、氣、血於經絡的傳導，達到調整陰陽、疏通經絡、行氣活血等作用，從而達到調理和改善常見病的目的。本章介紹的有關常見病、多發病的按摩療法，使讀者在家中能及時地進行自我按摩保健養生。

全身症的症按摩法

糖尿病

主要表現

「三多一少」，即多飲、多食、多尿以及體重減輕。當然，不是所有人都有如此典型的症狀。

按摩操作說明

按摩療法透過主動或被動地刺激人體的經絡、腧穴，運動患者的四肢關節，可疏通經絡，使之氣血流通、陰陽調和，對改善糖尿病患者的臨床症狀和糖尿病的各種慢性併發症有較好的舒緩作用。

▓手部按摩操作方法

步驟一： 點揉或推摩手部脾點、肺點、腎點、心點、頭點、胃點等反射區。每處各按摩1～2分鐘，以局部有熱脹感為準。按摩時，不要突然發力，要逐漸用力，力道由輕到重。堅持按摩，對糖尿病的各種併發症有意想不到的效果。

步驟二： 拇指掐壓指根神經1～3分鐘，以局部有痠脹感為宜。

步驟三： 推摩十二指腸反射區、小腸點、大腸點等，每個部位按揉3～5分鐘，至局部有熱脹感為佳。

▓足部按摩操作方法

步驟一： 拇指從輕到重、由近至遠推摩心臟反射區15～20次（圖①）。

步驟二： 握足扣指法頂壓脾臟反射區15～20次，至出現脹痛感後維持半分鐘（圖②）。

步驟三： 食指扣拳法按揉膽囊反射區15～20次。

步驟四： 按摩棒頂壓胰臟反射區，直到出現痠脹感為宜（圖③）。

步驟五： 食指扣拳法頂壓生殖腺反射區50次（圖④）。

步驟六： 拇指指腹推壓足部肝臟反射區30次，至局部產生痠脹感為宜（圖⑤）。

步驟七： 以拇指指尖掐按腳背內側的公孫穴（圖⑥）、以按摩棒按壓腳底的湧泉穴、以按摩棒輕按行間穴和點按光明穴各50次，力道以患者稍覺疼痛為最佳。

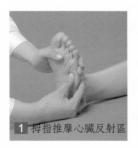
1 拇指推摩心臟反射區

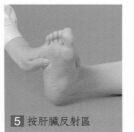
2 食指拳頂脾臟反射區

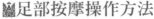
3 按摩棒頂壓胰臟反射區

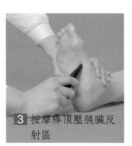
4 頂壓生殖腺反射區

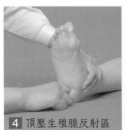
5 按肝臟反射區

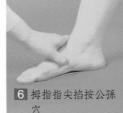
6 拇指指尖掐按公孫穴

高血壓

主要表現

　　高血壓是常見的心血管疾病。頭痛、頭暈、耳鳴、心悸、眼花、注意力不集中、記憶力減退、手腳麻木、疲乏無力、易煩躁等是高血壓較常見的症狀。常在勞累或情緒激動時出現血壓增高現象。血壓常維持在較高水準，會有腦、心、腎等器官受損的表現，易引起急性腦血管病、高血壓性心臟病和腎功能不全等症。

按摩操作說明

　　中醫認為，高血壓發病的原因主要是由於情志失調、飲食失節和內傷虛損導致肝腎功能失調所引起。病位在肝腎，以腎為本。因此，高血壓的按摩療法應以調補肝腎為主，平和陰陽為輔。持之以恆地按摩可有效地防止高血壓症狀的加重。

🐚手部按摩操作方法

步驟一：用食指和拇指捏掐腎區、心區、頭區、頸肩區、甲狀腺區、肝膽區、指甲根角各1～2分鐘，以局部有痠脹痛感為佳。

步驟二：用按摩棒或拇指按揉內關、合谷、陽溪、陽谷等穴位各2～3分鐘，力道由輕到重。

🐚足部按摩操作方法

步驟一：食指扣拳法按壓降壓點、甲狀腺、額竇（圖①）、腎（圖②）等反射區各72次。

步驟二：按摩棒按壓心臟反射區20次（圖③）。

步驟三：握足扣指法用力按揉腦下垂體（圖④）、三叉神經等反射區各30次。

步驟四：夾壓頸椎（圖⑤）反射區48次。

步驟五：拇指推按內耳迷路（圖⑥），拇指掐按子宮或前列腺（圖⑦）等反射區各50次。

步驟六：拇指推按頸項反射區20次（圖⑧）。

步驟七：以雙拇指點按三陰交穴、單拇指點按足三里穴各2～3分鐘。

步驟八：以按摩棒按壓湧泉穴，再以拳頂太沖穴各2～3分鐘，然後緩慢放鬆。

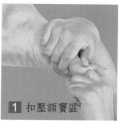
1 扣壓額竇區

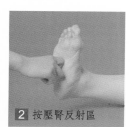
3 按壓心臟反射區

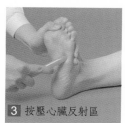
5 夾壓頸椎反射區

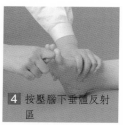
7 推按子宮反射區

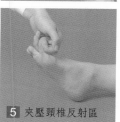
2 按壓腎反射區

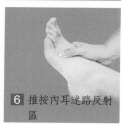
4 按壓腦下垂體反射區

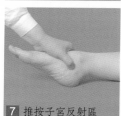
6 推按內耳迷路反射區

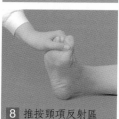
8 推按頸項反射區

低血壓

本病可分為急性和慢性兩種類型，急性低血壓常表現為暈厥和休克；慢性低血壓有原發性低血壓、體位性低血壓與繼發性低血壓三種類型。一般慢性低血壓在臨床上常表現出精神疲倦、健忘、頭暈、頭痛、乏力、甚至暈厥或心前區重壓感、心悸等症狀。

按摩操作說明

低血壓多屬於「眩暈」、「虛勞」、「暈厥」等範疇，多由於氣血兩虛所致，氣虛陽虛，心脈波動無力，氣機升降失調，清陽不升，心腦失養而致。治宜補養氣血，升高血壓。例如，人迎、血壓點具有調節血壓異常的作用；百會屬督脈絡腦，所以對中樞神經系統具有調節作用；足三里、關元、氣海具有調和氣血、扶正培元、回陽固脫的功能。

手部按摩操作方法

步驟一：拇指用力按揉或推按血壓區（圖①）、大腸區（圖②）、胃區（圖③）各1分鐘。

步驟二：以雙拇指按壓內耳迷路反射區1～2分鐘（圖④）。

步驟三：推按或捏掐肝反射區（圖⑤）、輸尿管反射區（圖⑥）、膀胱反射區（圖⑦），並推摩掌心（圖⑧）。

步驟四：以食指和拇指掐指甲根角1～2分鐘（圖⑨）。

步驟五：以拇指或用按摩棒點按中渚（圖⑩）、陽池（圖⑪）、神門（圖⑫）、大陵等穴位各1～2分鐘。

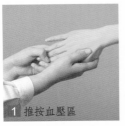
1 推按血壓區

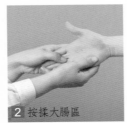
2 按揉大腸區

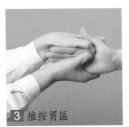
3 推按胃區

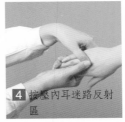
4 按壓內耳迷路反射區

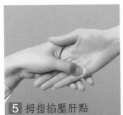
5 拇指掐壓肝點

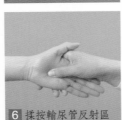
6 揉按輸尿管反射區

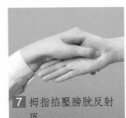
7 拇指掐壓膀胱反射區

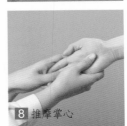
8 推摩掌心

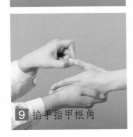
9 掐手指指甲根角

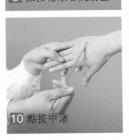
10 點按中渚

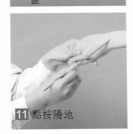
11 點按陽池

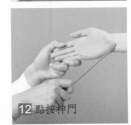
12 點按神門

肥胖症

主要表現

　　肥胖可發生於任何年齡，但以40歲以上佔多數。中度以上肥胖多有少動、易饑、多食、多汗怕熱、嗜睡、稍動則感疲乏無力、腰背和關節痠痛、氣促、胸悶、心慌等症狀。女性患者可伴有經少或閉經，男性患者可伴陽痿或不育等。

按摩操作說明

　　按摩有較好的減肥效果，而且不會產生副作用。對於內分泌失調引起的肥胖症，按摩重在調節內分泌功能，從而調節體內的脂肪代謝；對於因攝食過多引起的肥胖症，按摩重在調節胃腸道的功能，減少食物的攝入，從而減少脂肪的堆積。

❖足部按摩操作方法

步驟一：握足扣指法按揉腦下垂體反射區50次。

步驟二：按摩棒按壓膀胱（圖①）、胃（圖②）、心臟（圖③）反射區各50次。

步驟三：單手拇指指腹按揉腎上腺、甲狀腺（圖④）、肝、膽、脾、腎反射區各50次。

步驟四：拇指指端推壓腹腔神經叢、輸尿管（圖⑤）反射區各50次。

步驟五：以拇指（食指）或按摩棒按壓足三里（圖⑥）、三陰交（圖⑦）、豐隆（圖⑧）、解溪（圖⑨）、足竅陰、行間各穴2～3分鐘，以局部有輕痛感為宜。

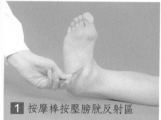

1 按摩棒按壓膀胱反射區

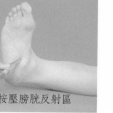

2 按摩棒按壓胃反射區

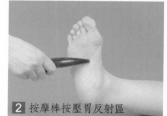

3 按摩棒按壓心臟反射區

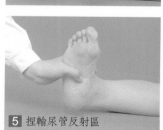

4 按揉甲狀腺反射區

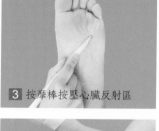

5 捏輸尿管反射區

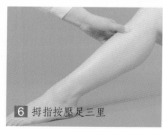

6 拇指按壓足三里

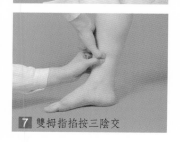

7 雙拇指掐按三陰交

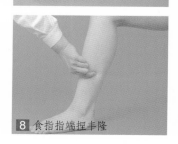

8 食指指端捏豐隆

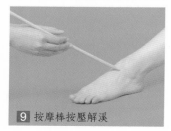

9 按摩棒按壓解溪

慢性疲勞綜合症

[主要表現]

慢性疲勞綜合症是現代高效率、快節奏生活方式下出現的一種以長期極度疲勞（包括體力疲勞和腦力疲勞）為突出特徵的全身性症候群。臨床主要展現在機體腦神經系統、心血管系統、骨骼肌肉系統功能的疲勞，並伴有頭暈、頭痛、失眠、健忘、低熱以及肌肉、關節疼痛和多種精神症狀。其基本特徵為長時間極度疲勞，休息後不能緩解，去醫院檢查未發現器質性病變。

[按摩操作說明]

按摩療法能特別明顯地增加腦部的新鮮血液供應，從而使人在使用按摩療法後明顯感到有精神振奮感。

手部按摩操作方法

步驟一：拇指分別按壓掌指關節背面（圖①）、第2、5掌骨掌面（圖②）。

步驟二：揉掐手指（圖③）、指甲根角（圖④）各10～15次，力道由輕到重，逐漸用力，至局部出現痠、脹、痛的感覺為準。

步驟三：拇指點壓第2、3掌骨頸間（圖⑤）、尺橈骨之間各點位（圖⑥），逐漸用力，以局部有痠脹感為宜。

步驟四：以雙拇指或按摩棒分別按揉或點按手部的合谷（圖⑦）、八邪（圖⑧）、魚際、曲池等穴，力道不宜過大。

頭部按摩操作方法

步驟一：雙手指指腹交替按壓印堂至神庭10～20次，以局部有微熱感為宜。

步驟二：雙手拇指指腹分抹攢竹，經魚腰穴至兩側太陽穴按摩10～20次。

步驟三：以拇指指腹按揉百會、四神聰、上星、頭維、率谷、角孫等穴各1分鐘。

步驟四：拿捏天柱、風池、頸部肌肉各10～20次，以局部有輕痛感為宜。

步驟五：用五指由前向後推拿頭頂，至後枕部改為三指拿法，操作3～5次。

步驟六：雙手大魚際從前正中線向兩側分抹，在太陽穴處按揉3～5次，順勢向下推至頸部，連續重複3次。

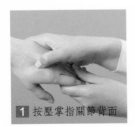

1 按壓掌指關節背面

2 按壓第2、5掌骨掌面

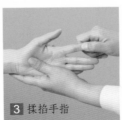

3 揉掐手指

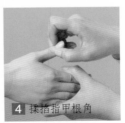

4 揉掐指甲根角

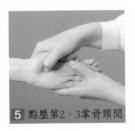

5 點壓第2、3掌骨頸間

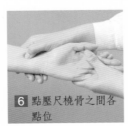

6 點壓尺橈骨之間各點位

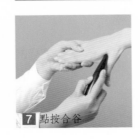

7 點按合谷

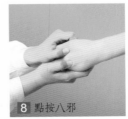

8 點按八邪

甲亢

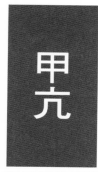

主要表現

主要臨床表現為多食、消瘦、畏熱、多汗、心悸、激動等高代謝症候群，神經和血管興奮增強及不同程度的甲狀腺腫大和眼突、手顫、脛部血管雜音等為特徵，嚴重者可能昏迷甚至危及生命。

按摩操作說明

本病多由七情過度、肝氣內鬱而導致氣滯痰凝、鬱火內生、陰虛陽亢、氣陰兩虧等病理變化。在治療中只要使陰陽二氣失調得到平衡，則甲亢的症狀往往也隨之消失。按摩療法首先改善的就是吃、喝、拉、撒、睡。能量提高了，氣血充足了，氣機通暢了，甲狀腺機能亢進的症狀才能隨之消失。當然這個過程需要的時間因人而異。

足部按摩操作方法

步驟一：用單食指扣指法推壓副甲狀腺（圖①）反射區50次，力道應適中，以出現痠脹感為宜。

步驟二：握足扣指法頂壓腎（圖②）反射區，出現脹痛感後再維持1分鐘，力道應適中。

步驟三：拇指扣點脾臟（圖③）反射區25次。

步驟四：按摩棒頂壓心臟（圖④）反射區20次，以出現脹痛感為宜。

步驟五：按摩棒壓刮肝（圖⑤）反射區20次，以出現脹痛感為宜。

步驟六：用按摩棒按或拇指用力按壓足三里（圖⑥）、三陰交（圖⑦）、照海（圖⑧）、公孫（圖⑨）、湧泉（圖⑩）、太溪穴（圖⑪）各2分鐘，根據實際情況可適當延長按壓穴位的時間，加大按摩力道。

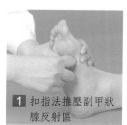

1 扣指法推壓副甲狀腺反射區

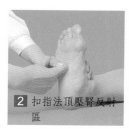

2 扣指法頂壓腎反射區

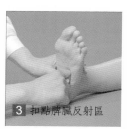

3 扣點脾臟反射區

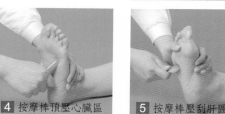

4 按摩棒頂壓心臟區

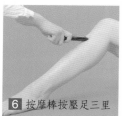

5 按摩棒壓刮肝區

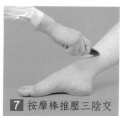

6 按摩棒按壓足三里

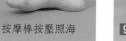

7 按摩棒推壓三陰交

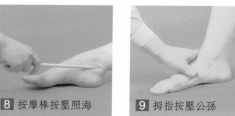

8 按摩棒按壓照海

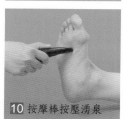

9 拇指按壓公孫

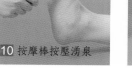

10 按摩棒按壓湧泉

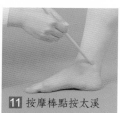

11 按摩棒點按太溪

高血脂

主要表現

血漿中有一種或幾種脂質高於正常值，常出現頭暈、神疲乏力、失眠健忘、肢體麻木、胸悶、心悸等。有的患者血脂高但無症狀，常常是在體檢和化驗血液時才發現患有高血脂。另外，高血脂常常伴隨著體重超重與肥胖。

按摩操作說明

按摩療法透過疏通經絡、調養氣血，從而達到暢通人體上下經絡與全身氣血，加快全身新陳代謝，降低血液黏稠度、脂類含量，最終達到降低血脂，減輕或者消除因高血脂帶來的症狀。

✿手部按摩操作方法

步驟一：用指端或牙籤點按合谷、中渚、液門、關沖、陽池、內關等穴，每穴點按2～3分鐘，以局部有輕微痛感為宜。

步驟二：以按摩棒點按脾點、腎點、三焦點、肝點、小腸點等，每穴點各按摩2～3分鐘，以局部有熱脹感為宜。

步驟三：選擇性點按或推按腎、輸尿管、膀胱、肺、脾、胃、十二指腸、小腸、上下身淋巴結等各1～2分鐘。

✿足部按摩操作方法

步驟一：單食指扣拳法推壓三叉神經（圖①）、肝臟、心臟（圖②）、甲狀腺等反射區各50次。

步驟二：拇指指腹按揉肝臟（圖③）、膽囊（圖④）、脾臟（圖⑤）。

步驟三：推摩胰臟（圖⑥）反射區，直到出現痠脹感。

步驟四：拇指指腹推按腦下垂體（圖⑦）反射區30次。以局部有疼痛感為佳。

步驟五：以按摩棒分別按壓足通谷（圖⑧）、至陰（圖⑨）、跗陽（圖⑩）等穴各1分鐘，如症狀加重可延長按壓時間。

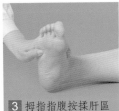
1 推壓三叉神經區

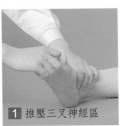
2 推壓心臟區

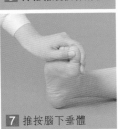
3 拇指指腹按揉肝區

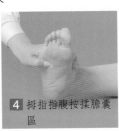
4 拇指指腹按揉膽囊區

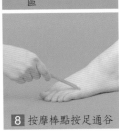
5 拇指指腹按揉脾區

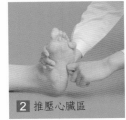
6 推摩胰臟

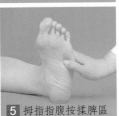
7 推按腦下垂體

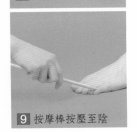
8 按摩棒點按足通谷

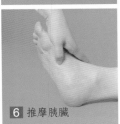
9 按摩棒按壓至陰

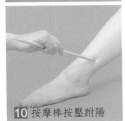
10 按摩棒按壓跗陽

心腦、神志病症的對症按摩法

頭痛

主要表現

　　頭痛可急可慢，可輕可重，可以單獨出現，也可能伴隨其他症狀。如發熱伴見頭痛，應考慮為傳染病或其他感染性疾病所致。頭痛較為劇烈，同時伴有噴射性嘔吐，應考慮顱內疾病。

按摩操作說明

　　按摩療法對於高血壓引起的頭痛、偏頭痛、血管神經性頭痛、感冒頭痛以及一些原因不太明確的頭痛有較好的療效。如屬風寒頭痛者，治宜祛風散寒；風熱頭痛者，治宜疏風清熱；肝陽頭痛者，治宜平肝潛陽；血虛頭痛者，治宜益氣養血；瘀血頭痛者，治宜活血祛瘀。

頭部按摩操作方法

步驟一：按摩者雙手抓捏患者肩部斜方肌，使患者雙肩放鬆，然後左手扶患者頭部，右手拇指自患者左側大椎穴旁沿膀胱經推揉至枕骨下方，反覆推揉8次後左右換勢，重複上述動作為1個回合，共操作3個回合（圖①）。

步驟二：按摩者以左手扶患者頭部，右手中指及食指併攏自患者左側枕骨下方沿膀胱經下刮至大椎穴旁，反覆下刮8次後左右換勢，重複上述動作為1個回合，共操作3個回合（圖②）。

步驟三：按摩者左手扶患者頭部，右手由前向後沿患者頭部左側膽經掃散，掃散8次後左右換勢，重複上述動作為1個回合，共做3個回合（圖③）。

步驟四：按摩者以左手扶患者頭部，右手拇指按揉患者左側頭維穴8次後左右換勢，重複上述動作為1個回合，共操作3個回合（圖④）。

步驟五：按摩者用雙手十指自前向後、從上向下搔拿患者整個頭部，反覆搔拿8次。

耳部按摩操作方法

步驟一：按摩者用拇指及食指以輕手法捏揉患者的全耳至微熱。

步驟二：按摩者以拇指置於患者的耳背下部，用食指或中指指峰置於對耳屏，力點達額穴，揉捏8次、點按或掐點2次額穴為1個回合，共操作3個回合。

步驟三：以與步驟二相同之方法按摩顳穴，共操作3個回合。

步驟四：以與步驟二相同之方法按摩腦幹穴，共操作3個回合。

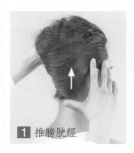
1 推膀胱經

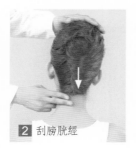
2 刮膀胱經

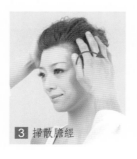
3 掃散膽經

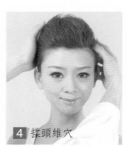
4 揉頭維穴

眩暈

主要表現

一種頭暈眼花的症狀，其發作時常常會感到天旋地轉，輕則閉目即止，重則睜眼時會有周圍景物旋轉、上下晃動或左右移動的錯覺，在閉目時則有自身旋轉或晃動的錯覺。臨床常伴有噁心、嘔吐、出汗，甚至昏厥等症狀。

按摩操作說明

眩暈的按摩療法以調理臟腑功能為主，兼以清利頭目。如屬肝陽上亢者，治宜平肝潛陽、清火熄風；痰濕中阻者，治宜健脾和胃、燥濕袪痰；氣血虧虛者，治宜健運脾胃、補養氣血；腎精不足者，治宜滋陰補腎。

耳部按摩操作方法

步驟一：按摩者用拇指及食指捏住患者耳尖處耳輪，旋揉捻捏8次、向上拉提1次。耳尖從拇指與食指間脫離、耳尖彈回原位為1個回合，共操作3個回合（圖①）。

步驟二：按摩者用食指中峰或側峰點住患者耳部的神門穴，推揉8次後壓按2次為1個回合，反覆操作3個回合（圖②）。

步驟三：按摩者用食指中峰或側峰點住患者耳部的交感穴，推壓揉按8次後鬆開為1個回合，反覆操作3個回合（圖③）。

步驟四：按摩者用食指中峰或側峰點住患者耳部的腎穴，拇指在耳背部與食指對捏，捏揉8次後點按3次為1個回合，反覆操作3個回合（圖④）。

步驟五：按摩者用按摩棒點按患者耳部的肝穴，每側點按8次後雙耳交替，交替1次為1個回合，共操作3個回合（圖⑤）。

步驟六：按摩者用棉花棒旋壓患者耳部的枕穴，每側旋壓8次，雙耳交換為1個回合，共操作3個回合（圖⑥）。

步驟七：按摩者用拇指置於患者耳背下部，用食指或中指指峰置於患者對耳屏，力點達對耳屏4區的皮質下穴，揉捏8次且點按或掐點2次皮質下穴為1個回合，共操作3個回合（圖⑦）。

步驟八：按摩者點按患者雙耳的內耳穴，7次為1個回合，共操作3個回合（圖⑧）。

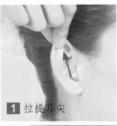

1 拉提耳尖

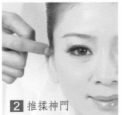

2 推揉神門

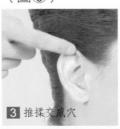

3 推揉交感穴

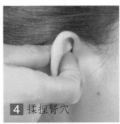

4 揉捏腎穴

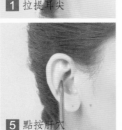

5 點按肝穴

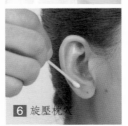

6 旋壓枕穴

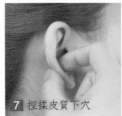

7 捏揉皮質下穴

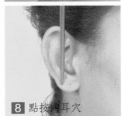

8 點按內耳穴

失眠

　　失眠是以經常不能獲得正常睡眠為特徵的一種病症，古稱「不寐」。它是一種最常見的睡眠紊亂症狀，又是各種慢性疾患的常見症狀之一，幾乎每個人都有過失眠的經歷。

按摩操作說明

　　按摩對失眠的改善原則是以健脾安神為主。如屬虛症者，治宜滋陰養血；實症者，治宜清熱化痰。凡睡眠時間短、睡眠不深均屬本病範疇。西醫學的神經官能症、高血壓、腦動脈粥狀硬化、更年期綜合症、貧血等，以失眠為主者，均可參照本節辨證論治。

▓耳部按摩操作方法

步驟一：按摩者用拇指及食指捏住患者耳尖處耳輪，旋揉捻捏8次、向上拉提1次。提拽至耳尖從拇指與食指間脫離、耳尖彈回原位為1個回合（圖①）。

步驟二：按摩者用食指中峰或側峰點住患者耳部的神門穴，推揉8次後，點按壓2次為1個回合（圖②）。

步驟三：按摩者用按摩棒點住患者耳部的腎穴8次後換另一側耳部，雙耳交替為1個回合（圖③）。

步驟四：按摩者用按摩棒置於患者的耳甲12區肝穴，點按8次肝穴，雙耳交替為1個回合（圖④）。

步驟五：按摩者用按摩棒點按患者耳部的胃穴，點按8次胃穴，雙耳交替為1個回合（圖⑤）。

步驟六：按摩者用髮夾點按患者耳部的心穴8次，雙耳交替為1個回合（圖⑥）。

步驟七：按摩者用拇指置於耳背下部，用食指或中指指峰置於對耳屏，力點達對耳屏4區的皮質下穴，揉捏8次後點按或掐點2次皮質下穴為1個回合（圖⑦）。

步驟八：按摩者用棉花棒點按患者的對耳屏3區枕穴，點按8次，雙耳交替為1個回合（圖⑧）。

　　以上每個步驟中的動作均操作3個回合，完成後方進入下一步驟。

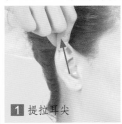

1 提拉耳尖

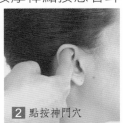

3 點按腎穴

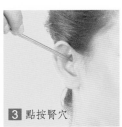

5 點按胃穴

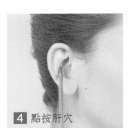

7 捏揉皮質下穴

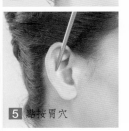

2 點按神門穴

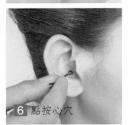

4 點按肝穴

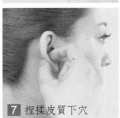

6 點按心穴

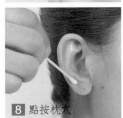

8 點按枕穴

腦中風

主要表現

　　腦中風是以突然昏厥、不省人事、半身不遂或以口眼歪斜、語言不利為主症的疾病。可分為缺血性腦中風和出血性腦中風。西醫學的腦栓塞、腦出血等腦血管疾病也屬於本病範疇。

按摩操作說明

　　推拿以滋陰健脾、活血化瘀為原則。

　　按摩療法根據用進廢退的道理，透過按摩緩解和延緩推遲腦動脈硬化進程，促進血液循環，使腦動脈血管不易堵塞，解決腦供血不足的狀況，緩解腦中風。進行按摩等康復療法，必須等急性期過後方能進行。

頭部按摩操作方法

步驟一：按摩者以左手扶患者頭部，右手由前向後沿患者頭部左側膽經掃散，掃散16次後左右換勢，改為右手重複上述動作。做完上述動作為1個回合（圖①）。

步驟二：按摩者用左手扶患者頭部，右手拇指由懸厘穴開始，沿患者左側頂顳前斜線自前下向後上斜線推揉按壓至神聰穴，反覆操作8次後左右換勢，改為右手重複上述動作。做完上述動作為1個回合（圖②）。

步驟三：按摩者以左手扶患者頭部，右手拇指由曲鬢穴開始，沿患者左側頂顳後斜線自前下向後上斜線推揉按壓至百會穴，反覆操作8次後，改為右手重複上述動作。做完上述動作為1個回合（圖③）。

步驟四：按摩者以左手扶患者頭部，右手食指按患者頂中線、中指按左側頂旁1線、無名指按左側頂旁2線，自前向後推揉按壓3線，反覆操作8次，左右換勢重複上述動作為1個回合（圖④）。

步驟五：按摩者以左手（或右手）扶患者頭部，右手（或左手）拇指或中指推按患者枕上正中線，自上向下反覆推按8次為1個回合。

步驟六：按摩者以一手扶患者頭部，另一手食指和中指分別對應按壓在患者的腦後雙側枕下旁線，由上向下推揉枕下旁線，左右換勢重複上述動作為1個回合。

步驟七：按摩者以左手扶患者頭部，右手拇指按揉患者右側頰車穴8次，左右換勢重複上述動作為1個回合。

步驟八：按摩者用雙手大拇指魚際部按揉雙側太陽穴，右手順時針、左手逆時針同時旋揉8圈後，反方向再旋揉8圈為1個回合。

步驟九：按摩者以左手扶患者頭部，右手大拇指指腹按揉患者印堂穴，按揉8次後，向患者左側太陽穴處推抹3次，左右換勢重複上述動作為1個回合。

　　上述每步驟各操作3個回合。完成後再進入下一個步驟。

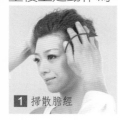
1 掃散膽經

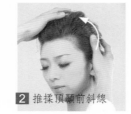
2 推揉頂顳前斜線

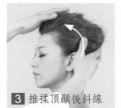
3 推揉頂顳後斜線

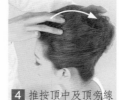
4 推按頂中及頂旁線

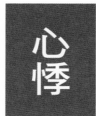

心悸

主要表現

　　心悸是以心臟急劇跳動、驚慌不安、不能自主為特徵的一種病症，心悸發作時常伴有氣短、胸悶，甚至眩暈、喘促、暈厥；脈象或數，或遲，或心律不齊。不發作時如常人，病症輕者為驚悸；若終日悸動，操勞尤甚，全身情況較差，驚悸日久不癒者亦可轉為怔忡。

按摩操作說明

　　按摩療法以調理心氣、安神定悸為主。

頭部按摩操作方法

步驟一：按摩者用一手扶患者頭部，另一手拇指沿患者頭頂正中線，自神庭穴向百會穴推揉按壓，反覆操作3次為1個回合（圖①）。

步驟二：按摩者用左手扶患者頭部，右手大拇指指腹按揉患者印堂穴，按揉8下後向患者左側太陽穴處推抹3下，左右換勢重複上述動作即可。做完以上動作為1個回合（圖②）。

步驟三：按摩者用按摩棒按壓患者神庭穴，並沿順時針方向移行推揉，推揉8圈後點按3下，再沿逆時針方向重複上述動作為1個回合（圖③）。

步驟四：按摩者以一手扶患者的頭部，另一手大拇指指腹圍繞患者百會穴順時針移行推揉，推揉8圈後點按百會穴3下，再沿逆時針方向為1個回合。

步驟五：按摩者用一手扶患者頭部，另一手拇指沿患者頭後正中線，自百會穴向大椎穴推揉按壓，反覆操作3次為1個回合（圖④）。

耳部按摩操作方法

步驟一：按摩者用食指中峰或側峰點住患者耳部的神門穴，推揉8次後壓按2次為1個回合。

步驟二：按摩者用食指中峰或側峰點住患者耳部的腎穴，拇指在患者耳背部與食指對捏，捏壓揉按8次後鬆開手指為1個回合。

步驟三：按摩者用髮夾的鈍端點按患者一側耳部的心穴，推揉8次後點按2次為1個回合。

步驟四：按摩者將拇指置於患者耳背下部，用食指或中指指峰置於對耳屏，力點達對耳屏4區的皮質下穴，揉捏8次、點按或招點2次皮質下穴為1個回合。

步驟五：按摩者用拇指及食指捏住患者耳下屏尖腎上腺穴，捻揉8次、擠捏2次為1個回合。

　　以上每步驟均操作3個回合，完成後方進入下一步驟的操作。

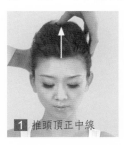
1 推頭頂正中線

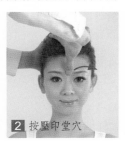
2 按壓印堂穴

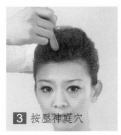
3 按壓神庭穴

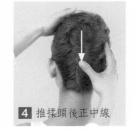
4 推揉頭後正中線

焦慮症

主要表現

患者常常表現出焦慮、恐慌和緊張的情緒，感到最壞的事即將發生，常坐臥不安，缺乏安全感，整天提心吊膽、心煩意亂，對外界事物失去興趣。對外界刺激易出現驚恐反應，出現入睡困難、做惡夢、易驚醒、面色蒼白或潮紅、易出汗、四肢發麻、肌肉跳動、眩暈、心悸、胸部有緊壓感或窒息感等。

按摩操作說明

中醫認為，心對生殖、意識思維活動具有主宰作用。精神、意識、思維雖是大腦對外界事物的反映，但以心為主宰；心主血脈，意思是心臟有節奏地搏動，使血液在脈管中運行不息、周流全身、如環無端，所以進行養心安神的保健按摩，不僅能緩解焦慮症，且能使人精神煥發。

頭部按摩操作方法

步驟一：拇指指腹自印堂推至神庭，速度不宜過快，反覆操作2～3分鐘。

步驟二：用雙手拇指指腹由印堂、上星至百會，交替點壓5～6次，而後用拇指輕揉百會2分鐘。

步驟三：雙拇指自印堂起由內向外依次點揉睛明穴、魚腰穴、絲竹空穴、太陽穴、四白穴共3分鐘。

步驟四：用指端按揉安眠穴（翳風穴與風池穴連線中點處）、風池穴，逐漸用力點揉各2～4分鐘，有鎮靜安眠的作用。

步驟五：用雙手拇指指腹緊貼在兩眉頭處，然後在眉上方左右來回抹動約半分鐘。

手部按摩操作方法

步驟一：以拇指和食指用力按捏對側中指指尖20次，左右交替。

步驟二：用按摩棒或拇指以中等力量點按合谷（圖①）、八邪（圖②）、魚際（圖③）、曲池（圖④），每穴各按2～3分鐘，以局部有輕微痛感為宜。

步驟三：按揉或掐壓、按壓第1、2掌骨（圖⑤）、食指（圖⑥）、手指根神經（圖⑦）、指甲根角（圖⑧）、橈側腕屈肌各20～30次，至局部有熱脹感為宜。

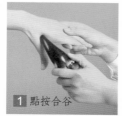
1 點按合谷

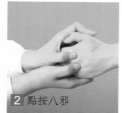
2 點按八邪

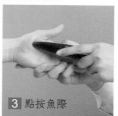
3 點按魚際

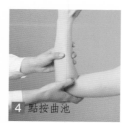
4 點按曲池

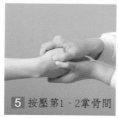
5 按壓第1、2掌骨間

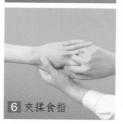
6 夾揉食指

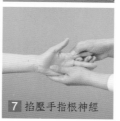
7 掐壓手指根神經

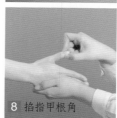
8 掐指甲根角

記憶力衰退、腦萎縮

主要表現

記憶力衰退即容易健忘。中年以後，健忘的現象就會越來越多，主管思維的大腦皮層其作用也會逐漸衰退，從而出現記憶力下降的情況。如時常有健忘者戴著眼鏡找眼鏡；打電話撥了一半號碼，忘了後一半等類似的事情。

按摩操作說明

根據個人情況，選擇適當的穴位，每天進行1～2次頭部按摩，每次5分鐘，可有效改善腦供血，減輕腦疲勞，保持頭腦清醒，改善記憶力。按摩時全身放鬆，什麼都不要想，雙眼微閉，按摩後以雙手乾洗臉，不僅是開發智力、挖掘潛能的好方法，且能增強記憶、保持智力。

♨手部按摩操作方法

步驟一：兩手掌心相對，十指鬆散，然後以相對應的手指指腹相互觸按，反覆觸按30次。

步驟二：左右手互相捻指，每指捻動5次。

步驟三：捏掐腎上腺反射區（圖①）、指根神經（圖②）、各手指尖（圖③）、指甲根角末端（圖④）、頭反射區（圖⑤），每處1～2分鐘，力道適中。

步驟四：按摩者雙手摩擦發熱，然後擦被按摩者的掌心（圖⑥）。

步驟五：以中等力道點按少商（圖⑦）、商陽（圖⑧）、中渚（圖⑨）、關沖（圖⑩）、少沖（圖⑪）、少澤（圖⑫）等手部穴位，每穴點按2～3分鐘，至局部有輕微痛感即可。

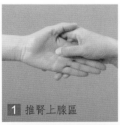
1 推腎上腺區

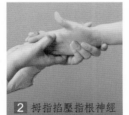
2 拇指掐壓指根神經

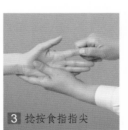
3 捻按食指指尖

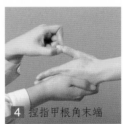
4 捏指甲根角末端

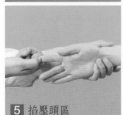
5 掐壓頭區

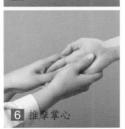
6 推摩掌心

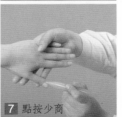
7 點按少商

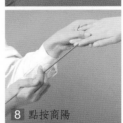
8 點按商陽

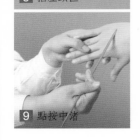
9 點按中渚

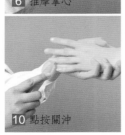
10 點按關沖

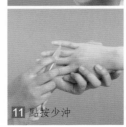
11 點按少沖

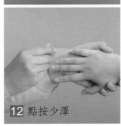
12 點按少澤

神經衰弱

主要表現

神經衰弱居各種神經官能症的首位。本症以慢性疲勞、情緒不穩、自主神經功能紊亂、精神易興奮和易疲勞為主要特點，並伴有許多軀體不適症狀和睡眠障礙的神經系統疾病，表現為失眠多夢、頭昏腦脹、記憶力減退、精神不振等。有的患者還表現出易興奮、煩躁、心跳加快、多汗、手抖等症狀。男性患者伴有遺精、陽痿及早洩，女性患者伴有月經不調、性功能減退等症狀。全身檢查常無器質性病變。本病多發病緩慢，病程較長，常有波動，遇勞累及勞神後症狀加重。

按摩操作說明

本病是以五臟之神不得安守為主症，由肝腎陰虛引起心神失養、元神之府大腦運作失調。按摩療法可以鎮靜安神，補益心腎，使神經中樞的興奮和抑制過程恢復平衡，頭暈、失眠多夢等不適得到改善。按摩還能舒筋活血、通利關節、減輕肢體疼痛，神經衰弱的某些發病因素也可消除。

❖手部按摩操作方法

步驟一：掐按額竇反射區（圖①）、推摩掌心（圖②）、點按頭部治療點（圖③）。

步驟二：拇指掐壓指根神經（圖④）、推摩腎經（圖⑤）、推摩心臟反射區（圖⑥）。

步驟三：點按關沖（圖⑦）、少沖（圖⑧）、合谷（圖⑨）、中沖（圖⑩）、陽溪（圖⑪）、魚際（圖⑫）各2分鐘。

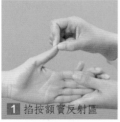
1 掐按額竇反射區

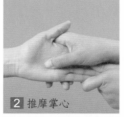
2 推摩掌心

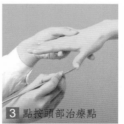
3 點按頭部治療點

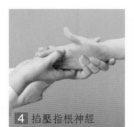
4 掐壓指根神經

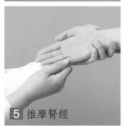
5 推摩腎經

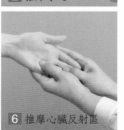
6 推摩心臟反射區

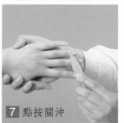
7 點按關沖

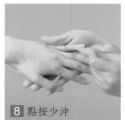
8 點按少沖

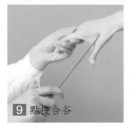
9 點按合谷

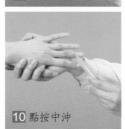
10 點按中沖

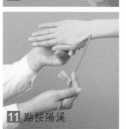
11 點按陽溪

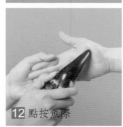
12 點按魚際

暈厥

主要表現

　　暈厥是指突然且短暫的意識和行為的喪失，其特徵為突然昏厥、不省人事、面色蒼白、出冷汗、牙關緊閉、血壓下降、脈細數或沉伏，約數分鐘甚至數秒鐘即可神志清醒。

按摩操作說明

　　推拿以理氣開竅為主。如屬氣厥實症者宜理氣開鬱；氣厥虛症者宜補氣還陽；血厥實症者宜理氣活血；痰厥實症者宜行氣化痰；食厥症者宜和中消導；暑厥症者宜清暑益氣。

頭部按摩操作方法

步驟一：按摩者以一手扶患者頭部，另一手拇指旋揉點按患者人中穴，旋揉8次點按3下為1個回合（圖①）。

步驟二：按摩者以左手扶患者頭部，右手大拇指指腹按揉患者印堂穴，按揉8下，向患者左太陽穴處推抹3下，左右換勢重複上述操作為1個回合（圖②）。

步驟三：按摩者用雙手大拇指魚際部按揉雙側太陽穴，右手順時針、左手逆時針旋揉8圈後，反方向再旋揉8圈為1個回合。

步驟四：按摩者用一手扶患者頭部，另一隻手拇指以前髮際為起點，沿患者一側膀胱經向後推揉移行，直至枕骨下方，反複推揉8次，左右換勢重複上述操作為1個回合（圖③）。

步驟五：按摩者以左手（或右手）扶患者頭部，右手（或左手）大拇指旋揉點按患者腦後風府穴，旋揉8次點按1下，雙側交替按揉為1個回合（圖④）。

耳部按摩操作方法

步驟一：按摩者用食指中峰或側峰點住患者耳部的神門穴，推揉8次後壓按2次為1個回合。

步驟二：按摩者用拇指置於患者耳背下部，以食指或中指指峰置於患者對耳耳屏，力點達對耳屏3、4區之間的腦幹穴，揉捏8次點按或掐點2次腦幹穴為1個回合。

步驟三：按摩者用棉花棒點按患者對耳屏2、3、4區之間的緣中穴，按壓8次緣中穴後，雙耳交替為1個回合。

步驟四：以與步驟二相同的手法揉捏和掐點被按摩者的對耳屏4區的皮質下穴，揉捏8次點按或掐點2次為1個回合。

步驟五：按摩者用拇指指峰或其他按摩器具點按患者耳部的心穴，推揉8次後，雙耳交替為1個回合。

步驟六：按摩者用棉花棒等按摩工具點壓患者耳部的枕穴8次，雙耳交替為1個回合。

　　上述各步驟均操作3個回合，完成後再進入下一個步驟。

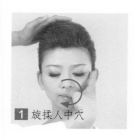 1 旋揉人中穴

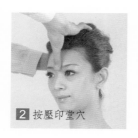 2 按壓印堂穴

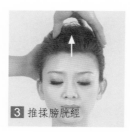 3 推揉膀胱經

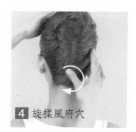 4 旋揉風府穴

癲狂

主要表現

癲狂是一種精神失常的病症，是癲症、狂症的總稱。癲症的主要表現為沉悶不語、呆癡愚笨、獨自竊喜等；而狂症的主要表現為狂怒、躁動等。在臨床上，患者往往時癲時狂。

按摩操作說明

按摩療法以理氣豁痰、醒神開竅、清心瀉火為主。

頭部按摩操作方法

步驟一：按摩者以一手扶患者後腦，另一手食指按壓患者右側額旁1線、中指按壓患者額中線、無名指按壓患者左側額旁1線、其餘手指自然放置，沿線自前向後反覆推揉16次為1個回合（圖①）。

步驟二：按摩者以一手扶患者頭側及腦後，另一手拇指或中指推按患者頂中線，自前向後反覆操作10個回合（圖②）。

步驟三：按摩者用棉花棒旋揉、點按患者人中穴，旋揉8次、點按3下為1個回合（圖③）。

耳部按摩操作方法

步驟一：按摩者用食指中峰或側峰點住患者耳部的神門穴，推揉8次後壓按2次為1個回合（圖④）。

步驟二：按摩者用按摩棒旋揉患者耳部的小腸穴7次，雙耳交替為1個回合（圖⑤）。

步驟三：按摩者用按摩棒點按患者耳部的肝穴8次，雙耳交替為1個回合（圖⑥）。

步驟四：按摩者用髮夾鈍端點按患者耳部的心穴8次，雙耳交替為1個回合（圖⑦）。

步驟五：按摩者將拇指置於患者耳背下方，用食指或中指指峰置於對耳屏，力點達對耳屏4區的皮質下穴，揉捏8次、點按或掐點2次為1個回合（圖⑧）。

步驟六：按摩者用按摩棒點按患者耳部的內分泌穴7次，雙耳交替為1個回合。

以上各步驟均操作3個回合，完成後方進入下一個動作。

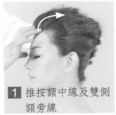

1 推按額中線及雙側額旁線

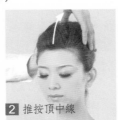

2 推按頂中線

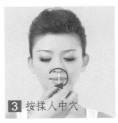

3 按揉人中穴

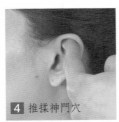

4 推揉神門穴

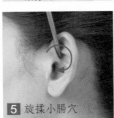

5 旋揉小腸穴

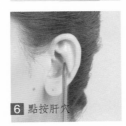

6 點按肝穴

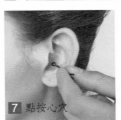

7 點按心穴

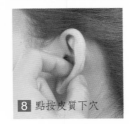

8 點按皮質下穴

癲癇

主要表現

　　癲癇是一種復發性腦異常放電的精神障礙，是一種突發性、短暫性的大腦功能失調疾病，可表現為意識、感覺、運動、行為和植物神經等不同障礙。常有肢體抽搐、意識喪失等症狀，癲癇發作時，患者往往大叫一聲後，隨即昏倒在地，四肢抽搐，兩眼上視，口吐涎沫，小便失禁，也有患者出現短暫的意識障礙，但不倒地，這稱為小發作。

按摩操作說明

　　至目前為止，現代醫學尚無根治此病之法，中藥古方亦多無效，皆視之為不治之病。按摩法調通氣機，交通心腎，兼安脾胃，統十二經脈，見效奇快。一般來說，患者病程越短，療程越短；病程越長，療程越長。

手部按摩操作方法

步驟一：按摩者用按摩棒點按額竇反射區（圖①）、雙拇指按壓腰椎區（圖②）、雙拇指按壓定驚點（圖③）、點壓心點（圖④）、點壓肝點（圖⑤）。

步驟二：以手指拇指或按摩棒點按合谷（圖⑥）、神門（圖⑦）、勞宮（圖⑧）、陽池（圖⑨）、陽谷（圖⑩）、魚際（圖⑪）、內關（圖⑫）各穴，每穴2～3分鐘，病症嚴重者可適量延長點按的時間。手法要均勻，柔和，有滲透力。

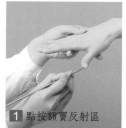
1 點按額竇反射區

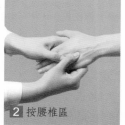
2 按腰椎區

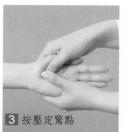
3 按壓定驚點

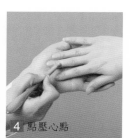
4 點壓心點

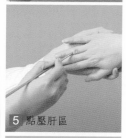
5 點壓肝區

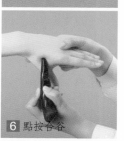
6 點按合谷

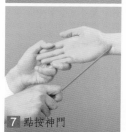
7 點按神門

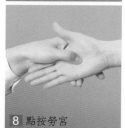
8 點按勞宮

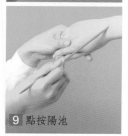
9 點按陽池

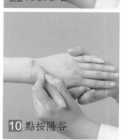
10 點按陽谷

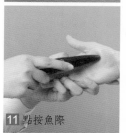
11 點按魚際

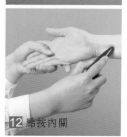
12 點按內關

頭面、五官病症的對症按摩法

面癱

主要表現

　　面癱又叫顏面神經麻痺，以面部表情肌群運動功能障礙為主要特徵，一般症狀是口眼歪斜。患者常在清晨洗臉、漱口時發現口眼歪斜、顏面肌肉麻痺，病側面部的表情肌運動功能喪失，額紋喪失，眼裂增大，鼻唇溝消失，口角下垂，口歪向健側，病側不能做皺眉、閉眼、露齒、吹哨、鼓腮的動作，上下眼瞼不能閉合，病側常流淚、流涎，食物滯留於牙齦。

按摩操作說明

　　推拿對面癱的改善功效是活血散風、疏調面部經筋。

頭部按摩操作方法

步驟一：按摩者先以左手扶患者頭部，右手拇指旋揉點按患者左側四白穴，旋揉8次點按3下，左右換勢為1個回合。

步驟二：按摩者以左手扶患者頭部，右手拇指按揉患者右側顴髎穴8次，左右換勢為1個回合（圖①）。

步驟三：按摩者以左手（或右手）扶患者頭部，右手（或左手）拇指旋揉點按患者承漿穴，旋揉8次點按3下為1個回合。

步驟四：按摩者以左手扶患者頭部，右手拇指按揉患者左側大迎穴8次，左右換勢為1個回合（圖②）。

步驟五：按摩者以左手扶患者頭部，右手拇指按揉患者右側聽宮穴8次，左右換勢為1個回合（圖③）。

步驟六：按摩者先以右手扶患者頭部，左手拇指旋揉點按患者左側翳風穴，旋揉8次點按3下且左右換勢為1個回合（圖④）。

耳部按摩操作方法

步驟一：按摩者用拇指及食指捏住患者耳垂下方，旋揉捻捏8次、向下拽至耳垂從拇食指間脫離、耳垂彈回原位為1個回合。

步驟二：按摩者用食指中峰或側峰點在患者耳部的神門穴，推揉8次後壓按2次為1個回合。

步驟三：按摩者用食指中峰或側峰點住患者耳部的面頰穴，推揉8次後壓按2次為1個回合。

步驟四：按摩者用棉花棒點按患者耳部的枕穴，8次為1個回合。

步驟五：按摩者用按摩棒點按患者耳部的眼穴，8次為1個回合。

　　以上每個步驟均操作3個回合，完成後方進入下一個步驟。

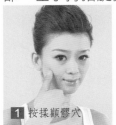
1 按揉顴髎穴

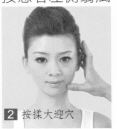
2 按揉大迎穴

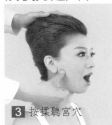
3 按揉聽宮穴

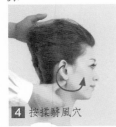
4 按揉翳風穴

面痛

主要表現

即三叉神經痛。多發於40歲以上的女性，以右側面部為主。疼痛呈陣發性燒灼痛或刺痛，疼痛部位以面頰上、下頜部為多。每次發作數秒鐘或1～2分鐘，1天可發作數次，並常伴隨局部抽搐、皮膚潮紅、流淚、流涎等症。

按摩操作說明

按摩療法以疏通經絡、祛風止痛為主。

頭部按摩操作方法

步驟一： 按摩者以右手扶患者頭部，左手拇指由上向下推揉患者左側顳前線，反覆操作8次，左右換勢重複上述操作為1個回合（圖①）。

步驟二： 按摩者以右手扶患者頭部，左手拇指自患者印堂穴由下向上推至神庭穴，然後沿髮際推至左側太陽穴，反覆操作8次，左右換勢重複上述操作為1個回合（圖②）。

步驟三： 按摩者用雙手大拇指按揉攢竹穴3次後，平放於患者額部，然後自中線向兩側分抹至太陽穴，揉按太陽穴3次，反覆操作16次為1個回合。

步驟四： 按摩者以右手扶患者頭部，左手拇指自眼眶下緣開始向外推面部，一面平行橫推，一面向下移動，直至患者下巴，反覆操作8次，左右換勢重複上述操作為1個回合（圖③）。

步驟五： 按摩者以左手扶患者頭部，右手拇指按揉患者左側目外眥穴8次，左右換勢重複上述操作為1個回合（圖④）。

耳部按摩操作方法

步驟一： 按摩者用食指中峰或側峰點住患者耳部的神門穴，推揉8次後壓按2次為1個回合。

步驟二： 按摩者用按摩棒點住患者耳部的交感穴，旋揉7次為1個回合。

步驟三： 按摩者用按摩棒點住患者耳部的大腸穴，旋揉7次，雙耳交替為1個回合。

步驟四： 按摩者用按摩棒壓揉患者耳部的上下頜穴，每側按揉8次，雙耳交替為1個回合。

步驟五： 按摩者用按摩棒點住患者耳部的面頰穴，旋揉8次，雙耳交替進行，交替1次為1個回合。

以上每個步驟均操作3個回合，完成後方進入下一個步驟。

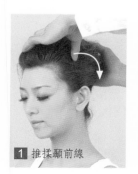

1 推揉顳前線

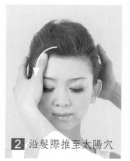

2 沿髮際推至太陽穴

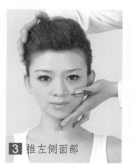

3 推左側面部

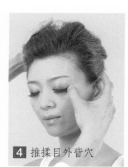

4 推揉目外眥穴

目赤腫痛

主要表現

目赤腫痛是以目赤、疼痛為主症的急性眼病。急性結膜炎，流行性結膜炎、角膜炎（紅眼病）等均可引起此症。

按摩操作說明

推拿療法以清熱明目為主。如屬外感風熱者，治易疏風散熱；肝膽火盛者，治宜疏瀉肝陽。

頭部按摩操作方法

步驟一： 按摩者以一手扶患者後腦，另一手食指按壓患者右側額旁1線、中指按壓患者額中線、無名指按壓患者左側額旁1線、其餘手指自然放置，沿線自前向後反覆推揉16次為1個回合（圖①）。

步驟二： 按摩者以一手扶患者頭部，另一手食指和中指分別對應按壓在患者的腦後雙側枕上旁線，由下向上推揉枕上旁線，反覆操作16次為1個回合（圖②）。

步驟三： 按摩者雙手掌根部擠壓旋揉頭部頂顳後斜線下1/3段周邊，以患者的右側順時針旋揉後，左側逆時針旋揉，正反方向各旋揉16圈為1個回合。

步驟四： 按摩者用雙手食指橈側，從前向後抹患者頭部兩側，反覆操作16次為1個回合（圖③）。

步驟五： 按摩者以左手扶患者頭部，右手拇指旋揉患者右側懸厘穴8次，點按3次，左右換勢重複上述操作為1個回合（圖④）。

步驟六： 按摩者以右手扶患者頭部，左手拇指旋揉患者左側陽白穴8次，點按3次，左右換勢重複上述操作為1個回合。

步驟七： 按摩者以右手扶住患者的頭部，左手拇指旋揉患者左側目窗穴8次，點按3次，左右換勢重複上述操作為1個回合。

耳部按摩操作方法

步驟一： 按摩者以拇指及食指先用輕手法捏揉患者全耳至微熱。

步驟二： 按摩者用手捏住患者耳尖處耳輪，旋揉捻捏8次、向上拉提1次。

步驟三： 按摩者用按摩棒點按患者耳部的肝穴，8次後換另一耳為1個回合。

步驟四： 按摩者用拇指、食指捏住患者耳屏尖，捻擠揉捏8次後重捏2次為1個回合。

步驟五： 按摩者用按摩棒點按患者耳部的腎上腺穴，8次後換另一耳為1個回合。

步驟六： 按摩者用按摩棒點按患者耳部的眼穴，8次後換另一耳為1個回合。

以上每個步驟均操作3個回合，完成後方進入下一個步驟。

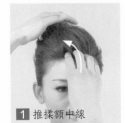

1 推揉額中線

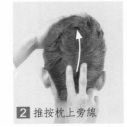

2 推按枕上旁線

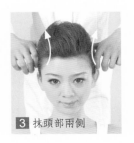

3 抹頭部兩側

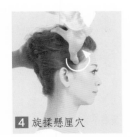

4 旋揉懸厘穴

麥粒腫

主要表現

又稱「針眼」。麥粒腫是一顆小瘤子，或者說是眼睫毛囊微小腺體中的細菌感染。如果上下眼瞼邊緣的產油腺體遭到感染，就會腫大並疼痛。麥粒腫開始很小，但它會發育成亮紅色，感覺很痛。麥粒腫的早期症狀有：眼睛裡有多砂的感覺、眼皮發紅、腫大、觸痛。

按摩操作說明

按摩以疏風清熱、解毒散結為主。如頭部按摩促進患部血液循環，加速眼部毒素的排出，從而產生清熱解毒，消炎止痛的作用。

◎頭部按摩操作方法

步驟一：按摩者以左手扶患者頭部，右手拇指按揉患者右側睛明穴8次，左右換勢重複上述動作為1個回合（圖①）。

步驟二：按摩者先以左手扶患者頭部，右手拇指用輕手法旋揉患者左側攢竹穴8次，再點按3下，左右換勢重複上述動作為1個回合（圖②）。

步驟三：按摩者先以左手拇指旋揉患者右側絲竹空穴8次，再點按3下，左右換勢，重複上述動作為1個回合（圖③）。

步驟四：按摩者以右手扶患者頭部，左手拇指旋揉患者右側承泣穴8次，再點按3下，而後左右換勢重複上述動作為1個回合（圖④）。

◎耳部按摩操作方法

步驟一：按摩者用拇指及食指捏住患者耳尖處耳輪，旋揉捻捏8次、向上拉提1次（圖⑤）。

步驟二：按摩者用按摩棒點揉患者耳部的肝穴，每側點揉8次，雙耳交替為1個回合（圖⑥）。

步驟三：按摩者用髮夾鈍端點住患者耳部的心穴，壓揉8次、點按2次，雙耳交替為1個回合（圖⑦）。

步驟四：按摩者用按摩棒捻揉患者耳部的腎上腺穴，捻揉8次後重壓2次，雙耳交替為1個回合（圖⑧）。

上述各步驟每步驟共操作3個回合。完成後再進入下一個步驟。

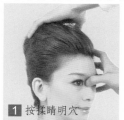

1 按揉睛明穴

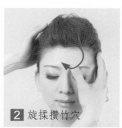

2 旋揉攢竹穴

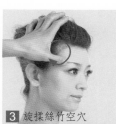

3 旋揉絲竹空穴

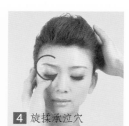

4 旋揉承泣穴

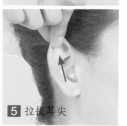

5 拉提耳尖

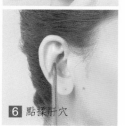

6 點揉肝穴

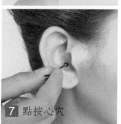

7 點按心穴

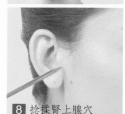

8 捻揉腎上腺穴

鼻炎、鼻竇炎

主要表現

鼻竇炎是鼻科常見病、好發病之一，中醫稱之為鼻淵，重者稱之為「腦漏」，多發生於感冒、急性鼻炎之後。

鼻炎表現為充血或者水腫。鼻炎危害極大，當影響鼻腔的生理功能時，會出現呼吸障礙、血氧濃度降低，影響其他組織和器官的功能與代謝，而出現頭暈、頭痛、記憶力下降、精神萎靡等症狀。

按摩操作說明

按摩以清熱宣肺、通利鼻竅為原則。「鼻為肺之竅」，鼻的功能是否正常，主要依賴肺氣的作用。頭部按摩能宣肺通竅，清熱消炎，增強鼻的抗病能力。

頭部按摩操作方法

步驟一：按摩者以左（或右）手扶患者後腦，右手食指（或左手無名指）按壓患者右側額旁1線、中指按壓患者額中線、無名指（或左手食指）按壓患者左側額旁1線、其餘手指自然放置，沿線區自前向後反覆推揉16個回合。

步驟二：按摩者以左手扶患者頭部，右手大拇指指腹按揉患者印堂穴，按揉8下，向患者左側太陽穴處推抹3下，左右換勢，右手扶患者頭部，左手大拇指指腹按揉患者印堂穴，按揉8下，向患者右側太陽穴處推抹3下為1個回合。共操作3個回合（圖①）。

步驟三：按摩者以左手扶患者頭部，右手拇指按揉患者左側睛明穴8次，左右換勢，以右手扶患者頭部，左手拇指按揉患者右側睛明穴8次為1個回合，操作3個回合。

步驟四：按摩者以左手（或右手）扶患者頭部，右手（或左手）拇指旋揉點按患者左側（或右側）迎香穴，旋揉8次點按1～3下為1個回合，反覆操作3個回合後左右換勢（圖②）。

步驟五：按摩者以左手（或右手）扶患者頭部，右手（或左手）拇指旋揉點按患者左側（或右側）口禾髎穴，旋揉8次點按1～3下為1個回合，反覆操作3個回合，左右換勢（圖③）。

步驟六：按摩者先以左手扶患者頭部，右手拇指旋揉點按患者左側通天穴，旋揉8次點按3下，左右換勢，再以右手扶患者頭部，左手拇指旋揉點按患者右側通天穴，旋揉8次點按3下為1個回合，共操作3個回合（圖④）。

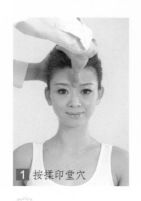
1 按揉印堂穴

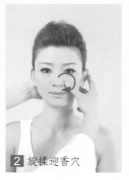
2 旋揉迎香穴

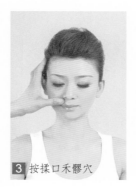
3 按揉口禾髎穴

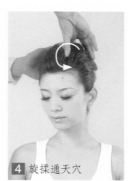
4 旋揉通天穴

齒、口、咽部病症的對症按摩法

牙痛

主要表現

　　牙痛是指牙齒因各種原因引起的疼痛，為口腔疾病常見的症狀之一，可見於西醫學的齲齒、牙髓炎、根尖周圍炎和牙本質過敏等，遇冷、熱、酸、甜等刺激時，牙痛發作或加重。

按摩操作說明

　　按摩療法是以疏通患部經氣為主。如屬風熱牙痛者，治宜疏風瀉火；胃火牙痛者，治宜清胃瀉火；腎虛牙痛者，治宜滋陰降火。

頭部按摩操作方法

步驟一：按摩者以右手扶患者頭部，左手食指、中指、無名指併攏，用三指的指腹旋揉患者左側面頰，從顴骨下方開始自上向下旋揉移行至頜角前，反覆操作8次、左右換勢重複上述操作為1個回合（圖①）。

步驟二：按摩者以左手扶患者頭部，右手拇指按揉患者左側地倉穴8次、左右換勢重複上述操作為1個回合（圖②）。

步驟三：按摩者以左手（或右手）扶患者頭部，右手（或左手）拇指旋揉點按患者右側（或左側）承漿穴，旋揉8次、點按3下，左右換勢為1個回合。

步驟四：按摩者以右手扶患者頭部，左手拇指按揉患者右側大迎穴8次，左右換勢重複上述操作為1個回合（圖③）。

步驟五：以右手扶患者頭部，左手拇指按揉患者左側頰車穴8次，左右換勢為1個回合。

步驟六：患者以右手拇指按揉天突穴8次，左右換勢重複上述動作為1個回合（圖④）。

耳部按摩操作方法

步驟一：按摩者用按摩棒點按患者耳部的胃穴，8次為1個回合。

步驟二：按摩者用按摩棒點按患者耳部的三焦穴，7次為1個回合。

步驟三：按摩者用按摩棒點按患者耳部的上下頜穴，8次為1個回合。

步驟四：按摩者用按摩棒點按患者耳部的面頰穴，8次為1個回合。

步驟五：按摩者用按摩棒點按患者耳部的牙穴，8次為1個回合。

　　以上步驟均需操作3個回合，完成後方進入下一個步驟。

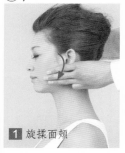
1 旋揉面頰

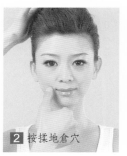
2 按揉地倉穴

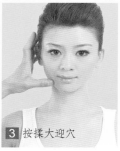
3 按揉大迎穴

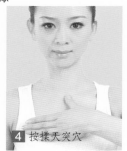
4 按揉天突穴

口腔潰瘍

主要表現

　　口腔潰瘍即口腔黏膜、舌黏膜及齒齦黏膜反覆出現潰瘍，不定期的反覆發作為其特徵，亦稱口瘡或復發性口腔潰瘍。局部灼痛，冷、熱、酸、甜刺激及語言、飲食等均可使疼痛加重。民間俗稱口腔潰瘍為上火。中醫認為本病主要是由於脾胃積熱、心火上炎或陰虛火旺所致。一般偏於心火者多發舌尖部潰瘍；偏於胃火者多發齒齦潰瘍；偏於脾經火盛者多發口脣內側潰瘍。有些患者反覆發作，非常痛苦。

按摩操作說明

　　按摩療法可借助對潰瘍周邊組織輕度的自我按摩，促進患處的血液循環，加快痊癒速度。

頭部按摩操作方法

步驟一：雙手食指指腹按揉頰車、四白、陽白、印堂、顴髎、迎香，每穴各按揉0.5～1分鐘。

步驟二：雙手食指點按翳風、風池、風府穴，每穴點按1～2分鐘，逐漸用力，以局部產生痠脹感為宜。

步驟三：點按地倉、承漿、人中穴，並做環形按揉，每穴各3～5分鐘。

步驟四：雙手拇指指腹自攢竹穴沿眉弓推至絲竹空，直至太陽穴，如此反覆操作5～10次。

步驟五：以拇指為支點，其餘4指掃散頭部兩側10～15次。

足部按摩操作方法

步驟一：拇指從外向內推左足的脾臟反射區（圖①）3～5分鐘，以局部略感溫熱為宜。

步驟二：食指扣指法推壓肝反射區（圖②），逐漸加重力道，以出現痠脹感為宜。

步驟三：食指扣指法依序壓刮腎、輸尿管及膀胱反射區，每次壓刮以出現痠脹感為宜，反覆30次（圖③）。

步驟四：食指指關節逐漸加重力道扣點膀胱反射區（圖④）25次。

步驟五：以按摩棒按壓足三里（圖⑤）、三陰交（圖⑥）、太沖（圖⑦）、湧泉（圖⑧）等穴，每穴各按壓2～3分鐘。

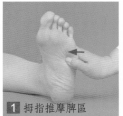

1 拇指推摩脾區

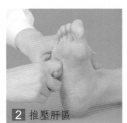

2 推壓肝區

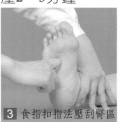

3 食指扣指法壓刮腎區

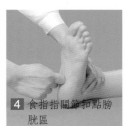

4 食指指關節扣點膀胱區

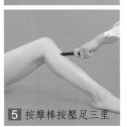

5 按摩棒按壓足三里

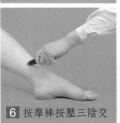

6 按摩棒按壓三陰交

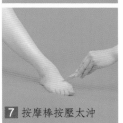

7 按摩棒按壓太沖

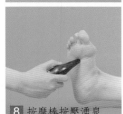

8 按摩棒按壓湧泉

咽喉腫痛

主要表現

以咽喉部一側或兩側紅腫疼痛、吞嚥不適為特徵。如起病急驟、惡寒發熱、頭痛、咽喉腫痛、吞嚥不利、口渴、便祕，舌紅者為實熱症。如起病緩慢、無熱或低熱、咽喉稍見紅腫、疼痛較輕、時病時止，或吞嚥時感覺痛楚、咽乾、入夜較重、手足心熱、舌紅苔黃者為陰虛症。

按摩操作說明

按摩療法以清熱利咽、調理肺系為主。如屬外感風熱者，治宜疏風散熱；肺胃熱甚者，治宜清瀉肺胃之火；虛火上炎者，治宜滋陰降火。

頭部按摩操作方法

步驟一：按摩者以一手扶患者頭側及腦後，另一手拇指或中指推按患者額中線，自前向後反覆操作24次為1個回合（圖①）。

步驟二：按摩者右手扶患者頭側及腦後，以左手併攏的食指、中指、無名指（主發力點在中指）旋揉患者左側人迎穴，順時針、逆時針各旋揉8次，左右換勢重複上述操作為1個回合（圖②）。

步驟三：按摩者右手扶患者頭側及腦後，以左手併攏的食指、中指、無名指旋揉患者左側水突穴，順時針、逆時針各旋揉8次，左右換勢重複上述操作為1個回合（圖③）。

步驟四：按摩者右手扶患者頭側及腦後，以左手併攏的食指、中指、無名指按揉患者左側天鼎穴，順時針旋揉8次後再逆時針旋揉8次，左右換勢重複上述操作為1個回合（圖④）。

步驟五：按摩者右手扶患者頭側及腦後，以左手併攏的食指、中指、無名指按揉患者左側扶突穴，順時針旋揉8次後再逆時針旋揉8次，左右換勢重複上述操作為1個回合（圖⑤）。

步驟六：按摩者用按摩棒推揉患者胸骨上窩天突穴，重複16次為1個回合（圖⑥）。

步驟七：按摩者以一手扶患者頭側及腦後，另一手拇指與食指捏拿患者喉結上廉泉穴對應處，反覆捏揉16次為1個回合。

步驟八：按摩者用雙手大拇指魚際部旋揉患者雙側太陽穴，右手順時針旋揉、左手逆時針旋揉8圈後，反方向再旋揉8圈為1個回合。

以上每個步驟均操作3個回合，完成後方進入下一個步驟。

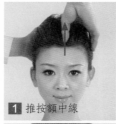

1 推按額中線

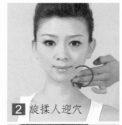

2 旋揉人迎穴

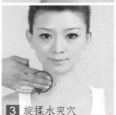

3 旋揉水突穴

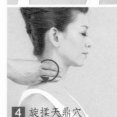

4 旋揉天鼎穴

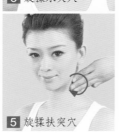

5 旋揉扶突穴

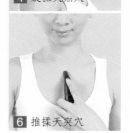

6 推揉天突穴

慢性咽炎

主要表現

慢性咽炎的主要臨床表現為咽部有異物感、乾燥、發癢、灼熱，聲音粗糙、嘶啞、失音，咽部黏膜充血、增厚等，但很少有咽痛。多因急性咽炎反覆發作，慢性扁桃腺炎，菸酒粉塵刺激及各種慢性感染所導致。

按摩操作說明

慢性咽炎的按摩療法主要是透過有效的穴位按摩，使咽喉、甲狀腺、扁桃腺、聲帶等部位的血液循環通暢，改善咽部的功能。

足部按摩操作方法

步驟一：用按摩棒推壓肺和支氣管反射區（圖①），手法從輕漸重，以出現脹痛感為宜，重複30次。

步驟二：雙手拇指推壓鼻、咽喉和氣管反射區（圖②），重複30次。

步驟三：單手拇指指腹稍用力推壓扁桃腺反射區（圖③），以出現脹痛感為宜，重複30次。

步驟四：雙拇指指腹推壓胸部淋巴腺反射區（圖④）30次。

步驟五：雙拇指扣指法按揉上、下身淋巴結（圖⑤）反射區各50次。

步驟六：右手拇指指腹按壓肺反射區（圖⑥），左手握足以助力，以出現脹痛感為宜。

步驟七：以按摩棒或指關節依次按摩腳底的太沖（圖⑦）、湧泉（圖⑧）、然谷（圖⑨）、行間（圖⑩）、懸鐘（圖⑪）、太溪（圖⑫）等穴。

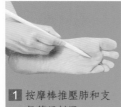
1 按摩棒推壓肺和支氣管反射區

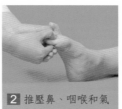
2 推壓鼻、咽喉和氣管反射區

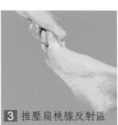
3 推壓扁桃腺反射區

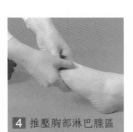
4 推壓胸部淋巴腺區

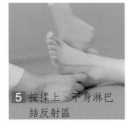
5 按揉上、下身淋巴結反射區

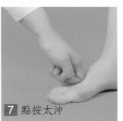
6 按壓肺反射區

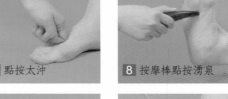
7 點按太沖

8 按摩棒點按湧泉

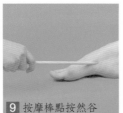
9 按摩棒點按然谷

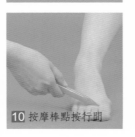
10 按摩棒點按行間

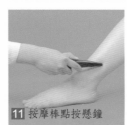
11 按摩棒點按懸鐘

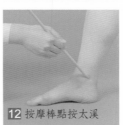
12 按摩棒點按太溪

頸肩腰背病症的對症按摩法

頸椎病

主要表現
　　多見於長期伏案工作的族群。表現為一側後頸部脹痛、頸項強直、活動受限。患者稍活動即可加重疼痛，甚至有頸肌痙攣及明確的壓痛感，疼痛有時會向頭後、肩、背部擴散。

按摩操作說明
　　按摩療法對頸椎病的改善原則是舒筋活絡、滑利關節、整復錯縫、疏通筋絡。

頭部按摩操作方法

步驟一：按摩者用雙手拿捏抓揉患者雙肩頸部斜方肌，使患者肩部肌肉放鬆（圖①）。

步驟二：按摩者以一手扶患者頭部，另一手拇指指腹自大椎穴開始沿頸後正中線向上移行，按揉直至風府穴，左右換勢重複上述動作為1個回合（圖②）。

步驟三：按摩者一手扶患者頭部，另一手拇指自患者大椎穴旁左側起，沿頸椎棘突左側向上移行推揉至枕部，再原路返回推揉移行至起點，左右換勢重複上述動作為1個回合（圖③）。

步驟四：按摩者以一手扶患者頭部，另一手大拇指和食指捏拿旋揉患者腦後風府穴，旋揉16次，點按3下，雙手交替旋揉點按為1個回合（圖④）。

步驟五：按摩者以一手扶患者頭部，另一手大拇指和食指捏拿旋揉患者腦後天柱穴，旋揉8次，點按1下，雙手交替按揉為1個回合（圖⑤）。

步驟六：按摩者以一手扶患者頭部，另一手大拇指與食指依次捏拿患者腦後雙側風池穴16次，點按雙側風池穴3下，旋揉風池穴16次。左右換勢重複上述動作為1個回合（圖⑥）。

步驟七：按摩者以一手扶患者頭部，另一手拇指旋揉點按患者右側百勞穴，旋揉8次，點按3下，雙側交替反覆按揉為1個回合。

　　以上每個步驟均操作3個回合，完成後方進入下一個步驟。

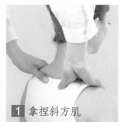
1 拿捏斜方肌

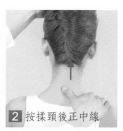
2 按揉頸後正中線

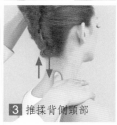
3 推揉背側頸部

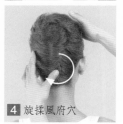
4 旋揉風府穴

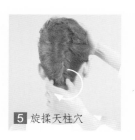
5 旋揉天柱穴

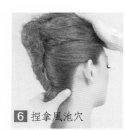
6 捏拿風池穴

落枕

落枕是急性單純性頸部強痛、頸部歪斜，不能左右轉動或前俯後仰，尤以旋轉側屈最明顯，疼痛可牽扯到肩背部，偶爾會伴有頭痛、頭脹等症狀。輕者4～5日即可自癒，重者可延長至數週不癒。如果頻繁發作，通常是頸椎病的前兆。

按摩操作說明

按摩療法對落枕的緩解原則是舒筋活血、溫經通絡。

頭部按摩操作方法

步驟一：將右手拇指、中指、無名指、小指屈曲，用食指指腹旋揉被按摩者左側氣舍穴，順時針旋揉8次後再逆時針旋揉8次，左右換勢為1個回合（圖①）。

步驟二：按摩者用右手扶患者頭側及腦後，以左手拇指旋揉被按摩者左側天容穴，順時針旋揉8次後再逆時針旋揉8次，左右換勢為1個回合（圖②）。

步驟三：按摩者以一手扶被按摩者頭部，另一手大拇指及食指按住被按摩者腦後天柱穴，旋揉8次，點按1下，雙側交替按揉為1個回合（圖③）。

步驟四：按摩者以一手扶患者頭部，另一手大拇指與食指（或中指）捏拿被按摩者腦後雙側風池穴，捏揉16次

後換勢（圖④）。

足部按摩操作方法

步驟一：按摩者用食指中峰或側峰點住被按摩者耳部的交感穴3～5秒鐘，按壓8次後鬆開為1個回合（圖⑤）。

步驟二：按摩者用牙籤等鈍頭工具點壓被按摩者耳部的頸穴3～5秒鐘，按壓8次後雙耳交替為1個回合（圖⑥）。

步驟三：按摩者用按摩棒點住被按摩者耳部的鎖骨穴3～5秒鐘，揉按8次後雙耳交替為1個回合（圖⑦）。

步驟四：按摩者用小夾子夾住被按摩者一側耳部的肩穴3～5秒鐘，鬆開，操作8次後換另一耳重複上述動作為1個回合（圖⑧）。

以上各步驟均操作3個回合，完成後方進入下一個步驟。

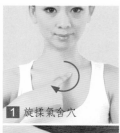
1 旋揉氣舍穴

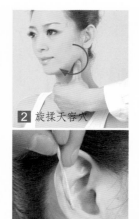
2 旋揉天容穴

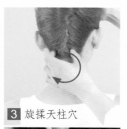
3 旋揉天柱穴

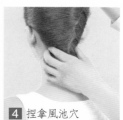
4 捏拿風池穴

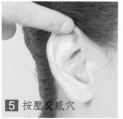
5 按壓交感穴

6 點壓頸穴

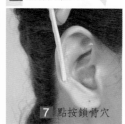
7 點按鎖骨穴

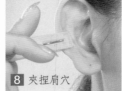
8 夾捏肩穴

肩周炎

【主要表現】

　　肩周炎以肩部疼痛和肩關節功能受限為主要特徵。早期肩關節呈陣發性疼痛，常因天氣變化及勞累而誘發，之後逐漸發展為持續性疼痛，且逐漸加重，晝輕夜重，夜不能寐，不能向患側側臥，肩關節向各個方向的主動和被動活動均受限，肩部受到牽拉時可引起劇烈疼痛。

【按摩操作說明】

　　適當的推拿按摩，不僅能減輕疼痛，而且也有利於增加活動範圍。在疼痛能忍受的範圍內，積極且有計畫地進行肩關節主動功能練習，有助於解痙、消炎、止痛。隨著活動範圍的增加，疼痛亦逐漸減輕。

足部按摩操作方法

步驟一：單食指扣指法用力推壓肩部（圖①）、肘關節反射區各50次。

步驟二：食指指關節頂壓腎上腺反射區（圖②）30次。

步驟三：推壓頸項區（圖③）、夾壓頸項反射區（圖④）各50次。

步驟四：推按斜方肌區（圖⑤）、頂壓腦幹反射區（圖⑥）各30次。

步驟五：捏指法按揉上、下身淋巴結反射區（圖⑦）各50次。

步驟六：以按摩棒輕輕按壓足三里（圖⑧）、太溪、三陰交、太沖各穴，每穴2～3分鐘，緩慢放鬆。

耳部按摩操作方法

步驟一：清潔耳部後，先輕揉耳廓部，均勻按摩，至局部皮膚紅潤。

步驟二：點壓肩、鎖骨、肘反射區3～5分鐘，力道由輕到重，以可耐受為準。

步驟三：在肩、鎖骨反射區用捏揉的方法，重複10次，雙耳交替進行。

步驟四：點壓神門、肝反射區各1～2分鐘，力道適中，不可過重。

步驟五：反覆摩擦上述重點穴位，每穴2～3次，緩慢放鬆，至局部皮膚紅潤為佳。

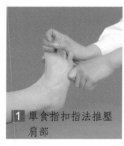
1 單食指扣指法推壓肩部

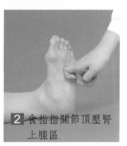
2 食指指關節頂壓腎上腺區

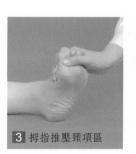
3 拇指推壓頸項區

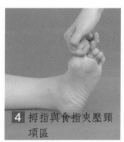
4 拇指與食指夾壓頸項區

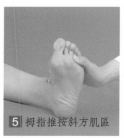
5 拇指推按斜方肌區

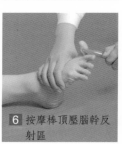
6 按摩棒頂壓腦幹反射區

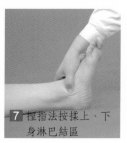
7 捏指法按揉上、下身淋巴結區

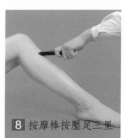
8 按摩棒按壓足三里

腰肌勞損、腰痛

主要表現

又稱為腎虛腰痛，是慢性腰腿痛中常見的疾病之一。主要臨床表現為腰或腰骶部疼痛，反覆發作，疼痛可隨氣候變化或勞累程度而變化，時輕時重，纏綿不癒。腰部可有廣泛壓痛，脊椎活動多無異常。急性發作時，各種症狀均明顯加重，並伴隨肌肉痙攣、脊椎側彎和功能活動受限。部分患者可能有下肢牽拉性疼痛，但無串痛和肌膚麻木感。疼痛的性質多為鈍痛，可侷限於一個部位，也可散佈整個背部，部分刺痛或灼痛。

按摩操作說明

鍛鍊或按摩手部反射區可輔助治療腰肌勞損，按壓手部穴位也可緩解症狀。

手部按摩操作方法

步驟一：以大拇指按揉扣頭（圖①）、腎等反射區（圖②）各2～3分鐘，至局部有痠脹感為佳。

步驟二：以手指捏住另一隻手的手掌，推摩生命線（圖③）。

步驟三：以食指和中指為鉗，捻按另一隻手的各個手指（圖④）。

步驟四：推摩肺點反射區，逐漸用力，以被按摩者感覺舒適為準（圖⑤）。

步驟五：以拇指指端或按摩棒分別點按內關（圖⑥）、魚際（圖⑦）、曲池（圖⑧）、少澤、合谷穴，每穴3～5分鐘。

足部按摩操作方法

步驟一：拇指指端按壓骶椎反射區50次，力道適中，不宜過大，以局部產生痠脹感為宜。

步驟二：單食指扣指法頂壓腎反射區30次，力道適中。

步驟三：按摩棒按壓腎上腺、腰椎、膀胱反射區各30次，力道適中。

步驟四：捏按內外肋骨反射區各30次。

步驟五：按摩棒按壓上、下身淋巴結反射區各30次。

步驟六：雙手拇指推按腹腔神經叢反射區30次。

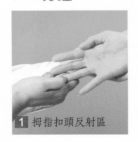
1 拇指扣頭反射區

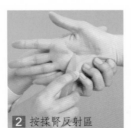
2 按揉腎反射區

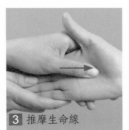
3 推摩生命線

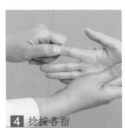
4 捻按各指

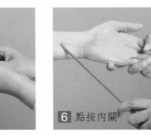
5 推摩肺點

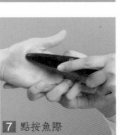
6 點按內關

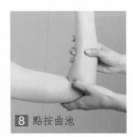
7 點按魚際

8 點按曲池

坐骨神經痛

主要表現

坐骨神經痛常發病於青壯年人，一般並無外傷損害，偶感風寒即有可能發病。疼痛往往自腰部開始向下蔓延，可突發疼痛，也可漸發或持續疼痛。疼痛一般不超過膝關節，於臀部的環跳穴有明顯的壓痛，並可沿坐骨神經走向放射至足部。長期疼痛則會導致肌肉萎縮。

按摩操作說明

按摩對緩解坐骨神經痛有明顯的作用，可沿坐骨神經走向採用滾法、擦法、按壓法、揉法，即對痛感的部位自下向上輕柔地按摩，以疏通經絡、活血化瘀，防止肌肉萎縮，然後用略重的手法進行按壓和摩擦，至皮膚發紅為止，不可過於用力，以舒適為準。

▨手部按摩操作方法

步驟一：用指關節或按摩棒推摩腎經1分鐘，以被按摩者感覺舒適為準，緩慢放鬆（圖①）。

步驟二：以手指或按摩棒點壓或掐按尾骨反射區（圖②）、坐骨神經點（圖③）、額竇反射區（圖④）、掌心（圖⑤）各2～3分鐘，逐漸用力，

力道要均勻、柔和、滲透力強。

步驟三：用拇指扣點虎口（圖⑥），以局部產生痠感為宜。

步驟四：以手指按壓或按摩棒點按合谷（圖⑦）、少商（圖⑧）、勞宮（圖⑨）、中沖（圖⑩）、八邪（圖⑪）、魚際等穴（圖⑫），每穴3～5分鐘，以局部感覺痠脹感為宜。

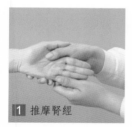
1 推摩腎經

2 點壓尾骨反射區

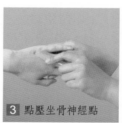
3 點壓坐骨神經點

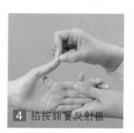
4 掐按額竇反射區

5 推摩掌心

6 扣點虎口

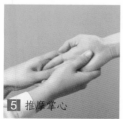
7 點按合谷

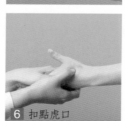
8 點按少商

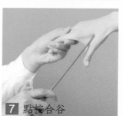
9 點按勞宮

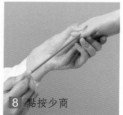
10 點按中沖

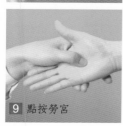
11 點按八邪

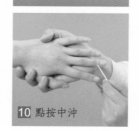
12 點按魚際

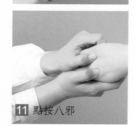
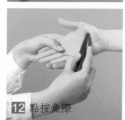

胸肺病症的對症按摩法

感冒

主要表現

俗稱「傷風」，分為風寒感冒、風熱感冒兩種類型。風寒型常見明顯惡寒、無發熱或微熱、渾身痠痛、鼻流清涕、舌苔薄白、脈浮緊；風熱型則常見發熱重、惡寒輕、頭痛、鼻流黃涕、咽紅、口乾、舌淡紅、苔黃、脈浮數。

按摩操作說明

按摩療法透過疏風解表來緩解感冒症狀。如屬風寒者，散寒宣肺；風熱者，治宜清熱利肺。

頭部按摩操作方法

步驟一： 按摩者雙掌擠按、壓揉患者頭部側面，自太陽穴開始操作，在每個點位順時針旋轉按揉8次後，再逆時針旋轉按揉8次（圖①），然後稍向後上方移位再進行上述操作，直至雙側顳肌對應區（耳上周邊頭皮部）全部按到為止（圖②）。

步驟二： 按摩者以一手扶患者後腦，另一手食指推按患者右側額旁1線、中指按壓患者額中線、無名指按壓患者左側額旁1線、其餘手指自然放置，沿線區自前向後，反覆推揉16個回合（圖③）。

步驟三： 按摩者以一手扶患者頭側及腦後，另一手拇指或中指推按患者頂中線，自前向後反覆操作16個回合（圖④）。

步驟四： 按摩者用一手扶患者腦後，另一手拇指推患者印堂至前髮際正中，反覆操作16次。

步驟五： 按摩者用一手扶患者腦後，另一手拇指自患者印堂沿左側（或右側）眉弓抹至太陽穴，同時按揉太陽穴3次，反覆操作8個回合後左右換勢，另一側也照樣操作8個回合。

步驟六： 按摩者用一手扶患者頭部，另一手拇指旋揉點按患者一側迎香穴，旋揉8次，點按1～3下，操作3個回合後左右換勢。

步驟七： 按摩者用一手扶患者頭部，另一手拇指按揉患者頭頂百會穴，旋揉8次、點按3下為1個回合，共操作3個回合即可。

步驟八： 按摩者用一手扶患者頭部，另一手拇指按揉患者腦後風府穴，旋揉8次、點按3下為1個回合，共操作3個回合即可。

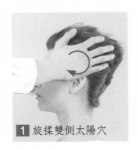
1 旋揉雙側太陽穴

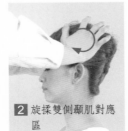
2 旋揉雙側顳肌對應區

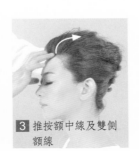
3 推按額中線及雙側額線

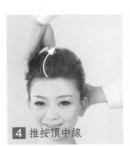
4 推按頂中線

咳嗽

主要表現

　　咳嗽往往由於外感或內傷等因素導致，以肺氣上逆，衝擊氣道，發出咳聲或咳吐痰液為主要特徵。歷代將「咳」指有聲無痰，「嗽」指有痰無聲，臨床上則多聲痰並見，故並稱咳嗽。咳嗽常見於呼吸道感染、急慢性支氣管炎、支氣管擴張、肺炎、肺結核等症。

按摩操作說明

　　推拿療法以利氣止咳為主。如屬風寒咳嗽者，治宜解表散寒；風熱咳嗽者，治宜疏風散熱；痰濕犯肺者，治宜健脾和胃、化濕滌痰；肝火犯肺者，治宜平肝降逆、清瀉肝膽之火。

耳部按摩操作方法

步驟一：按摩者以拇指及食指先用輕手法捏揉患者的全耳至微熱（圖①）。

步驟二：按摩者用拇指及食指捏住患者的耳尖處耳輪，旋揉捻捏8次、向上拉提1次。拉提時要提拽至耳尖從拇食指間脫離、耳尖彈回原位為1個回合，共操作3個回合（圖②）。

步驟三：按摩者用食指中峰或側峰點住患者耳部的神門穴，推壓揉按8次後鬆開為1個回合，反覆操作3個回合（圖③）。

步驟四：按摩者用食指中峰或側峰點住患者耳部的腎穴，拇指在耳背部與食指對捏，捏壓揉按8次後鬆開為1個回合，反覆操作3個回合（圖④）。

步驟五：按摩者用食指中峰或側峰點住患者耳部的脾穴，拇指在耳背部與食指對捏，捏壓揉按8次後鬆開為1個回合，反覆操作3個回合（圖⑤）。

步驟六：按摩者用拇指指峰點按患者耳部的肺穴，推揉8次後按壓3次為1個回合，反覆操作3個回合（圖⑥）。

步驟七：按摩者用拇指指峰點按患者耳部的支氣管穴，推揉8次後按壓3次為1個回合，反覆操作3個回合（圖⑦）。

步驟八：按摩者用拇指、食指捏住患者的耳屏尖，捻擠揉捏8次後鬆開為1個回合，反覆操作3個回合（圖⑧）。

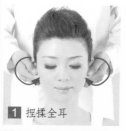

1 捏揉全耳

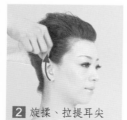

2 旋揉、拉提耳尖

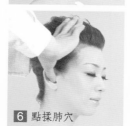

3 按揉神門穴

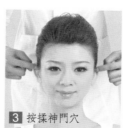

4 捏揉腎穴

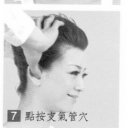

5 捏揉脾穴

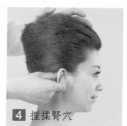

6 點揉肺穴

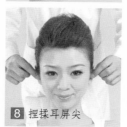

7 點按支氣管穴

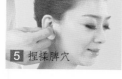

8 捏揉耳屏尖

哮喘

主要表現

　　哮與喘在症狀上有所不同。哮主要表現為呼吸急促，喉間有哮鳴聲；而喘則以呼吸困難，甚至張口抬肩為特徵。發作時二者常同時並見，其主要表現為氣急、痰鳴、咳喘、胸悶、張口抬肩，甚至難以平臥等症狀。常反覆發作，夜間尤為嚴重。常在秋、冬季節加重，夏季進入緩解期。

按摩操作說明

　　推拿以寬胸、理氣、止喘為主。

頭部按摩操作方法

步驟一：按摩者以左手扶患者後腦，右手食指按壓患者額中線、中指按壓患者左側額旁1線、無名指按壓患者左側額旁2線，沿線區自前向後反覆推揉10次為1個回合，而後左右換勢，重複上述操作（圖①）。

步驟二：按摩者以左手（或右手）扶住患者頭側及腦後，右手（或左手）拇指或中指則推按患者頂中線，自前向後反覆操作（圖②）。

步驟三：按摩者以左手扶患者頭部，右手由前向後沿患者頭部左側膽經掃散，掃散8次後左右換勢重複上述操作為1個回合（圖③）。

步驟四：按摩者以左手扶患者頭部，右手五指分開拿捏患者頭頂，由前髮際處開始自前向後移行至強間穴，反覆操作16次為1個回合（圖④）。

步驟五：按摩者以左手扶患者頭部，右手五指分開拿捏患者頭部腦後，由頭頂百會穴開始自前向後移行至枕部，反覆操作16次為1個回合。

步驟六：按摩者左手（或右手）扶患者頭部，右手（或左手）拇指旋揉點按患者左側（或右側）迎香穴，旋揉8次點按1～3下為1個回合，左右換勢重複上述操作。

步驟七：按摩者以左手（或右手）扶患者頭部，用右手（或左手）大拇指指腹或按摩工具按壓患者神庭穴，並進行順時針移行推揉，推揉8圈後再點按3下，接著沿逆時針方向重複上述操作為1個回合。

步驟八：按摩者以左手（或右手）扶患者頭部，右手（或左手）大拇指指腹按壓患者上星穴，並沿順時針移行推揉，推揉8圈後點按3下，再沿逆時針方向重複上述操作為1個回合。

　　上述各步驟均操作3個回合。完成後再進入下一個步驟。

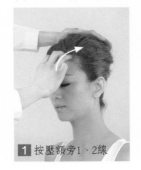
1 按壓額旁1、2線

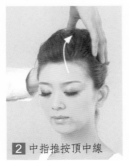
2 中指推按頂中線

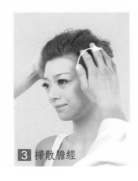
3 掃散膽經

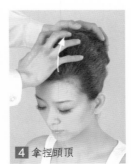
4 拿捏顱頂

胃腸肝膽病症的對症按摩法

嘔吐

主要表現

　　嘔吐常以噁心為前奏，多同時伴有流涎與反覆吞嚥動作，甚至出現面色蒼白、出汗、眩暈、低血壓與心跳過緩等。

按摩操作說明

　　按摩療法以和胃降逆、理氣止嘔為主。外邪犯胃者，解表和胃；飲食停滯者，消食化滯；痰飲內阻者，溫化痰飲；肝氣犯胃則舒肝降逆；脾胃虛寒則溫中健脾；胃陰不足則滋養胃陰。

頭部按摩操作方法

步驟一：按摩者以一手扶患者後腦，另一手食指按壓患者右側額旁2線、中指按壓患者額中線、無名指按壓患者左側額旁2線、其餘手指自然放置，沿線自前向後反覆推揉16次為1個回合（圖①）。

步驟二：按摩者以一手扶患者頭部，另一手大拇指指腹按揉患者印堂穴8下，向患者一側太陽穴處推抹3下，左右換勢重複上述動作為1個回合（圖②）。

步驟三：按摩者先以左手扶患者頭部，右手拇指旋揉點按患者左側攢竹穴，旋揉8次、點按3下後左右換勢，重複上述動作為1個回合（圖③）。

步驟四：按摩者以一手扶患者頭部，另一手拇指旋揉點按患者兌端穴，旋揉8次、點按3下為1個回合（圖④）。

耳部按摩操作方法

步驟一：按摩者用食指中峰或側峰點住患者耳部的神門穴，推揉8次後按壓2次為1個回合（圖⑤）。

步驟二：按摩者用棉花棒壓於患者耳部的幽門穴做定位旋揉按摩，旋揉7次後點按2次為1個回合（圖⑥）。

步驟三：按摩者用按摩棒點住患者耳部的胃穴，點按8次後雙耳交替為1個回合。

步驟四：按摩者用按摩棒置於患者耳甲艇後下方，力點達耳甲12區肝穴，點按8次後雙耳交替為1個回合。

　　上述各步驟均操作3個回合，完成後再進入下一個步驟。

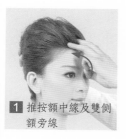

1 推按額中線及雙側額旁線

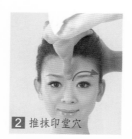

2 推抹印堂穴

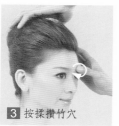

3 按揉攢竹穴

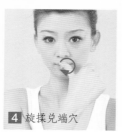

4 旋揉兌端穴

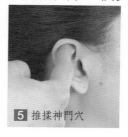

5 推揉神門穴

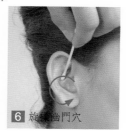

6 旋揉幽門穴

呃逆

主要表現

呃逆俗稱打嗝，是一種胸膈氣逆上沖，喉間呃呃有聲，聲短而頻，難以自制，甚則妨礙談話、睡眠等的一種症狀。呃逆常發生於健康之人身上，可自行消失。輕者持續數分鐘乃至數小時後即不治自癒；重者則晝夜不停或間歇發作，可遷延數日或數月不癒。

按摩操作說明

呃逆由多種原因引起，但總由胃氣上逆動膈而成。以和胃降逆、寬胸理氣為主，實者瀉之，虛者補之，熱者清之，寒者溫之。按摩療法對呃逆有不錯的調理功效。

手部按摩操作方法

步驟一：推摩橫膈膜反射區2～3分鐘（圖①）。

步驟二：單拇指扣點或雙拇指按壓、按揉呃逆點（圖②）、胃反射區（圖③）、脾反射區（圖④）、大腸反射區（圖⑤）。

步驟三：推摩掌心3～5分鐘，以掌心感覺痠痛感為宜。

步驟四：用拇指或按摩棒點按勞宮（圖⑥）、內關（圖⑦）、少澤（圖⑧）、合谷（圖⑨）等穴，每穴20～30次，力道不宜過大，以被按摩者可耐受為宜。

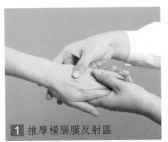
1 推摩橫膈膜反射區

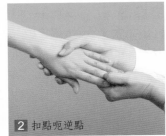
2 扣點呃逆點

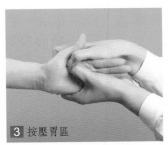
3 按壓胃區

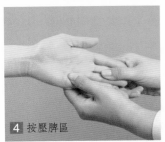
4 按壓脾區

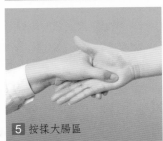
5 按揉大腸區

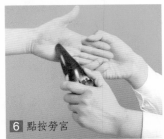
6 點按勞宮

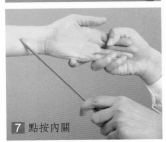
7 點按內關

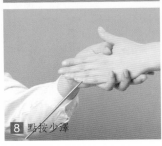
8 點按少澤

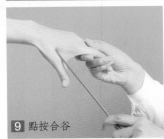
9 點按合谷

胃痛

【主要表現】
　　以上腹部疼痛為主要特徵。一般可分虛、實兩大類，常見症狀是：胃脘部疼痛，伴見噯腐吐酸或嘔吐清水、食欲不振、大便溏薄或便祕。

【按摩操作說明】
　　推拿以和胃健脾、理氣止痛為主。實症以祛邪為急，虛症以扶正為先。按摩療法透過手法作用於肌表，在經絡的傳導下，可以達到調節內臟的目的，從而使臟腑恢復其生理功能，對緩解胃脘疼痛效果良好。

頭部按摩操作方法

步驟一：按摩者以一手扶患者後腦，另一手食指按壓患者左側額旁2線、中指按壓患者額中線、無名指按壓患者右側額旁2線、其餘手指自然放置，沿線區自前向後反覆推揉16次為1個回合（圖①）。

步驟二：按摩者用左手扶患者頭部，右手拇指沿患者頭頂正中線，自神庭向百會推揉按壓，反覆操作8次為1個回合（圖②）。

步驟三：按摩者以左手扶住患者頭部，右手拇指旋揉患者左側的頭維穴8次，再點按3次，左右換勢重複上述操作為1個回合（圖③）。

步驟四：按摩者以一手扶患者頭部，另一手大拇指指腹圍繞其百會穴順時針推揉，推揉8圈後再點按3下，然後沿逆時針方向進行同樣的操作為1個回合（圖④）。

耳部按摩操作方法

步驟一：按摩者用按摩棒點住患者耳部的交感穴旋揉7次，雙耳交替為1個回合（圖⑤）。

步驟二：按摩者用按摩棒點住患者耳部的小腸穴旋揉7次，雙耳交替為1個回合（圖⑥）。

步驟三：按摩者用棉花棒點壓於患者一側耳部的十二指腸穴7次，雙耳交替為1個回合（圖⑦）。

步驟四：按摩者用按摩棒置於患者肝穴，點按8次為1個回合（圖⑧）。

　　以上每個步驟均操作3個回合，完成後再進入下一個步驟。

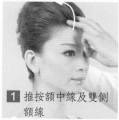
1　推按額中線及雙側額線

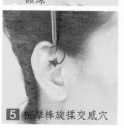
2　推頭頂正中線

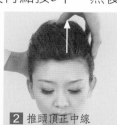
3　旋揉頭維穴

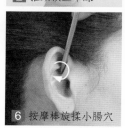
4　推揉百會穴

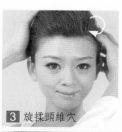
5　按摩棒旋揉交感穴

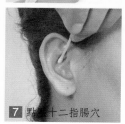
6　按摩棒旋揉小腸穴

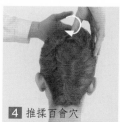
7　點按十二指腸穴

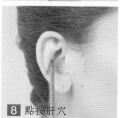
8　點按肝穴

腹痛

主要表現

腹痛指胃脘以下，恥骨毛際以上部位發生的疼痛症狀。可見於多種臟腑疾患，如痢疾、泄瀉、腸癰、婦科經帶病症等。腹痛分為全腹劇烈疼痛和定位較明顯的隱痛。全腹劇烈疼痛也稱為急腹症，表現為全腹劇痛、壓痛、反跳痛、腹壁肌肉緊張，甚至出現休克。

按摩操作說明

實症應祛邪疏導；虛症應溫陽益氣，使氣血調和，經脈通暢，通則不痛。在推拿過程中，還要注意精神、飲食之調節，以利於提高療效。

頭部按摩操作方法

步驟一：按摩者以左手扶患者後腦，右手食指按壓患者左側額旁2線、中指按患者左側額旁3線，沿線區自前向後、反覆推揉16次後左右換勢重複動作（圖①）。

步驟二：按摩者用左手扶患者頭部，右手拇指沿患者頭頂正中線，自神庭穴向百會穴推揉按壓，反覆操作8次為1個回合（圖②）。

步驟三：按摩者以左手扶患者頭部，右手拇指旋揉患者左側頭維穴8次後點按3次，左右換勢重複上述動作為1個回合（圖③）。

步驟四：按摩者以一手扶患者頭部，另一手大拇指指腹圍繞患者百會穴順時針移行推揉，推揉8圈後點按百會穴3下，再沿逆時針方向操作1遍為1個回合（圖④）。

耳部按摩操作方法

步驟一：按摩者用按摩棒按摩患者耳部的大腸穴7次，雙耳交替進行為1個回合（圖⑤）。

步驟二：按摩者用按摩棒在患者耳部的小腸穴旋揉7次，雙耳交替為1個回合（圖⑥）。

步驟三：按摩者用食指中峰或側峰點住患者耳部的腎穴，拇指在耳背部與食指對捏，捏壓揉按8次後鬆開為1個回合（圖⑦）。

步驟四：按摩者用按摩棒壓揉患者耳部的胰膽穴8次，雙耳交替為1個回合（圖⑧）。

上述各步驟均操作3個回合，完成後再進入下一個步驟。

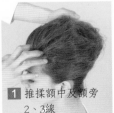

1 推揉額中及額旁2、3線

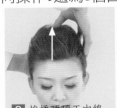

2 推揉頭頂正中線

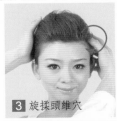

3 旋揉頭維穴

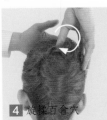

4 旋揉百會穴

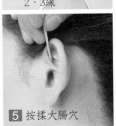

5 按揉大腸穴

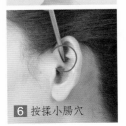

6 按揉小腸穴

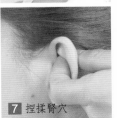

7 捏揉腎穴

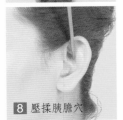

8 壓揉胰膽穴

便祕

主要表現

　　患者常以糞便乾結、排便費力或2～3天排便1次為主要症狀，在排便之時還伴有腹痛、腹脹、食欲差、噁心、疲乏無力、頭痛、眩暈，口苦、失眠等症狀。便祕在程度上有輕有重，在時間上可以是暫時的，也可以持續很長一段時間。

按摩操作說明

　　推拿以通下為主，並應根據寒熱虛實情況分別處理，以達通便之目的。生活起居、飲食、精神之調攝對本病的預防和緩解十分重要，應加以注意。

手部按摩操作方法

步驟一：拇指按揉或用按摩工具點按脾（圖①）、膽囊（圖②）、心（圖③）、胃（圖④）等反射區各1分鐘。

步驟二：拇指掐壓指根神經2～3分鐘，力道以被按摩者感覺舒適為宜（圖⑤）。

步驟三：拇指按揉或用按摩棒稍用力點按大腸（圖⑥）、小腸（圖⑦）、十二指腸（圖⑧）反射區各1～2分鐘。

耳部按摩操作方法

步驟一：按摩者用按摩棒壓住患者耳部的交感穴，做定位旋揉按摩，旋揉7次後點按2次，雙耳交替為1個回合，共操作3個回合。

步驟二：按摩者用棉花棒壓住患者耳部的直腸穴，做定位旋揉按摩，旋揉7次，雙耳交替為1個回合，共操作3個回合。

步驟三：按摩者用棉花棒壓住患者耳部的大腸穴，做定位旋揉按摩，旋揉7次，雙耳交替為1個回合，共操作3個回合。

步驟四：按摩者用按摩棒點住患者耳部的胃穴，壓揉8次後鬆開，雙耳交替為1個回合，反覆操作3個回合。

步驟五：按摩者用食指中峰或側峰點住患者耳部的脾穴，拇指在耳背部與食指對捏，捏壓揉按8次後鬆開，雙耳交替為1個回合，反覆操作3個回合。

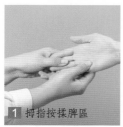

1 拇指按揉脾區

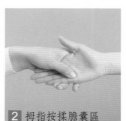

2 拇指按揉膽囊區

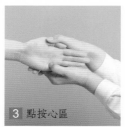

3 點按心區

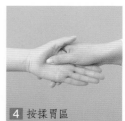

4 按揉胃區

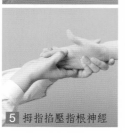

5 拇指掐壓指根神經

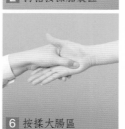

6 按揉大腸區

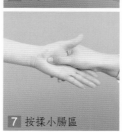

7 按揉小腸區

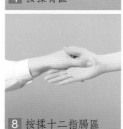

8 按揉十二指腸區

泄瀉

主要表現

　　脾胃虛弱者大便時溏瀉，稍進油膩之物則大便次數增多，食欲不振，腹腕滿悶不舒。脾腎陽虛症在黎明前，腹部作痛，腸鳴即瀉，瀉後則安。肝氣乘脾症表現為胸脇脹悶，飲食量少，每因惱怒或緊張而發生腹痛、腹瀉。

按摩操作說明

　　泄瀉的按摩療法以運脾化濕為原則。實症以祛邪化濕為主，久泄以扶正健脾為主。若虛實相兼者當扶正祛邪並施，若寒熱錯雜者當溫清並用。

頭部按摩操作方法

步驟一：按摩者以左手扶患者後腦，右手食指按壓患者額中線、中指按壓患者左側額旁2線、無名指按壓患者左側額旁3線，沿線區自前向後反覆推揉10次後再左右換勢，重複上述動作為1個回合（圖①）。

步驟二：按摩者以左手（或右手）扶患者頭側及腦後，右手（或左手）拇指或中指推按患者頂中線，自前向後反覆操作3次為1個回合（圖②）。

步驟三：按摩者先以左手扶患者頭部，右手拇指旋揉點按患者左側太陽穴，旋揉8次、點按3下後左右換勢，重複上述動作為1個回合（圖③）。

步驟四：按摩者先以右手扶患者頭部，左手拇指旋揉點按患者左側翳風穴，旋揉8次、點按3下後左右換勢，重複上述動作為1個回合（圖④）。

足部按摩操作方法

步驟一：按摩棒或拇指點壓腎（圖⑤）、輸尿管（圖⑥）、膀胱（圖⑦）反射區各30次。

步驟二：拇指指端按壓胃（圖⑧）、腹腔神經叢、小腸、升及降結腸反射區各30次。

步驟三：拇指點按十二指腸、脾、大腸、膽囊等反射區各25次。

步驟四：以按摩棒點壓商丘、太白、中封、然谷、行間、復溜等穴各3～5分鐘。

　　上述各步驟均操作3個回合，完成後再進入下一個步驟。

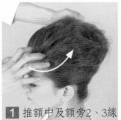

1 推額中及額旁2、3線

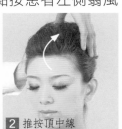

2 推按頂中線

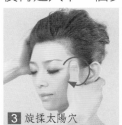

3 旋揉太陽穴

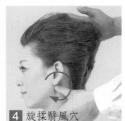

4 旋揉翳風穴

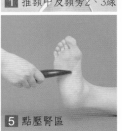

5 點壓腎區

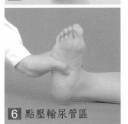

6 點壓輸尿管區

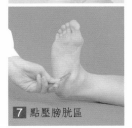

7 點壓膀胱區

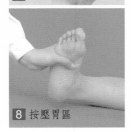

8 按壓胃區

慢性胃炎

主要表現

　　慢性胃炎以上腹胃脘部經常發生疼痛為主要特徵。其主要的症狀表現為食欲減退、上腹部不適和隱痛、噯氣、泛酸、噁心、嘔吐等。病程緩慢，反覆發作而難癒。症狀常因冷食、硬食、辛辣或其他刺激性食物而引發或加重。

按摩操作說明

　　按摩是一種緩解慢性胃炎效果較佳的中醫自然療法，可改善局部血液循環、促進胃腸蠕動、消除脹氣，故對腸胃疾病，尤其是慢性胃炎的輔助治療效果頗佳。

✿足部按摩操作方法

步驟一：按摩棒壓刮腹腔神經叢、胃、十二指腸、橫結腸（圖①）、小腸（圖②）等反射區各50次。

步驟二：單食指扣指法按揉副甲狀腺、胰（圖③）、心（圖④）、膽等反射區各50次。

步驟三：食指中節壓刮肝（圖⑤）反射區20次。

步驟四：雙拇指壓推膀胱（圖⑥）及上、下淋巴結反射區各20次。

步驟五：以拇指或其他工具推壓或按壓足三里（圖⑦）、三陰交（圖⑧）、公孫（圖⑨）、行間（圖⑩）、申脈（圖⑪）、太沖（圖⑫）等穴，每穴3～5分鐘，力道以被按摩者感覺舒適為宜。

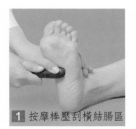

1 按摩棒壓刮橫結腸區

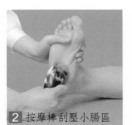

2 按摩棒刮壓小腸區

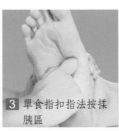

3 單食指扣指法按揉胰區

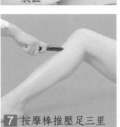

4 單食指扣指法按揉心區

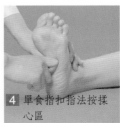

5 食指中節壓刮肝區

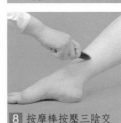

6 雙拇指壓推膀胱區

7 按摩棒推壓足三里

8 按摩棒按壓三陰交

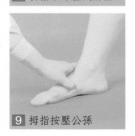

9 拇指按壓公孫

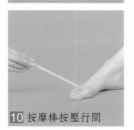

10 按摩棒按壓行間

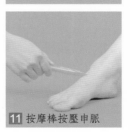

11 按摩棒按壓申脈

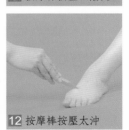

12 按摩棒按壓太沖

痔瘡

主要表現

痔有外痔、內痔、混合痔之分。外痔位於肛門外，表現為肛管皮下圓形或長圓形柔軟的突出，有時破裂後血塊凝結於皮下，則變為硬結節，血塊吸收後常遺留纖維性皮垂。內痔發生在肛管齒狀線上，最常見的症狀是無痛、便時出血、便祕、糞便乾硬、大便次數增多。混合痔兼有內外痔雙重特徵，以直腸黏膜及皮膚脫出、墜脹疼痛、反覆感染為主要症狀。

按摩操作說明

運用局部按摩法可改善局部血液循環，對消除肛門疲勞、預防和緩解痔瘡有積極作用。

手部按摩操作方法

步驟一：點按便祕治療點（圖①）、肛門區（圖②）、大腸區（圖③）、胃腸點（圖④）、小腸區（圖⑤）各3～5分鐘。

步驟二：以手指或按摩棒點按魚際、商陽（圖⑥）、內關（圖⑦）、合谷（圖⑧）、少沖等穴，以局部產生熱脹感為宜。

足部按摩操作手法

步驟一：依次點按直腸、肛門、胃、十二指腸區各100次，以局部產生熱脹感為宜。

步驟二：從足趾向足跟方向推按小腸區50次，由足跟向足趾方向推按升結腸區50次，從右向左推按橫結腸區50次，從足趾向足跟方向推按降結腸區50次，從足外側向足內側推按乙狀結腸、直腸區50次。

步驟三：依次點按腎、膀胱反射區各50次，要求同步驟一。

步驟四：由足趾向足跟方向推按輸尿管反射區50次。

步驟五：由足內側向足外側逐漸加力推按肺反射區50次。

步驟六：按揉脾、腎上腺、腹部淋巴結反射區各30次。

步驟七：按揉承山、足三里、上巨虛、下巨虛、湧泉各30次，要求同步驟一。

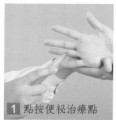

1 點按便祕治療點

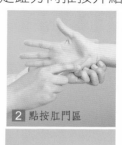

2 點按肛門區

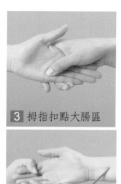

3 拇指扣點大腸區

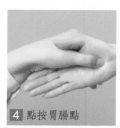

4 點按胃腸點

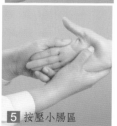

5 按壓小腸區

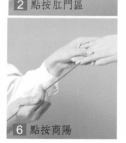

6 點按商陽

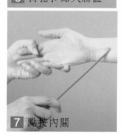

7 點按內關

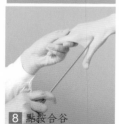

8 點按合谷

黃疸

主要表現

黃疸以目黃、膚黃、尿黃為主要症狀，尤以目睛黃染為重要特徵。其中濕與熱結則為陽黃，濕縱寒化為陰黃。陽黃主要表現為全身皮膚、面、目都呈黃色，其色鮮明、身熱口渴、小便不利、身倦喜臥。陰黃則表現為全面均黃、身黃、色澤晦暗如煙薰，身不熱、口不渴、胃中不適、肢倦、小便不利或便溏。

按摩操作說明

按摩療法以清利濕熱、溫陽健脾為主。

頭部按摩操作方法

步驟一：按摩者用棉花棒按揉患者人中穴8次（圖①），力道不宜過大，以患者可耐受為準。

步驟二：按摩者以左手（或右手）扶患者頭部，右手（或左手）大拇指旋揉患者腦後大椎穴，先順時針旋揉16次，再逆時針旋揉16次，雙手交替按揉1次為1個回合，反覆操作3個回合（圖②）。

耳部按摩操作方法

步驟一：按摩者用按摩棒置於患者對耳輪下方下腳後部，力點達耳甲11區胰膽穴，每側點按8次，雙耳交替為1個回合，反覆操作3個回合（圖③）。

步驟二：按摩者用按摩棒置於患者耳甲後下方，力點達耳甲12區肝穴，每側壓揉8次，雙耳交替為1個回合，反覆操作3個回合（圖④）。

步驟三：按摩者用食指中峰或側峰點住患者耳部的脾穴，拇指在耳背部與食指對捏，捏壓揉按8次後鬆開為1個回合，反覆操作3個回合（圖⑤）。

步驟四：按摩者用按摩棒點住患者耳部的胃穴，每側旋揉8次，雙耳交替為1個回合，反覆操作3個回合（圖⑥）。

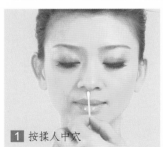

1 按揉人中穴

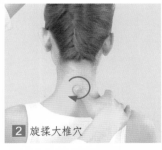

3 點按胰膽穴

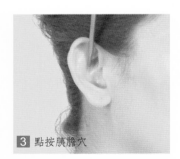

5 捏揉脾穴

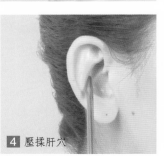

2 旋揉大椎穴

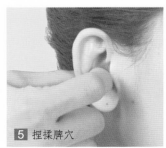

4 壓揉肝穴

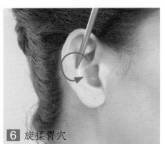

6 旋揉胃穴

膽囊炎

主要表現

本病以右脇疼痛，有時右背部痛、噁心、納差、腹脹、厭油膩等為主要特徵。症狀主要是上腹部或右上腹持續性疼痛，嚴重時可有絞痛，同時伴有右上腹的悶脹不適、或有右肩胛區疼痛、泛酸、噯氣、噁心、嘔吐、食欲不振等。

按摩操作說明

中醫理論認為，臟腑以通為用，通則不痛。中醫經絡按摩手法對非手術適應症的急慢性膽囊炎具有緩解痙攣止疼的顯著效果。

手部按摩操作方法

步驟一：點按腎反射區（圖①）2～3分鐘，至局部有脹痛感為宜。

步驟二：依次點按肝膽穴（圖②）、胸椎反射區（圖③）、胃反射區（圖④）各2～3分鐘，最後按揉三焦點（圖⑤）3～5分鐘，至局部產生痠痛感為宜。

步驟三：以按摩棒分別用力點按中泉（圖⑥）、神門（圖⑦）、外關（圖⑧）、支溝（圖⑨）、內關（圖⑩）、少沖（圖⑪）等穴，以局部產生痠痛感為宜。

步驟四：用橡皮筋將10根牙籤捆成束，用它點按掌心食指第2關節的大腸穴、手背的合谷穴、腳底小趾根部的通谷穴各1～3分鐘，每日1次。

步驟五：單拇指按於第3～5頸椎棘突旁，自上而下依序施法，左右各5遍。

步驟六：疊掌，掌根依次壓迫第5～10胸椎棘突，自上而下共5遍。

步驟七：雙拇指自上而下依次撥第5～10胸椎棘突旁的肌肉，左右各5次。

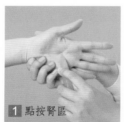
2 點按肝膽穴

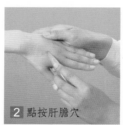
3 點按胸椎區

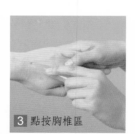
1 點按腎區

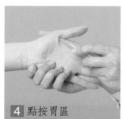
4 點按胃區

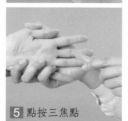
5 點按三焦點

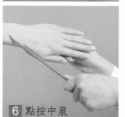
6 點按中泉

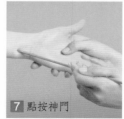
7 點按神門

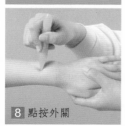
8 點按外關

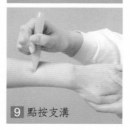
9 點按支溝

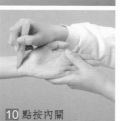
10 點按內關

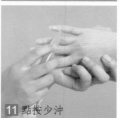
11 點按少沖

腎、膀胱病症的對症按摩法

腎病

| 主要表現 |

　　腎病的主要症狀表現為血尿、浮腫、血壓上升、有倦怠感、怕冷、怕熱等。原因不明的浮腫、疲乏、皮膚鬆懈、濕疹、疙瘩、體內發冷、腰痛等，均可懷疑為腎病損害的初期症狀。

| 按摩操作說明 |

　　腰為腎之府，腎病者會有腰痛症狀，當腎的氣血陰陽失調時，由於血液的瘀滯導致氣血不通而產生疼痛感。按摩療法可以透過疏通經絡，活絡氣血，驅除體內的寒氣，緩解腎病的各種症狀。

手部按摩操作方法

步驟一：揉按或扣點生殖腺（圖①）、輸尿管（圖②）、腎臟（圖③）、腎上腺（圖④）、心臟（圖⑤）、肝臟（圖⑥）、膀胱（圖⑦）、腹股溝（圖⑧），每個反射區按摩1～3分鐘，逐漸用力，以局部有痠脹感為佳。

步驟二：拇指推摩腎經（圖⑨）3～5分鐘，以患者可耐受為準。

步驟三：以按摩棒點按關沖（圖⑩）、陽池（圖⑪）、合谷穴（圖⑫），每穴按壓2～3分鐘，至局部產生脹痛感為宜。

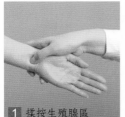
1 揉按生殖腺區

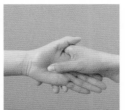
2 揉按輸尿管反射區

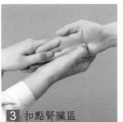
3 扣點腎臟區

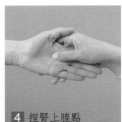
4 捏腎上腺點

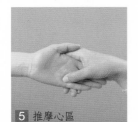
5 推摩心區

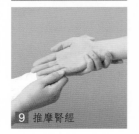
6 拇指掐壓肝點

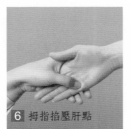
7 拇指掐壓膀胱區

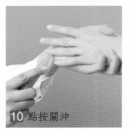
8 扣點腹股溝區

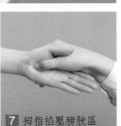
9 推摩腎經

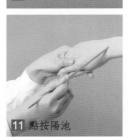
10 點按關沖

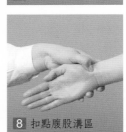
11 點按陽池

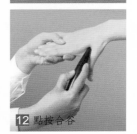
12 點按合谷

浮腫

主要表現

　　浮腫是指通身水腫，按之凹陷。若浮腫僅限於下肢，可見於足腫、妊娠水腫等。

按摩操作說明

　　男腫足，女腫面，都是比較難醫治的。脾屬土而司制水之職，腎主水，司膀胱開合，故浮腫一般多從脾腎論治，以補腎、健脾、益氣為治療大法。但不少浮腫卻由血瘀引起，所謂「血不利則為水」，根據「心主血脈」的觀點，對這類水腫，又需以溫振心陽、活血化瘀為主。按摩療法透過補腎健脾、活血化瘀，從而達到調節人體水液正常代謝的目的。

✤手部按摩操作方法

步驟一：以拇指點按胃腸點（圖①）3～5分鐘，至局部有熱脹感。

步驟二：推摩腎經（圖②）3～5分鐘，以局部產生痠脹感為宜。

步驟三：單拇指或雙拇指揉按、捏掐心點（圖③）、膀胱（圖④）、輸尿管（圖⑤）、腎反射區（圖⑥）。

步驟四：以手指或按摩棒點按或點壓勞宮（圖⑦）、神門（圖⑧）、合谷（圖⑨）、曲池（圖⑩）、內關（圖⑪）、中渚（圖⑫）等穴位，每穴1～3分鐘。

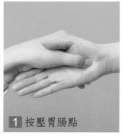
1 按壓胃腸點

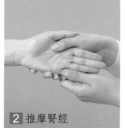
2 推摩腎經

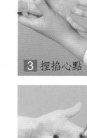
3 捏掐心點

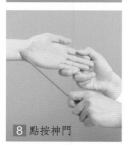
4 掐壓膀胱區

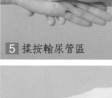
5 揉按輸尿管區

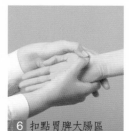
6 扣點胃脾大腸區

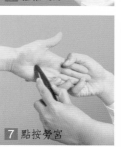
7 點按勞宮

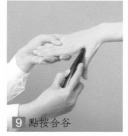
8 點按神門

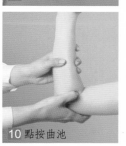
9 點按合谷

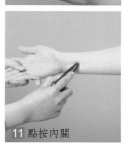
10 點按曲池

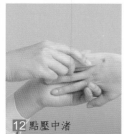
11 點按內關

12 點壓中渚

癃閉

主要表現

　　癃閉以排尿困難、點滴而下甚至小便閉塞不通為主要特徵。「癃」是指小便不利、點滴而下，病勢較緩；「閉」是指小便不通、欲溲不下，病勢較急。癃與閉雖有區別，但只是程度上的不同，故常合稱癃閉。

按摩操作說明

　　按摩療法以通利為主。實症宜清利濕熱、散瘀結、清肺熱、利氣機以通水道；虛症以補脾腎、助氣化，達到氣化得行、小便自通的目的。

頭部按摩操作方法

步驟一：按摩者以一手扶患者後腦，另一手拇指按壓患者左側額旁3線、食指按壓患者額中線、中指按壓患者右側額旁3線、其餘手指自然放置，沿線區自前向後反覆推揉16次為1個回合（圖①）。

步驟二：按摩者以左手扶患者頭部，右手大拇指指腹按揉患者印堂穴，按揉8下，向患者左側太陽穴處推抹3下，左右換勢重複上述動作為1個回合（圖②）。

步驟三：按摩者以一手扶患者頭部，另一手大拇指指腹按壓患者前頂穴，並沿順時針方向移行推揉，推揉8圈後點按3下，再沿逆時針方向操作1遍為1個回合（圖③）。

步驟四：按摩者以一手扶患者頭部，另一手大拇指指腹圍繞患者百會穴以順時針方向移行推揉，推揉8圈後點按百會3下，再沿逆時針方向操作1遍為1個回合（圖④）。

耳部按摩操作方法

步驟一：按摩者用食指中峰或側峰點住患者耳部的神門穴，推揉8次後按壓2次為1個回合（圖⑤）。

步驟二：按摩者用按摩棒壓於患者耳部的外生殖器區，做定位旋揉按摩，旋揉7次後點按2次，雙耳交替為1個回合（圖⑥）。

步驟三：按摩者用按摩棒壓於患者耳部的尿道區，旋揉按壓7次，雙耳輪換為1個回合。

步驟四：按摩者用按摩棒點壓患者耳部的膀胱區，旋揉8次後鬆開，雙耳交替為1個回合。

　　以上各步驟均操作3個回合，完成後再進入下一個步驟。

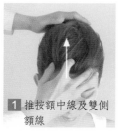

1 推按額中線及雙側額線

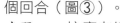

2 推抹印堂穴

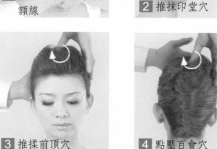

3 推揉前頂穴

4 點壓百會穴

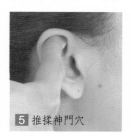

5 推揉神門穴

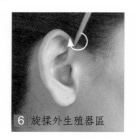

6 旋揉外生殖器區

皮膚病症的對症按摩法

斑禿

主要表現

斑禿以毛髮突然發生局部性斑狀脫落、局部皮膚正常、無自覺症狀為主要特徵，表現為患部頭髮迅速地成片脫落，境界清楚，呈圓型或不規則形狀，小如指甲，大如錢幣，一至數個不等，皮膚平滑有光澤。脫髮局部既無炎症，也無自覺症狀，常在無意中發現。少數病情較重者除頭髮完全脫落外，眉毛、睫毛、鬍鬚、腋毛、陰毛等亦相繼脫落，形成全禿。發病前多有精神緊張或精神創傷史。

按摩操作說明

按摩療法以活血養血、祛風補腎為原則，透過對頭皮的刺激可以改善頭皮的血液循環和各組織細胞的情況，調節組織的新陳代謝，促進新髮的生長，對斑禿的改善有一定的作用。

手部按摩操作方法

步驟一：點按或推按胃腸點（圖①）、肝點（圖②），各點按10次，推按速度以每分鐘30～60次為宜。

步驟二：推摩腎經（圖③）2～3分鐘，以局部感覺有熱脹感為宜。

步驟三：按壓脾胃大腸區（圖④）、扣點心包區（圖⑤）、血壓區（圖⑥）至局部有熱脹感為宜。

步驟四：取神門（圖⑦）、關沖（圖⑧）、勞宮（圖⑨）、內關（圖⑩）、合谷（圖⑪），每穴以拇指或按摩棒點按約2～3分鐘，以局部有痠脹感為宜。

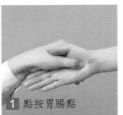
1 點按胃腸點

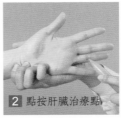
2 點按肝臟治療點

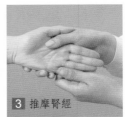
3 推摩腎經

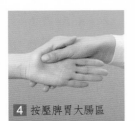
4 按壓脾胃大腸區

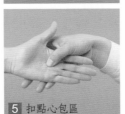
5 扣點心包區

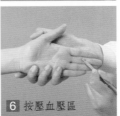
6 按壓血壓區

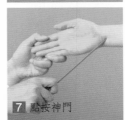
7 點按神門

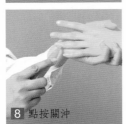
8 點按關沖

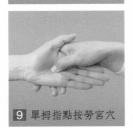
9 單拇指點按勞宮穴

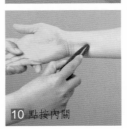
10 點按內關

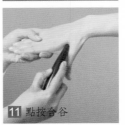
11 點按合谷

白髮

主要表現

　　白髮以頭髮部分或全部變白為主要特徵，先天性白髮常有家族遺傳史，後天性白髮可表現為局部性斑狀白髮，或表現為白髮夾雜於正常黑髮之中，亦可能黑髮全部變白。生理性白髮如果在30歲前發生，即為不正常，稱為少白頭。

按摩操作說明

　　按摩療法可以促進毛囊局部的血液循環，增強毛囊中黑細胞的營養和代謝，使其更加活躍，促進黑色素顆粒的合成，從而使頭髮變黑。但按摩療法需要長期堅持，堅持一段時間後必然能發現白髮少了很多。

手部按摩操作方法

步驟一：按壓或扣點心點（圖①）、腎點（圖②）、十宣（圖③）各3～5分鐘。

步驟二：推摩手掌心（圖④）2分鐘，逐漸用力，以局部產生痠脹感為宜。

步驟三：點按命門穴（圖⑤）2～3分鐘，以局部產生輕痛感為宜。

步驟四：中指與食指屈曲相對夾捻患者各指（圖⑥），以患者能忍受為準。

步驟五：以手指指關節或按摩棒點按關沖（圖⑦）、陽池（圖⑧）、商陽、合谷等穴各2～3分鐘，至局部產生輕微痛感為宜。

頭部按摩操作方法

步驟一：自己將雙手指尖放在耳後，然後以最小的幅度向上移動，直至頭頂。

步驟二：自己將指尖放在耳前的髮際上，利用指尖向上做畫圓圈運動，直至頭頂。

步驟三：自己將指尖放在頭後，從頂部中央的髮際向上慢慢移動，直至頭頂。

步驟四：自己將整個手掌蓋在頭後部，從兩側移到耳前部位，向上按摩到前額中央，再從前向後到頭頂。

步驟五：按摩者雙手擦揉被按摩者的頭皮，如洗髮狀，逐漸遍及全部頭髮。

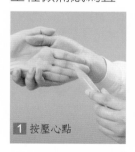

1 按壓心點

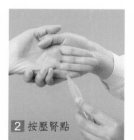

2 按壓腎點

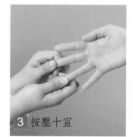

3 按壓十宣

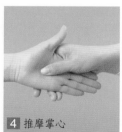

4 推摩掌心

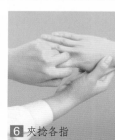

5 點按命門

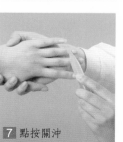

6 夾捻各指

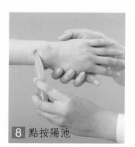

7 點按關沖

8 點按陽池

乾燥症

主要表現

　　乾燥症是以乾眼症、乾口症、外分泌腺腫大等為主的一種慢性的自身免疫性結締組織疾病，可發生於各個年齡段，但以中年後發病居多，且女性發病率高於男性。

按摩操作說明

　　按摩是一種強弱適宜的刺激，它採用生津養血、潤燥解毒、化瘀通絡等方法，調整機體紊亂的免疫功能，以促進血液循環，使皮脂和汗液分泌正常，增強皮下組織的功能，使皮膚更具活力。所以，按摩在恢復皮膚疲勞、滋潤肌膚方面有很理想的效果。

手部按摩操作方法

步驟一：推摩手背虎口處（圖①）1～2分鐘，再用拇指扣點虎口（圖②）1～2分鐘，以虎口處出現脹痛感為宜。

步驟二：以拇指指尖按壓掌指關節背面（圖③）、掐捏手指甲根角（圖④）、掐壓指根神經（圖⑤）各1～2分鐘。

步驟三：推摩掌心（圖⑥）3～5分鐘，至局部產生痠脹感為佳。

步驟四：取勞宮（圖⑦）、合谷（圖⑧）、商陽（圖⑨）、魚際（圖⑩）、八邪（圖⑪）、曲池（圖⑫）等穴，以拇指或按摩棒點按，每穴點按2～3分鐘，以局部有輕微痛感為宜。

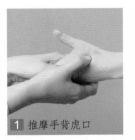
1 推摩手背虎口

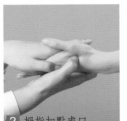
2 拇指扣點虎口

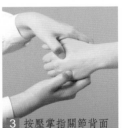
3 按壓掌指關節背面

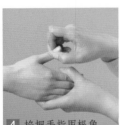
4 掐捏手指甲根角

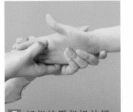
5 拇指掐壓指根神經

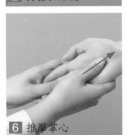
6 推摩掌心

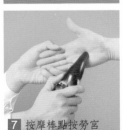
7 按摩棒點按勞宮

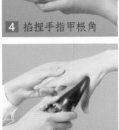
8 按摩棒點按合谷

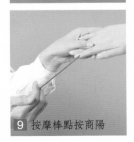
9 按摩棒點按商陽

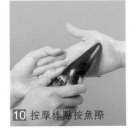
10 按摩棒點按魚際

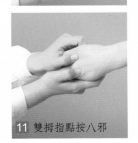
11 雙拇指點按八邪

12 單拇指點按曲池

痤瘡

主要表現

痤瘡多發於皮脂腺分布密集的頭、頸、背、臀等處。併發感染時，囊腫表面和周圍有炎症反應，局部呈現疼痛、紅腫和觸痛。破潰後溢出白色豆渣狀物，伴有惡臭。炎症消褪後，破潰處又可癒合，囊腫重新充盈。

按摩操作說明

按摩能夠清熱瀉肺，和胃調節腸道，加強排泄功能，排除體內多餘的皮脂及其代謝產物，還能夠調節內分泌腺的活動，平衡激素水準，從而減少性激素分泌。

足部按摩操作方法

步驟一：單食指扣拳法逐漸加力推壓肺和支氣管（圖①）、額竇（圖②）、副甲狀腺（圖③）反射區各50次。

步驟二：按揉肝臟（圖④）、脾臟反射區各50次。

步驟三：按摩棒點壓腦下垂體（圖⑤）反射區50次。

步驟四：按摩棒稍用力刮壓直腸、肛門（圖⑥）反射區50次。

步驟五：按摩棒稍用力壓刮子宮或前列腺（圖⑦）反射區，每次以出現脹痛感為宜，反覆操作30次。

步驟六：單食指扣指法稍用力頂壓腎上腺（圖⑧）反射區，動作宜緩慢，使其有血液回流的感覺。

步驟七：以按摩棒點按行間（圖⑨）、太沖（圖⑩）、解溪（圖⑪）、京骨（圖⑫）等穴各2～3分鐘，以被按摩者感覺舒適為宜。

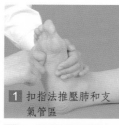

1 扣指法推壓肺和支氣管區

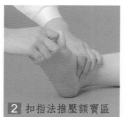

2 扣指法推壓額竇區

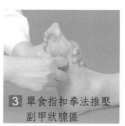

3 單食指扣拳法推壓副甲狀腺區

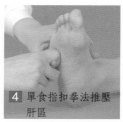

4 單食指扣拳法推壓肝區

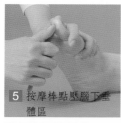

5 按摩棒點壓腦下垂體區

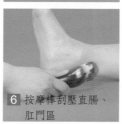

6 按摩棒刮壓直腸、肛門區

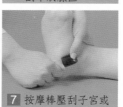

7 按摩棒壓刮子宮或前列腺反射區

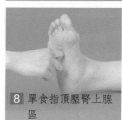

8 單食指頂壓腎上腺區

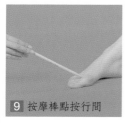

9 按摩棒點按行間

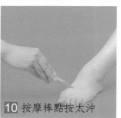

10 按摩棒點按太沖

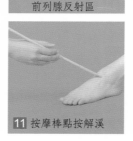

11 按摩棒點按解溪

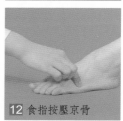

12 食指按壓京骨

皮膚粗糙

主要表現

皮膚和心理狀態有著密切關聯，如果長期憂鬱、憂愁，皮膚容易變得粗糙。熱戀中的女性，皮膚卻特別光滑細嫩，這是因為此時的腎上腺功能特別發達，以致激素的分泌特別旺盛。

按摩操作說明

使用按摩療法，能刺激激素的分泌，使皮膚細嫩柔滑，不再有粗糙的現象。甲狀腺反射區有促進激素分泌的功能，胃、十二指腸、直腸反射區有調整胃腸狀態的功能，都是防止皮膚粗糙的重要反射帶。按摩腎臟反射區時，尿酸易被溶化，廢物也會很容易排出體外，所以按摩具有淨化皮膚的作用。

手部按摩操作方法

步驟一：扣點或按壓腎上腺反射區（圖①）、大腸區（圖②）、脾區（圖③）、腎區（圖④）、胃腸點（圖⑤）各20～30次，至局部有熱脹感為宜。

步驟二：取神門（圖⑥）、大陵（圖⑦）、二間（圖⑧）、陽池（圖⑨）、合谷（圖⑩）等穴，每穴點按2～3分鐘。

頭部按摩操作方法

步驟一：將臉洗淨，趁皮膚沒有乾透，將適量食鹽塗在鼻子上，用手由下而上進行畫圈按摩。10分鐘後，用清水洗淨。

步驟二：用中指與無名指的指腹按以下順序推擦揉摩，並同時向上方畫圈：第一層是承漿→頰車；第二層是聽宮→顴髎→天容→天窗；第三層是迎香→太陽，並在每一層的起止穴位停留點按揉一會兒。

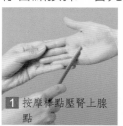
1 按摩棒點壓腎上腺點

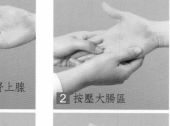
2 按壓大腸區

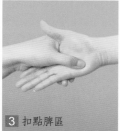
3 扣點脾區

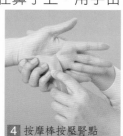
4 按摩棒按壓腎點

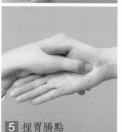
5 捏胃腸點

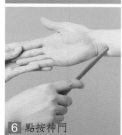
6 點按神門

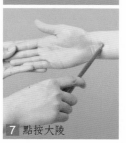
7 點按大陵

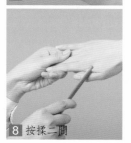
8 按揉二間

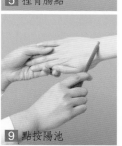
9 點按陽池

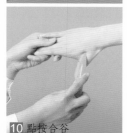
10 點按合谷

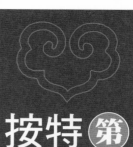

第五章

特定族群的對症按摩法

在家庭中，由家庭成員互相進行按摩保健和輔療，既安全有效，又可收到活動肢體、舒緩疲勞疼痛、增進夫妻感情等多重功效。夫妻雙方、老年人、幼兒等族群的許多不適和一些常見病、慢性病都可在溫馨、親密的家庭按摩中獲得良效。

女性病症的對症按摩法

早孕反應

主要表現

　　部分孕婦在妊娠時會出現輕度噁心、頭暈、體倦及晨間起床後空腹狀態發生嘔吐等現象，這是妊娠初期常見的反應，一般可不做疾病處理，在妊娠12週左右會自然消失。一般來說，出現嚴重的頻繁嘔吐，且不能進食、進水，以致營養受到嚴重影響者，則視為妊娠嘔吐。

按摩操作說明

　　穴位按摩法是緩解早孕反應的一種簡便療法，可由孕婦自己或丈夫在相關穴位按摩，有助於止吐。

✥手部按摩操作方法

步驟一：拇指點按虎口（圖①）、掌前間（圖②），並用拇、食指對捏指甲根角（圖③）等處，力道適中即可。

步驟二：以一手的食指與中指作鉗狀夾揉患者食指（圖④），力道宜適中。

步驟三：推摩掌心（圖⑤）2～3分鐘，左右手交替進行。

步驟四：按壓前臂中線（圖⑥）3～5分鐘，力道以患者可耐受為準。

步驟五：取勞宮（圖⑦）、合谷（圖⑧）、內關（圖⑨）、魚際（圖⑩）、八邪（圖⑪）、曲池（圖⑫）等穴位以手指點按或以按摩棒按壓，每穴2～3分鐘。

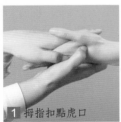

1 拇指扣點虎口

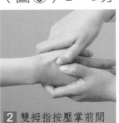

2 雙拇指按壓掌前間

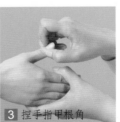

3 捏手指甲根角

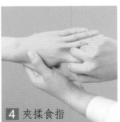

4 夾揉食指

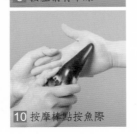

5 推摩掌心

6 按壓前臂中線

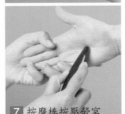

7 按摩棒按壓勞宮

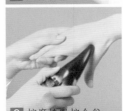

8 按摩棒點按合谷

9 按摩棒點按內關

10 按摩棒點按魚際

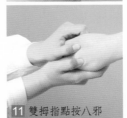

11 雙拇指點按八邪

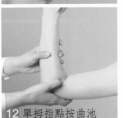

12 單拇指點按曲池

<table>
<tr><td>經前期綜合症</td></tr>
</table>

主要表現

育齡女性在月經前7～14天反覆出現一系列精神、行為及體質等方面的異常症狀，月經來潮後症狀會迅速消失。經前期綜合症症狀多達150餘種，但患者並不都具備所有症狀，每個人有各自的突出症狀，嚴重程度也因人、因時而異，病期持續長短不一，少數女性可持續10年以上。

按摩操作說明

按摩療法透過手法施力作用於體表的特定部位，從而直接影響局部。手法操作的動態訊息可以反射性地影響津液、氣血、臟腑生理及病理狀態，從而產生全身調治作用。

手部按摩操作方法

步驟一：拇指點按虎口（圖①）3～5分鐘，力道以輕為佳。

步驟二：用按摩棒點按合谷穴（圖②）2～3分鐘，以局部有痠脹感為佳。

步驟三：雙拇指端推壓掌指關節（圖③）20～30次，推壓速度為每分鐘20～40次。

步驟四：拇指指尖扣點第2、3掌骨掌側（圖④）20～30次。

步驟五：以食指和中指用力夾揉小指（圖⑤）1～2分鐘，以局部有輕微的疼痛感為最佳。

步驟六：推摩掌心2～3分鐘（圖⑥）。

步驟七：取合谷（圖⑦）、勞宮（圖⑧）、八邪（圖⑨）、內關（圖⑩）、陽溪（圖⑪）、少商（圖⑫）等穴，以手指或按摩棒各點按2～3分鐘，以局部有輕痛感為宜。

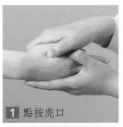
1 點按虎口

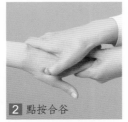
2 點按合谷

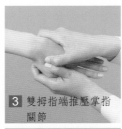
3 雙拇指端推壓掌指關節

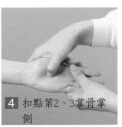
4 扣點第2、3掌骨掌側

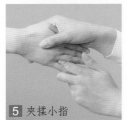
5 夾揉小指

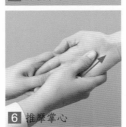
6 推摩掌心

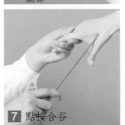
7 點按合谷

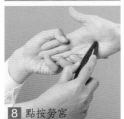
8 點按勞宮

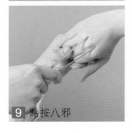
9 點按八邪

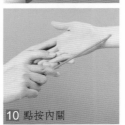
10 點按內關

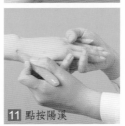
11 點按陽溪

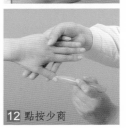
12 點按少商

痛經

主要表現

痛經又稱經行腹痛，以女性在經期或行經前後（1週以內）出現週期性小腹疼痛或痛引腰骶為主要特徵，並伴有其他不適，以致影響工作及生活的非器質性疾患。痛經隨月經週期而發生，嚴重者可伴有嘔吐、冷汗淋漓、手足厥冷，甚至昏厥，給工作和生活帶來極大的影響。

按摩操作說明

痛經的預防和緩解原則是行氣散寒、通經止痛。

足部按摩操作方法

步驟一：右手食指指關節頂壓腎上腺（圖①）反射區30次，左手握足以助力，逐漸加重力道至出現脹痛感為宜。

步驟二：食指指關節壓刮腹腔神經叢反射區，以出現脹痛感為宜。

步驟三：按摩棒點壓小腦及腦幹（圖②）反射區，力道應從輕到重，以出現脹痛感為宜，反覆頂壓30次。

步驟四：按摩棒尖端用力點壓腦下垂體（圖③）反射區，反覆點壓30次。

步驟五：牽引五趾，同時夾壓各趾額竇（圖④）反射區，反覆夾壓30次。

步驟六：按摩棒點壓生殖腺（圖⑤）反射區30次，至出現脹痛感為宜。

步驟七：按摩棒壓刮子宮反射區，至出現脹痛感為宜，反覆壓刮30次。

耳部按摩操作方法

步驟一：按摩者用按摩棒點住患者耳部的內生殖器穴，旋揉8次後按壓2次，雙耳交替為1個回合，反覆操作3個回合（圖⑥）。

步驟二：按摩者用食指中峰或側峰點住患者耳部的腎穴，拇指在耳背部與食指對捏，捏壓揉按8次後鬆開為1個回合，反覆操作3個回合（圖⑦）。

步驟三：按摩者用按摩棒置於患者的耳甲後下方，力點達耳甲12區肝穴，旋揉8次後點按2次，雙耳交替為1個回合，共操作3個回合（圖⑧）。

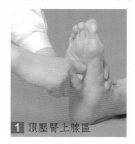

1 頂壓腎上腺區

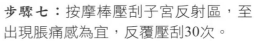

2 頂壓小腦及腦幹區

3 點壓腦下垂體區

4 夾壓額竇區

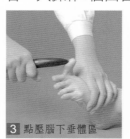

5 點壓生殖腺區

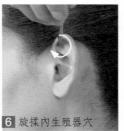

6 旋揉內生殖器穴

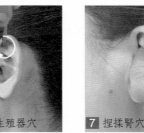

7 捏揉腎穴

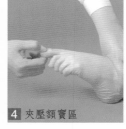

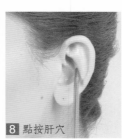

8 點按肝穴

停經前後諸症期

【主要表現】

　　女性在49歲左右月經開始終止，稱為「停經」。有些中年女性在停經前後會出現一些與停經有關的症狀，如眩暈耳鳴、烘熱汗出、心悸失眠、煩躁易怒、潮熱、面目或下肢浮腫、納呆、便溏、月經紊亂、情志不寧等。這些症候往往輕重不一，參差出現，持續時間或長或短，嚴重者可影響生活和工作。

【按摩操作說明】

　　按摩療法以滋補肝腎、調理沖任為主。

🔲 頭部按摩操作方法

步驟一：按摩者以左手扶患者後腦，右手食指按壓患者額中線、中指按壓患者左側額旁1線、無名指按壓患者左側額旁2線、小拇指按壓患者左側額旁3線，沿線自前向後反覆推揉10次後左右換勢，重複上述操作為1個回合（圖①）。

步驟二：按摩者用左手扶患者頭部，右手拇指沿患者頭頂正中線，自患者神庭穴向百會穴推揉按壓，反覆操作16次為1個回合（圖②）。

步驟三：按摩者以左手扶患者頭部，右手大拇指指腹按揉患者印堂穴，按揉8下後向患者左側太陽穴處推抹3下，左右換勢，重複上述操作為1個回合（圖③）。

步驟四：按摩者先以左手扶患者頭部，右手拇指旋揉點按患者左側攢竹穴，旋揉8次、點按3下，左右換勢，重複上述動作為1個回合（圖④）。

步驟五：按摩者用雙手大魚際部位按揉患者雙側太陽穴，右手順時針、左手逆時針旋揉8圈後，反方向再旋揉8圈為1個回合（圖⑤）。

步驟六：按摩者以左手（或右手）扶患者頭部，右手（或左手）大拇指指腹按壓神庭穴順時針移行推揉，旋揉8圈後點按3下，再沿逆時針方向旋揉按壓神庭穴8圈後點按3下為1個回合（圖⑥）。

步驟七：按摩者以左手扶患者頭部，右手拇指指腹輕輕旋揉點按患者左側率谷穴，旋揉8次、點按3下，左右換勢，再以右手扶患者頭部，左手拇指旋揉點按患者右側率谷穴，旋揉8次、點按3下為1個回合。

　　以上每個步驟均操作3個回合，完成後再進入下一個步驟。

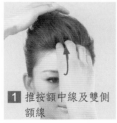

1 推按額中線及雙側額線

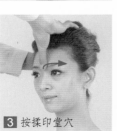

2 推揉頭頂正中線

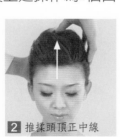

3 按揉印堂穴

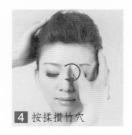

4 按揉攢竹穴

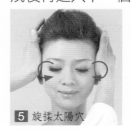

5 旋揉太陽穴

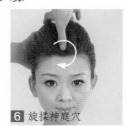

6 旋揉神庭穴

子宮脫垂

主要表現

　　子宮脫垂是婦科常見疾病之一。本病以子宮沿陰道下降到坐骨棘水平以下的陰道口，或脫出陰道口外為主要特徵。患者自覺的症狀有小腹脹痛、下身重墜、腰痠背痛、尿頻、尿失禁或排尿困難、白帶增多等。

按摩操作說明

　　按摩療法改善和緩解子宮脫垂的原則是補脾益腎、固攝胞宮。

頭部按摩操作方法

步驟一：按摩者以左手扶患者後腦，右手拇指按壓患者右側額旁3線、中指按壓患者左側額旁3線，沿線區自前向後反覆推揉16次（圖①）。

步驟二：按摩者以左手扶患者頭部，右手拇指旋揉點按患者左側承泣穴，旋揉8次、點按3下，左右換勢為1個回合，共操作3個回合（圖②）。

步驟三：按摩者以左手（或右手）扶患者頭部，右手（或左手）拇指旋揉點按患者前額上方囟會穴，旋揉8次、點按3下為1個回合，共操作3個回合（圖③）。

步驟四：按摩者以左手（或右手）扶患者頭部，右手（或左手）大拇指指腹圍繞患者百會穴順時針移行推揉，推揉8圈後點按百會穴3下，再沿逆時針方向操作為1個回合，共操作3個回合（圖④）。

耳部按摩操作方法

步驟一：按摩者用按摩棒壓於患者耳部的交感穴，旋揉7次為1個回合，共操作3個回合（圖⑤）。

步驟二：按摩者用按摩棒壓於患者耳部的外生殖器穴處旋揉7次，雙耳交替為1個回合，共操作3個回合（圖⑥）。

步驟三：按摩者用按摩棒點住患者耳部的內生殖器穴，推揉8次，雙耳交替為1個回合，反覆操作3個回合（圖⑦）。

步驟四：按摩者用食指中峰或側峰點住患者耳部的腎穴，拇指與食指對捏，捏揉8次為1個回合，反覆操作3個回合（圖⑧）。

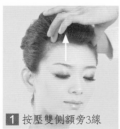

1 按壓雙側額旁3線

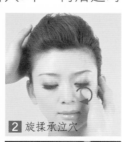

2 旋揉承泣穴

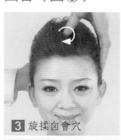

3 旋揉囟會穴

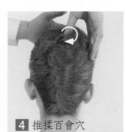

4 推揉百會穴

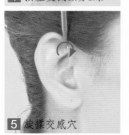

5 旋揉交感穴

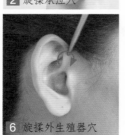

6 旋揉外生殖器穴

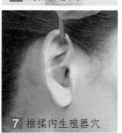

7 推揉內生殖器穴

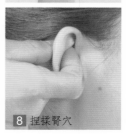

8 捏揉腎穴

更年期綜合症

主要表現

　　45～55歲的女性在停經前後會出現一些症狀，如月經變化、面色潮紅、心悸、失眠、乏力、憂鬱、多慮、情緒不穩定、易激動、注意力難以集中、肥胖等，稱為更年期綜合症。常伴有心血管系統疾患、神經系統疾患、骨質疏鬆等不同表現。

按摩操作說明

　　少數女性由於機體不能很快適應，症狀比較明顯，但一般並不需要特殊治療，平時加以調理並用按摩方法輔助調理就能緩解症狀。

足部按摩操作方法

步驟一：拇指指腹推壓額竇（圖①）、甲狀腺、腹腔神經叢反射區各50次。

步驟二：握足扣指法按揉腦下垂體、生殖腺（足底）反射區各50次。

步驟三：扣指法推壓頸項反射區30次。

步驟四：單食指扣拳法按揉腎上腺（圖②）、副甲狀腺、肝、脾、腎（圖③）反射區各50次。

步驟五：手指點按子宮（圖④）、生殖腺反射區各50次。

步驟六：捏指法推壓骶椎反射區30次（圖⑤）。

步驟七：食指扣點膀胱反射區25次（圖⑥）。

步驟八：以按摩棒分別點按太溪（圖⑦）、湧泉（圖⑧），中指撥三陰交（圖⑨）等穴各2～3分鐘，至局部有痠脹感。

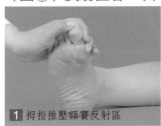

1 拇指推壓額竇反射區

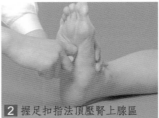

4 手指點按子宮區

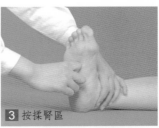

7 按摩棒點按太溪

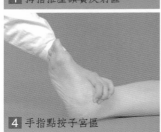

2 握足扣指法頂壓腎上腺區

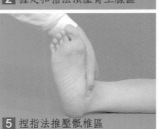

5 捏指法推壓骶椎區

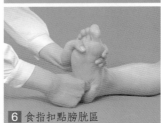

8 按摩棒點按湧泉

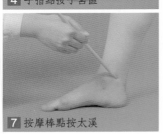

3 按揉腎區

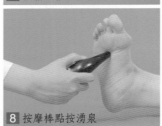

6 食指扣點膀胱區

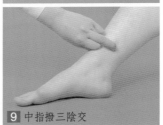

9 中指撥三陰交

男性病症的對症按摩法

| 陽痿 |

[主要表現]

　　本症以青壯年男子未到性欲衰退期，性交時陰莖不能勃起，或勃而不堅，或堅而不久，不能完成正常性生活為主要特徵。

[按摩操作說明]

　　按摩療法對性功能減退具有良好的療效。命門火衰者宜溫補下元、心脾虧虛者宜補益心脾、膽虛精缺者宜益腎壯膽、濕熱下注者宜清熱利濕。

足部按摩操作方法

步驟一：按摩棒頂壓心臟（圖①）反射區，以出現痠脹感為宜。

步驟二：拇指壓推陰莖反射區到內踝後下方，直到出現輕微痛感為宜（圖②）。

步驟三：按摩棒頂壓足底的生殖腺反射區，以局部出現熱脹感為宜。

步驟四：食指指關節壓刮足跟外側生殖腺（圖③）反射區，以局部出現熱脹感為宜。

步驟五：以拇指或按摩棒點按三陰交（圖④）、然谷（圖⑤）、丘墟（圖⑥）、復溜（圖⑦）、光明（圖⑧）、血海等，每穴各點按20～30次。

耳部按摩操作方法

步驟一：按摩者用按摩棒先後壓於患者耳部的外生殖器穴、內生殖器穴，每側旋揉7次，雙耳交替為1個回合。

步驟二：按摩者用食指中峰或側峰點住患者耳部腎穴、緣中穴、肝穴，拇指在耳背部與食指對捏，揉按8次後鬆開為1個回合。

步驟三：按摩者用按摩棒點按患者耳部的腎上腺穴8次，雙耳交替為1個回合。

步驟四：按摩者用拇指置於患者的耳背下部，用食指或中指指峰置於患者的內分泌穴，揉捏7次為1個回合。

　　耳部按摩的各個步驟均操作3個回合，完成後再進入下一個步驟。

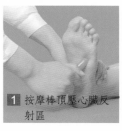

1 按摩棒頂壓心臟反射區

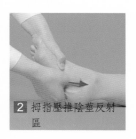

2 拇指壓推陰莖反射區

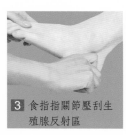

3 食指指關節壓刮生殖腺反射區

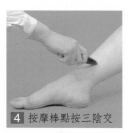

4 按摩棒點按三陰交

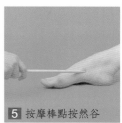

5 按摩棒點按然谷

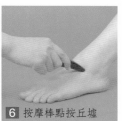

6 按摩棒點按丘墟

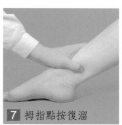

7 拇指點按復溜

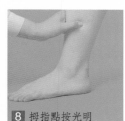

8 拇指點按光明

前列腺炎

主要表現

可有尿頻尿急、尿痛、尿道燒灼感、排尿滴瀝，尿道口常有乳白色分泌物等排尿異常症狀；會陰部和肛門部有重墜和飽脹感等不適，下蹲或大便時尤甚；常有會陰部隱痛和脹痛，腰骶痠痛，腹股溝及恥骨上區隱痛等局部疼痛。此外，還可能出現陽痿、早洩、遺精、射精疼痛、血精、不育症等性功能改變，並可出現情緒低落、精神憂鬱、失眠多夢、頭暈目眩、腰痠腿軟、乏力等症狀。

按摩操作說明

按摩療法透過定期對前列腺按摩、引流前列腺液，排出炎性物質而達到解除前列腺分泌液淤積，改善局部血液循環，促使炎症消褪。

手部按摩操作方法

步驟一：用拇指揉按生殖區（圖①）2～3分鐘，以局部出現痠脹感為宜。

步驟二：按摩者以拇指和彎曲的食指掐按患者的各個手指，力道宜適中，至有痠脹感為宜。

步驟三：以按摩棒點按勞宮（圖②）、內關（圖③）、二間、陽池、合谷等穴各3～5分鐘，以局部出現痠脹感為宜。

步驟四：推摩腎經（圖④）2～3分鐘，以局部出現痠脹感為宜。

足部按摩操作方法

步驟一：右手食指指關節頂壓腎上腺（圖⑤）反射區，左手握足以助力，逐漸加重力道至出現脹痛感為宜，反覆30次，最後逐漸放鬆。

步驟二：食指扣拳法壓刮腎、輸尿管至膀胱反射區，每次壓刮的力道以出現痠脹感為宜，反覆壓刮30次（圖⑥）。

步驟三：手指指端捏揉扁桃腺（圖⑦）反射區，以出現脹痛感為佳，反覆30次。

步驟四：以按摩棒點壓腦下垂體（圖⑧）反射區，以出現脹痛感為宜，反覆30次。

步驟五：手指重力夾壓額竇反射區，出現脹痛感後維持片刻，反覆30次。

步驟六：按摩棒壓刮肝反射區，逐漸加重力道，每次以出現痠脹感為宜，反覆30次。

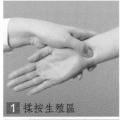

1 揉按生殖區

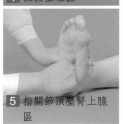

2 點按勞宮

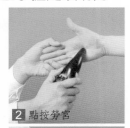

3 點按內關

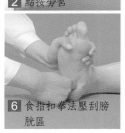

4 推摩腎經

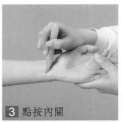

5 指關節頂壓腎上腺區

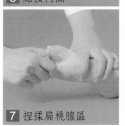

6 食指扣拳法壓刮膀胱區

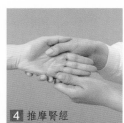

7 捏揉扁桃腺區

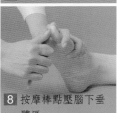

8 按摩棒點壓腦下垂體區

中老年人病症的對症按摩法

耳鳴、耳聾

主要表現

　　耳鳴以自覺耳內鳴響為主症，耳聾以聽力減退或聽力喪失為主症。表現為耳內或如蟬鳴，或若鐘響，時輕時重，安靜時明顯，聽力下降，耳脹頭昏。有虛症和實症之分。實症：暴病耳聾或耳中覺脹，鳴聲不斷，按之不減；虛症：久病耳聾或耳鳴時作時止，勞則加劇，按之鳴減。

按摩操作說明

　　以通竅聰耳為主。實症宜清肝瀉火，疏通耳竅；虛症宜益腎養竅。

頭部按摩操作方法

步驟一：按摩者用左手扶患者的頭部，右手大拇指指腹按揉其患者印堂穴，按揉8下，向患者左側太陽穴處推抹3下，左右換勢，重複上述動作為1個回合（圖①）。

步驟二：按摩者先以左手扶患者頭部，右手拇指旋揉點按患者左側陽白穴，旋揉8次，點按3下，左右換勢重複上述動作為1個回合（圖②）。

步驟三：按摩者用左手（或右手）扶患者的頭部，右手（或左手）大拇指指腹圍繞百會穴順時針移行推揉，推揉8圈後點按百會穴3下，再沿逆時針方向重複上述操作為1個回合（圖③）。

步驟四：按摩者用左手（或右手）扶患者的頭部，右手（或左手）大拇指指腹按壓大椎穴順時針推揉，推揉8圈後，再逆時針方向推揉8圈為1個回合（圖④）。

步驟五：按摩者以左手扶患者頭部，右手中指旋揉點按患者右側天柱穴，旋揉8次、點按3下，左右換勢重複上述動作為1個回合（圖⑤）。

步驟六：按摩者以左手拇指先旋揉後點按患者左側頭竅陰穴，旋揉8次、點按3下，左右換勢，重複上述動作為1個回合（圖⑥）。

步驟七：按摩者以右手扶患者頭部，左手拇指旋揉點按患者左側聽宮穴，旋揉8次，點按3下，左右換勢重複上述動作為1個回合。

　　上述各步驟均操作3個回合，完成後再進入下一個步驟。

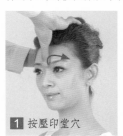

1 按壓印堂穴

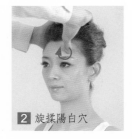

2 旋揉陽白穴

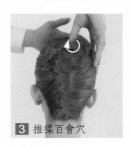

3 推揉百會穴

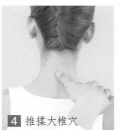

4 推揉大椎穴

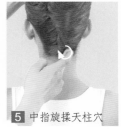

5 中指旋揉天柱穴

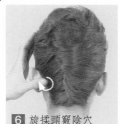

6 旋揉頭竅陰穴

老年癡呆症

主要表現

臨床上以記憶力、智力逐漸衰退與癡呆為主要表現，亦可能有怪癖、妄想、幻覺等。早期症狀為性格改變、情緒不穩、易激動、主觀任性、自私狹隘等。若病情加重，患者的記憶力明顯減退、出現認知障礙，並伴有人格方面的改變，表現低級意向增強，不避親疏，缺乏羞恥心及道德感等。

按摩操作說明

按摩療法以醒腦調神、活血通絡為主。

頭部按摩操作方法

步驟一：按摩者以左手（或右手）扶患者頭側及腦後，右手（或左手）拇指或中指推按患者頂中線，自前向後反覆操作10次為1個回合（圖①）。

步驟二：按摩者以左手扶患者頭部，右手大拇指指腹按揉患者印堂穴，按揉8下後向患者左側太陽穴處推抹3下，左右換勢重複上述操作為1個回合（圖②）。

步驟三：按摩者先以右手拇指指腹旋揉點按患者左側的魚腰穴，旋揉8次、點按3下，左右換勢重複上述操作為1個回合（圖③）。

步驟四：患者用雙手大拇指魚際部按揉雙側太陽穴，右手順時針、左手逆時針旋揉8圈後，反方向再旋揉8圈為1個回合（圖④）。

步驟五：按摩者以左手扶患者頭部，右手拇指旋揉患者左側頭維穴8次，點按3次，左右換勢重複上述動作為1個回合（圖⑤）。

步驟六：按摩者以左手（或右手）扶患者頭部，右手（或左手）大拇指旋揉點按患者腦後風府穴，旋揉8次後點按1下為1個回合（圖⑥）。

步驟七：按摩者以左手（或右手）扶患者頭部，右手（或左手）拇指與食指捏拿患者腦後雙側風池穴，捏揉16次後用拇指或中指點按雙側風池穴各3下（先左後右，雙側都要按），再用拇指與食指旋揉風池穴16次為1個回合（圖⑦）。

上述各步驟均操作3個回合，完成後再進入下一個步驟。

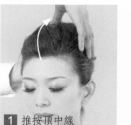

1 推按頂中線

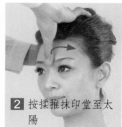

2 按揉推抹印堂至太陽

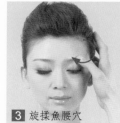

3 旋揉魚腰穴

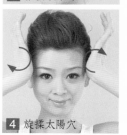

4 旋揉太陽穴

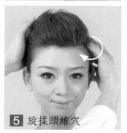

5 旋揉頭維穴

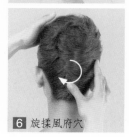

6 旋揉風府穴

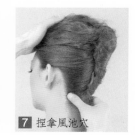

7 捏拿風池穴

冠心病

冠心病症狀主要表現為胸腔中央發生一種壓迫性的疼痛，並可邊延至頸、頷、手臂、後背及胃部。冠狀動脈心臟病發作的其他可能症狀有眩暈、氣促、出汗、寒顫、噁心及昏厥，嚴重者甚至可能因心力衰竭而死。

按摩操作說明

家族中如有冠心病患者，患者本人和家屬可透過簡單的按摩療法促進氣血流通，使心臟得到日常所需的氧氣及營養。按摩手法不宜過重，以患者感到輕度痠脹為準。按摩方法僅作為養生保健和搶救措施之一，千萬不可單純依賴此一方法。總體原則為宣痺通陽、寬胸止痛，寒凝者散寒宣痺、痰濁閉阻者燥濕化痰、氣滯血瘀者行氣活血化瘀、心腎虧虛者益氣養心溫腎。

手部按摩操作方法

步驟一：依次點按虎口中近區域（圖①）、按壓掌指關節背側面（圖②）及第1、4掌骨頸間（圖③）、按壓前臂尺側（圖④）、拔揉肱骨內上踝及周圍（圖⑤）。力道以患者可耐受為宜，嚴重者可加大力道。

步驟二：取合谷（圖⑥）、勞宮（圖⑦）、魚際（圖⑧）、內關（圖⑨）等穴，以手指或按摩棒各點按2～3分鐘，以局部有輕微痛感為佳。

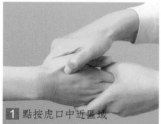
1 點按虎口中近區域

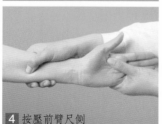
2 按壓掌指關節背側面

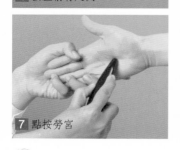
3 按壓第1、4掌骨頸間

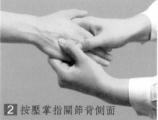
4 按壓前臂尺側

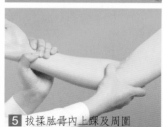
5 拔揉肱骨內上踝及周圍

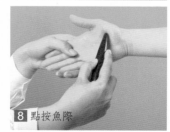
6 點按合谷

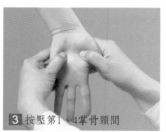
7 點按勞宮

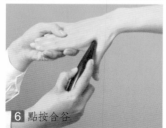
8 點按魚際

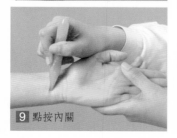
9 點按內關

心絞痛

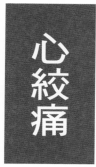

主要表現

心絞痛的發作呈壓迫性、憋悶性或窒息性疼痛。心絞痛一般均是突然發病，發作時常有面色蒼白、出冷汗、極度疲勞、心悸、胸悶、頭暈，甚至暈厥、呼吸困難等症狀，疼痛持續在1～5分鐘之間，休息後可逐漸緩解。

按摩操作說明

心絞痛的病因有本虛、標實兩類。以虛為本，尤以氣虛為主，常兼有陽虛，病體久陽損陰，多有氣陰兩虛；而血瘀、痰濕為標，心痛者不通則痛，是血瘀造成的結果。手足按摩可消除患者的緊張心理和急躁情緒，使之氣血平和、心緒平靜；還可改善相應臟器的末梢血液循環。

手部按摩操作方法

步驟一：推摩虎口2分鐘，以局部產生輕痛感為宜（圖①）。

步驟二：拇指扣點心區3分鐘（圖②）。

步驟三：雙拇指用力按壓心臟反射區3分鐘（圖③）。

步驟四：捏急救點3分鐘，力道以患者可耐受為準（圖④）。

步驟五：推摩掌心3分鐘，至局部產生輕微痛感為佳（圖⑤）。

步驟六：掐指甲根角20～30次（圖⑥）。

步驟七：取勞宮、內關（圖⑦）、支溝（圖⑧）、神門（圖⑨）、大陵等穴，以手指或按摩棒點按各2～3分鐘，緩慢放鬆。

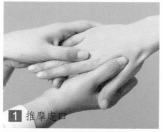

1 推摩虎口

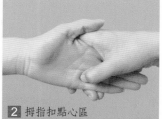

2 拇指扣點心區

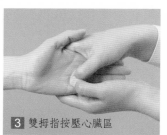

3 雙拇指按壓心臟區

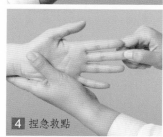

4 捏急救點

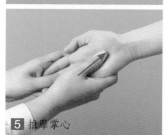

5 推摩掌心

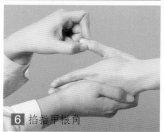

6 掐指甲根角

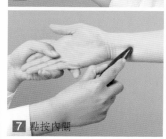

7 點按內關

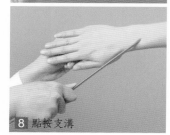

8 點按支溝

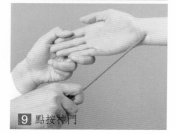

9 點按神門

幼兒病症的對症按摩法

疳腮

主要表現

疳腮流行於冬春秋季，但有時亦會在夏季流行，臨床以一側或兩側腮腺部腫脹伴有疼痛為主要特徵，多伴有發熱和輕度全身不適。好發於學齡前及學齡期兒童。青春期以後的患者還可能併發睪丸炎或卵巢炎，個別患者可見昏迷、腦痙攣。預後一般良好，一次感染，可獲終生免疫。

按摩操作說明

按摩療法以清熱解毒、消腫散結為主。

頭部按摩操作方法

步驟一：按摩者以左手扶患者腦後，右手拇指自患者前髮際處正中向左側水平分推，同時從額前正中向下移行推至眉弓，推行8次後左右換勢，左右各推1遍為1個回合（圖①）。

步驟二：按摩者以雙掌擠壓按揉頭部側面耳後高骨，順時針旋轉按揉8次後，再逆時針旋轉按揉8次為1個回合（圖②）。

步驟三：患者以右手拇指按揉右側頰車穴，按揉8次為1個回合（圖③）。

步驟四：按摩者以右手扶患者頭部，左手拇指旋揉點按患者左側翳風穴，旋揉8次後點按3下，左右換勢為1個回合。

步驟五：按摩者以一手扶患者頭部，另一手大拇指與食指捏拿患者腦後雙側風池穴，捏揉16次後，用拇指或中指點按雙側風池穴各3下，再用拇指和食指（中指）旋揉風池穴16次為1個回合（圖④）。

耳部按摩操作方法

步驟一：按摩者用拇指及食指捏住患者耳尖處耳輪，旋揉捻捏8次、向上拉提1次。拉提時要提拽至耳尖從拇指與食指間脫離、耳尖彈回原位為1個回合。

步驟二：按摩者用拇指及食指捏住患者輪4處耳輪，旋揉捻捏8次、向外拉拽1次。拉時要拽至耳輪從拇指與食指間脫離、耳輪彈回原位為1個回合。

步驟三：患者用拇指及食指捏住輪5處耳輪，方法同步驟二。

步驟四：患者用拇指及食指捏住患者耳垂下方，旋揉捻捏8次、向下拽1次。下拽時要拽至耳垂從拇指與食指間脫離、耳垂彈回原位為1個回合。

步驟五：按摩者用按摩棒點壓患者耳部的腎上腺穴8次，雙耳交替為1個回合。

上述各步驟均操作3個回合，完成後再進入下一個步驟。

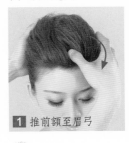 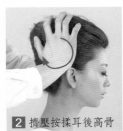 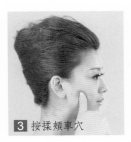 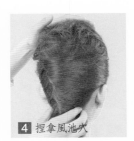

1 推前額至眉弓　2 擠壓按揉耳後高骨　3 按揉頰車穴　4 捏拿風池穴

第六章　簡單有效的手足頭耳養生法

手足頭耳養生法透過促進血液循環、刺激內臟，促進氣血通暢、排除體內垃圾、去除多餘脂肪，提高和恢復皮膚與肌肉的彈性，達到塑造美好形體、健身美容的目的，同時還能產生消除疲勞、緩解緊張情緒的作用。

❴ 健身手操 ❵

手指對人的健康發揮十分重要的作用，健身手操是根據經絡學説進行保健強身的方法，能產生消除疲勞、減輕精神負擔、緩解緊張情緒的作用。另外，經常做手操還可以開發左右腦、刺激內臟，從而激發細胞的活力，促進機體新陳代謝，排除體內垃圾，使氣血暢通，讓人恢復健康與美麗。

翻掌

翻掌運動主要鍛鍊腕關節與指關節的旋轉運動能力，同時以扭轉的方式活動氣血經絡，讓腦和手同時得到休息。主要鍛鍊部位在於上肢內外側，即手三陰經和手三陽經，內旋鍛鍊手三陰經，外旋鍛鍊手三陽經。主要鍛鍊目的是對肺病、大腸病、心包經病、三焦經病以及心經、小腸經病進行輔助治療。具體方法如下：

步驟一：兩手掌相對合在一起，兩拇指朝上，兩小指朝下，然後慢慢將疊合的手掌由右向左轉動，直至右手掌完全在上、左手掌完全在下為止，反覆數次（圖①）。

步驟二：兩手掌掌心向上放於桌上，手指攤開，拇指均向外，然後兩手掌均以掌內側線為軸，向下旋轉至不能翻轉為止，如此反覆10次（圖②）。

步驟三：兩手掌掌心向下平放於桌面，拇指內縮，兩手併攏，除拇指之外，其餘四指均由四指緊縮狀到突然張開，如此反覆10次。注意動作要強勁有力（圖③）。

步驟四：緊接上個動作的結束動作，緩慢抬起而轉掌成掌心向上的攤手狀，如此反覆10次（圖④）。

步驟五：接上一動作，將右手掌抬起，緩慢而有力的移動到左手掌心中；然後

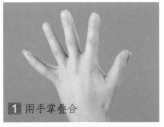

1 兩手掌疊合

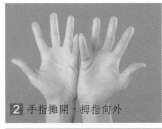

3 兩手併攏，四指張開

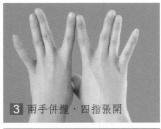

5 右手掌有力地移至左掌心

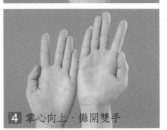

2 手指攤開，拇指向外

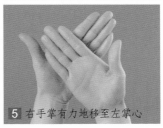

4 掌心向上，攤開雙手

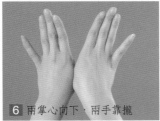

6 兩掌心向下，兩手靠攏

恢復原狀，反覆10次；再抬左手掌移動到右手掌心中，反覆10次。注意，此時手臂仍然貼在桌面上，不要離開桌面（上頁圖⑤）。

步驟六：接上一動作，在手臂不離開桌面的情況下，迅速翻掌至掌心向下，兩手靠攏，拇指內縮，反覆10次（上頁圖⑥）。

指掌運動

指掌運動可以讓你的手在很短的時間裡得到呼吸，同時讓你的腦也得到休息。很多腦力勞動者對這種運動十分喜愛，因為大腦放鬆即可提高工作效率。這是一種以手指與手掌的相互揉按為基礎的手部運動，將點狀按摩與面狀按摩結合起來，透過手指的活動來點按經穴，又經過掌面的變化來讓手得到休息。具體方法如下：

步驟一：右手伸掌，掌心向外，用左手橫握右手手腕，然後右手手掌按順時針、逆時針的方向分別旋轉15次。左手、右手交換重複做上述動作。這個動作有振奮陽氣的作用，同時可以緩解頭昏、內臟下垂等疾患（圖①）。

步驟二：右手五指合在一起，用左手緊裹住右手五指，以緊→鬆→緊→鬆的方式用力擠壓，力道以五指指尖感覺痠脹麻木為宜，然後左右手交換動作，如此反覆20次。此法可用於舒緩三叉神經痛、偏頭痛等症狀（圖②）。

步驟三：雙手掌合實，以右手橫握左手橫掌，兩手除拇指以外的四指均緊扣，並用四指用力擠壓點按手背皮膚，以自覺痠脹麻木為準；接著兩掌大魚際相互摩擦20次，左右手交換動作。此法可瀉肺經之火，並能止痛，可以改善慢性咽喉炎、扁桃腺腫大等症狀（圖③）。

步驟四：雙手掌合實，以右手橫握左手橫掌，使右手除大拇指外的四指分別緊扣於左手橫掌背面的第3、4掌骨之間，並點按30次。此法能夠輔助治療脊椎關節疾病、骨質增生等（圖④）。

步驟五：以右手掌面下垂，左手拇指、食指捏住右手拇指並向下垂直拉平，向下拉30次。此法對於食欲不振、食積、

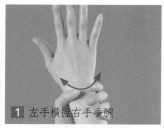
1 左手橫握右手手腕

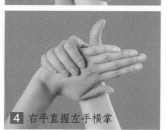
2 左手緊握右手五指

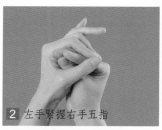
3 右手橫握左手橫掌，兩手五指緊扣

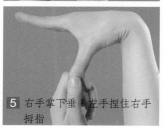
4 右手直握左手橫掌

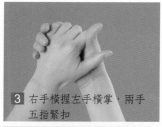
5 右手掌下垂，左手捏住右手拇指

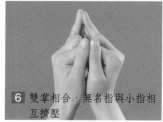
6 雙掌相合，無名指與小指互擠壓

消化不良等症有良效（上頁圖⑤）。

步驟六：雙掌相合，食指與中指向內收，只留無名指、小指相互用力擠壓，並且左右搖擺30次。此法主要用於改善糖尿病、脈管炎等病症（上頁圖⑥）。

步驟七：兩手掌相對，雙手掌空如球狀，十指指尖相對，並用力頂壓、對抗。頂壓時確保十指平直，不得彎曲，反覆操作10次。此法可積極促進腸胃蠕動，極大地刺激食欲，有效地改善消化不良、食欲不振等症狀（圖⑦）。

步驟八：左右手的姿勢分別呈「六」字形狀，相互抵抗，壓迫少商和少沖穴，節奏為鬆→緊→鬆→緊，反覆20次。此法可輔助治療肋間神經痛、肺結核（圖⑧）。

步驟九：兩掌相對，雙手掌心空如球狀，十指指尖相對，以丹田之氣自臍引至空球狀中，深呼吸20次。此法有輔助治療腸鳴、腹瀉、肺結核的作用（圖⑨）。

對指

這種運動主要鍛鍊手指的對稱活動，興奮大腦皮質運動區，鍛鍊小腦平衡能力。中醫認為，腎為作強之官，對指運動對於鍛鍊腎經經氣也有十分重要的作用。具體操作如下：

步驟一：微屈五指，呈空心握拳狀。然後用大拇指對擠食指，使得兩指指尖相互掐在一起，似啄米狀相互刺激20次，輔助治

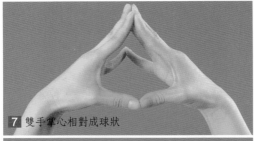

7 雙手掌心相對成球狀

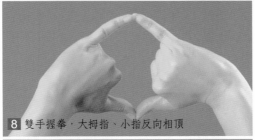

8 雙手握拳，大拇指、小指反向相頂

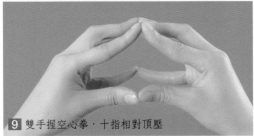

9 雙手握空心拳，十指相對頂壓

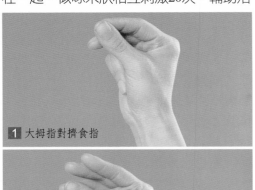

1 大拇指對擠食指

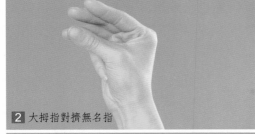

2 大拇指對擠無名指

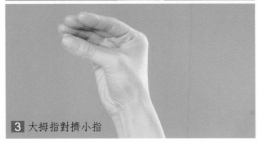

3 大拇指對擠小指

療陽痿、遺尿等症（上頁圖①）。

步驟二：微屈五指，呈空心握拳狀。然後用大拇指對擠無名指，使得兩指指尖相互掐在一起，似啄米狀相互刺激20次，適用於頭痛、耳目疼痛等症（上頁圖②）。

步驟三：微屈五指，呈空心握拳狀。然後用大拇指對擠中指，使得兩指指尖相互掐在一起，似啄米狀相互刺激20次，適用於牙痛、腰膝痠軟等症。

步驟四：微屈五指，呈空心握拳狀。然後用大拇指對擠小指，使得兩指指尖相互掐在一起，似啄米狀相互刺激20次，適用於手部疾患、急慢性肩周炎等症（上頁圖③）。

步驟五：左右兩手五指相互替換，反覆進行多次。

注意事項

◎對指時要將手指對準，可以稍微擠壓一下再放開。

◎開始做此運動時速度可能會有些慢，動作熟練以後可以稍微加快一些速度，並每天增加一些次數。

捻按掌指

捻按掌指運動是手指及手掌的持續重刺激方法，常用於舒緩疼痛、發熱、腫脹等病症。捻按有助於消除瘀血。要注意的是捻按運動的方向多是由內向外，向離心方向運動。具體操作如下：

步驟一：伸出掌，一手拇指或食指捻按另一手掌心處，逐漸擴大按的區域，呈同心圓狀，如此反覆15次。順時針多為補，逆時針多為泄，左右手均同。此法有開竅醒神的作用，適用於昏迷及癲癇患者（圖①）。

步驟二：伸出掌，一手拇指及食指從另一手的食指指根開始捻按，並逐漸向該手的食指指尖部位移動，力道以掌根感覺痛脹即可，反覆捻按20次。此法有疏肝利膽的作用，適用於黃疸、情緒憂鬱等症（圖②）。

步驟三：以中指掌面根部皮膚為起點，用另一手的拇指及中指進行捻按，用力以感覺到脹痛為宜。逐漸向中指頂端方向移動，同時盡可能旋轉按揉，如此反覆20次。此法有清心火、利小腸的作用，適用於改善小兒夜啼、小便黃赤、痢疾等病症（圖③）。

步驟四：以手掌無名指的根部為起點，另一手的拇指及食指呈螺旋狀捻按20次，並逐漸向無名指指尖方向移動，用力以自覺脹痛即可。此法有泄肺熱、通大便的作用，適用於改善咳嗽濃痰、高熱口渴、大便祕結等病症（圖④）。

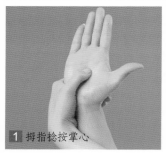

1 拇指捻按掌心

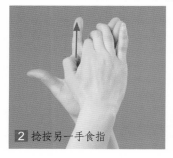

2 捻按另一手食指

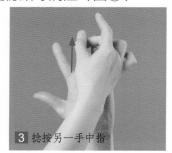

3 捻按另一手中指

步驟五：以手掌小指的根部為起點，另一手的拇指及食指呈螺旋狀捻按20次，並逐漸向小指指尖方向移動，用力以自覺脹痛為宜。此法適用於改善夢遺、盜汗等病症（圖⑤）。

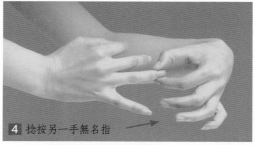

`4` 捻按另一手無名指

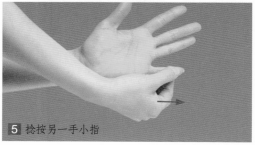

`5` 捻按另一手小指

交掌運動

這是一種利用手掌的交互運動來刺激皮膚經絡穴位，從而達到治病防老的運動療法。掌面的交互運動具有接觸面較寬、隨時可以進行、作用比較溫和、刺激部位廣等特點。兩手掌相互摩擦，使雙手掌心、掌背均發熱，深呼吸後即可開始做此運動。

步驟一：雙手掌相對，使雙手的大拇指、食指，中指、無名指、小指分別相對，並相互用力擠壓，以中指指尖為對抗點，動作持續30秒（圖①）。

步驟二：雙手向前平舉，掌心向前，左手從右手掌背後插入五指中，雙掌用力相互擠壓，屏息做30次（圖②）。

步驟三：雙掌相對，五指交叉搭入對掌手背，然後以拇指相對，食指內曲後形成角度來相互對抗。雙掌均勻用力對抗擠壓30次。

步驟四：右手仰掌，掌心向上，左手俯掌橫握，左手掌在橫握時壓住右手內收的小指。雙掌相互對抗擠壓30次，以雙手感覺麻木脹痛為準（圖③）。

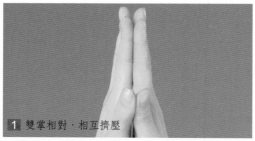

`1` 雙掌相對，相互擠壓

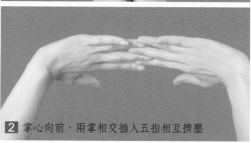

`2` 掌心向前，兩掌相交插入五指相互擠壓

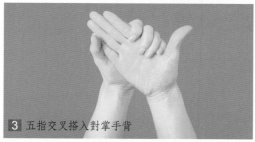

`3` 五指交叉搭入對掌手背

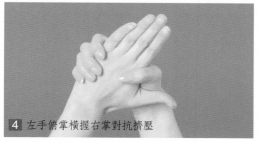

`4` 左手俯掌橫握右掌對抗擠壓

步驟五：兩手雙掌相合，左手橫握右手，左手五指均在右手手背上，然後用左手五指用力擠壓右手手脊，按壓刺激穴位，以雙手感覺麻木脹痛為準，不拘次數（上頁圖④）。

刷手

刷手運動也是一種清理運動。毛刷對皮膚紋理的刺激能夠激發人體的免疫機制，使人的淋巴細胞活躍起來，免疫蛋白分泌增加，有抵禦外來病毒侵襲的作用。從實驗中得出刷手運動對手指、手掌的刺激，對經絡的傳遞功能有積極的促進作用，同時也能使臟腑功能進一步活躍，因此刷手運動療法不失為一種良好的療法。

具體步驟如下：

步驟一：以牙刷平刷手腕內關穴，上下方向共15次左右（圖①）。

步驟二：以牙刷平刷手背食指，上下方向共15次左右（圖②）。

步驟三：以牙刷平刷手背中指，上下方向共15次左右（圖③）。

步驟四：以牙刷平刷無名指，上下方向共15次左右（圖④）。

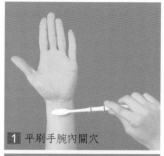

1 平刷手腕內關穴

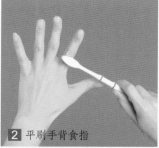

4 平刷無名指

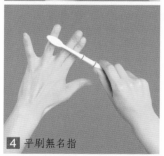

2 平刷手背食指

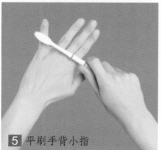

5 平刷手背小指

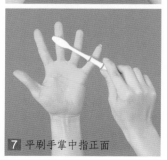

3 平刷手背中指

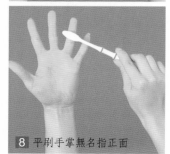

6 平刷手掌食指正面

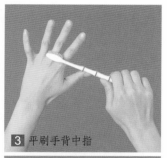

7 平刷手掌中指正面

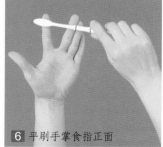

8 平刷手掌無名指正面

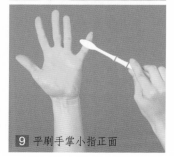

9 平刷手掌小指正面

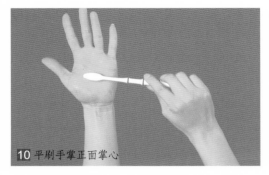

⑩ 平刷手掌正面掌心

步驟五：以牙刷平刷手背小指，方向上下共15次左右（上頁圖⑤）。

步驟六：以牙刷平刷手掌食指正面，上下共15次左右（上頁圖⑥）。

步驟七：以牙刷平刷手掌中指正面，上下共15次（上頁圖⑦）。

步驟八：以牙刷平刷手掌無名指正面，上下共15次（上頁圖⑧）。

步驟九：以牙刷平刷手掌小指正面，上下各15次（上頁圖⑨）。

步驟十：以牙刷平刷手掌正面掌心，上下共30次（上頁圖⑩）。

握拳

步驟一：伸手掌，拇指向上，四指在下，忽然緊縮除拇指之外四指，然後將拇指緊緊搭靠在四指上，形成自然握拳式，如此握拳15次即可。此方受刺激的穴位有少商、商陽、關沖、少沖、十宣、四縫、勞宮、少府穴，主要用於緩解心腦血管病變（圖①）。

步驟二：伸掌，掌心靠內側，先以拇指內收掌心，置於中指及無名指指縫間，然後用力收縮其餘四指，形成中壓拇指握拳勢。此法在上勢的基礎上刺激了少商、魚際穴，適用於手太陰肺經的咳嗽、哮喘、痰鳴、氣粗等症（圖②）。

步驟三：伸掌，掌心靠內側，先將拇指內收掌心，置於無名指與小指的指縫間，然後用力收縮其餘四指，形成下壓拇指握拳勢，如此反覆握拳15次。此法重點刺激了手太陰肺經及手太陽小腸經，特別是少澤等穴，主要用於緩解小便不利、大腸溏瀉等症（圖③）。

步驟四：兩手均握成拳狀，拳心朝下，兩拳相對，以掌骨突起處與對拳的凹陷處相貼緊壓迫，形成雙拳相壓狀，如此對壓15次。該法以刺激八邪、液門穴為主，主要用於緩解躁熱、煩渴、便祕、手足抽搐、神昏等實症（圖④）。

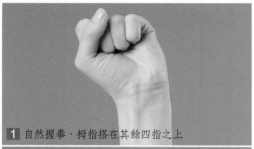

1 自然握拳，拇指搭在其餘四指之上

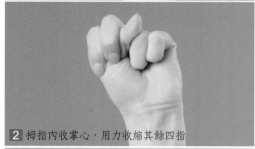

2 拇指內收掌心，用力收縮其餘四指

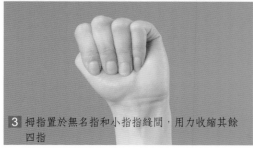

3 拇指置於無名指和小指指縫間，用力收縮其餘四指

步驟五：伸掌，掌心靠內側，先以中指指端內收壓其指根處，然後其餘四指均內縮呈握拳狀，而以大拇指置於內收中指端壓迫中指指根處，注意保證其不要過分內收。由此形成中指突出的握拳狀。此法重點壓迫和刺激中沖穴及少商穴，適用於胸膈上各種病症的輔療（圖⑤）。

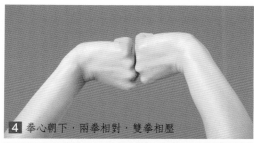

4　拳心朝下，兩拳相對，雙拳相壓

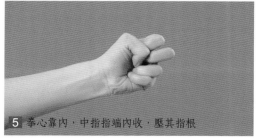

5　拳心靠內，中指指端內收，壓其指根

旋轉

　　手厥陰心包經的勞宮穴在掌心處，當手掌放一圓球時，此穴會在圓球的壓迫處，而當圓球大幅度轉動時，手少陰心經的少府穴和手太陰肺經的太淵、魚際穴以及手厥陰心包經的大陵穴都會受到刺激，而且在刺激時呈同心圓式地擴散。由於旋轉運動可以不間歇地長時間進行，因此這種旋轉運動對保健非常有益處。不僅如此，旋轉運動有時還可以在手背上進行，這時，手背面皮膚的手三陽經及其經穴也受到了刺激。其運動方法如下：

步驟一：將一圓球置於手掌心中，五指張開，以五指指根用力進行旋轉，順時針10次，逆時針10次（圖①）。

步驟二：用五指頂部托住一圓球，以五指指力使其懸空而不貼住手掌心旋轉，順時針10次、逆時針10次（圖②）。

步驟三：在手心處放2顆核桃，使其相互靠近，在五指的作用下，貼緊手心皮膚並大力旋轉使之不落地，速度宜快，不拘次數（下頁圖③）。

步驟四：在手心放2顆核桃，使其不能相互接觸，以五指指力使其各自旋轉不相互接觸。旋轉速度宜慢，節奏應該緩而有力，使之不落地，不拘次數（下頁圖④）。

步驟五：以兩手手背擠住一顆核桃，使之在兩手背皮膚之間滾動，速度宜適中，轉動時應用力，使之不落地，不拘次數多少（下頁圖⑤）。

步驟六：將一顆核桃置於手背皮膚上，以手的前後左右移動及傾斜，使核桃在

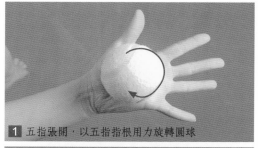

1　五指張開，以五指指根用力旋轉圓球

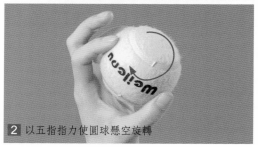

2　以五指指力使圓球懸空旋轉

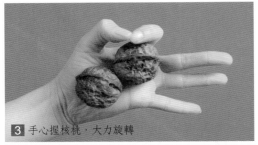

③ 手心握核桃，大力旋轉

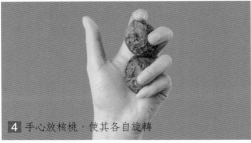

④ 手心放核桃，使其各自旋轉

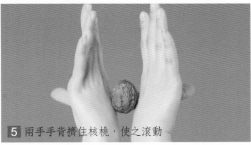

⑤ 兩手手背擠住核桃，使之滾動

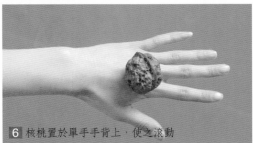

⑥ 核桃置於單手手背上，使之滾動

手背上滾動，不拘次數（圖⑥）。

　　以上諸節，左右手的旋轉原理及方法均同，適用於肝病及風濕病症。

拍擊手掌

　　手掌心是人體許多臟器反射區之所在，拍手掌可寧心醒腦，有助於增強心臟功能，開發大腦潛力。只要對此進行強烈刺激，大腦潛能就能得到開發，頭腦就會變得清爽。對於改善晨起時睡懶覺、白天精神委靡不振、記憶力不佳、注意力不集中、手麻、手涼等均有較好的效果。如果你一夜未眠或夜間睡眠時間太短，早晨起床後肯定會感到頭昏腦脹。你不妨做一下這種簡單有效的拍手操，這種拍手操會使人頭腦清醒。具體操作如下：

步驟一：自然站立，全身放鬆，排除雜念，兩手掌心相對（圖①），擊掌動作宜緩慢，用力要適度。把手掌合起來拍擊，發出「啪啪」的聲音（圖②）。這個聲音透過聽覺神經傳入大腦，可增強大腦功能，增強注意力和記憶力。

步驟二：一般在清晨起床開始活動後，先把雙手向上方伸展，強烈地拍擊手掌3次；接著把向上方伸展的雙臂放在與腦成 90°的部位，再拍擊3次。注意拍擊時，手腕要用力伸展，盡量使雙手掌對齊。

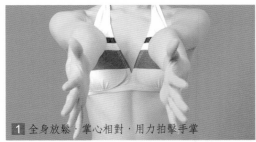

① 全身放鬆，掌心相對，用力拍擊手掌

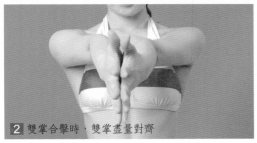

② 雙掌合擊時，雙掌盡量對齊

《 足部保健 》

行走鍛鍊法

社會文明的發展減少了人走路的時間，且隨著年齡的增長，人也開始不喜歡運動，人的腳就會開始逐漸老化，老化的腳會促使大腦老化。根據調查，同齡人的生理年齡差（年輕者和老化者之差）在25歲是4年，35歲是8年，45歲是12年，55歲是14年，65歲是16年。

這裡的生理年齡差是指實際年齡和老化年齡之差。由此可見，鍛鍊腳與否竟有如此大的差距，為了健康，真需要保持一雙年輕的腳。最重要的是強化腳，而運動就是強化腳最好的方法。其中最安全的運動就是走路，藉走路刺激大腦，可以保持腳底柔軟、有彈性，使腳心呈現漂亮的弓形。

步行

現代文明使許多人因精神壓力而失眠、焦躁、腰痠背痛、注意力不集中，很多病症如高血壓、胃腸潰瘍、動脈硬化、心臟病、糖尿病、腰痛等「文明病」也不斷出現，而步行卻可讓「文明病」遠離。

每天清晨或黃昏，在空氣清新的公園、庭院快走30分鐘～1小時，能促使腳部發熱、增進健康。如能持之以恆地堅持步行運動，保持下肢及腳部的溫暖，更能促進血液循環，使人健康長壽。條件許可的話還可以到沙灘上赤足行走，兼有按摩腳底穴位的功效。每天坐車的人，可以早一點起床，走上一小段路，如果可以的話，可以先走一段，再倒走一段，接著又快步向前走，反覆如此，可算是一項很好的鍛鍊足部的運動。

另外，慢跑對肩膀痠痛、腿腳無力的改善效果很好，可以提高肺、心、血管等臟器的機能。因為慢跑可以促使脂肪燃燒，降低膽固醇，預防成年人病。不過心血管疾病患者在慢跑之前一定要先做健康檢查。最好先從競走開始，再慢慢加快步伐。

競走也可增進健康。因為快行時，肺活量會增加，耗氧量也會增加，從而增進了內臟功能。剛開始時可以根據自己的實際情況選擇路程。重要的是，要採取正確的競走姿勢，如競走時，身體要稍微前傾，然後跨出大大的步伐，再有意識地踮著腳尖並壓著地面行走。

倒走法

身體自然直立，頭端正，目平視，下頜內收，上體稍前傾，臀部微翹，兩腳成平夾角90°外展，腳尖翹起，直膝，左右腳依次向後倒走，兩臂自然地隨之擺動，呼吸自然。倒退行走也有利於身心健康，可緩解疲勞，常練者可增強背部和腰部的肌肉功能。應當注意的是，倒行時眼不要瞪著前方、身體直立、匆忙地後退；而要以輕鬆的步伐，

左腳退一步，身體隨之左傾，帶動雙手自然地向兩邊擺動，然後再退右腳，這樣才不至於跌倒。倒行時還要隨時觀察背後的情況，以免撞到別人。

進三退二法

先向前走三步（圖①），再向後退二步（圖②）也可左右走或前後左右走，其餘動作要點與倒走法相同，這種鍛鍊法在室內外均可進行。

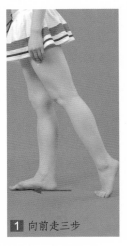

1 向前走三步

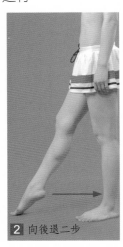

2 向後退二步

單腳站立與下蹲

單腳站立時，最好能踮起腳尖，並保持1～2分鐘（圖③），再換另一腳交替進

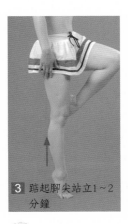

3 踮起腳尖站立1～2分鐘

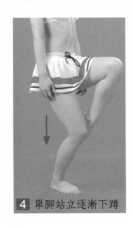

4 單腳站立逐漸下蹲

行。這樣對腰部和腳部會有很好的強化作用，而且有利於加強內臟的功能。

單腳蹲時，先抬起一隻腳，然後依據身體情況逐漸向下蹲（圖④），過2～3秒後站起。如此反覆多次，可伸展背肌、腰肌、腳底，尤其可刺激足大趾，會大大增強對內臟和大腦的功能調節，從而消除疲勞，緩解精神緊張。

腳跟走路鍛鍊法

身體直立，頭端正，目平視，腳尖翹起，腳跟著地，身體重心後移至腳跟，保持身體平衡，左右腳依次前行（圖⑤）。散步的同時試著用腳跟走路，這樣可以增強體質，提高鍛鍊效果。

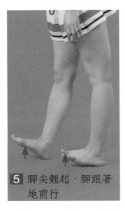

5 腳尖翹起，腳跟著地前行

轉腳掌

以腳踝為軸心，腳掌做旋轉狀，順時針、逆時針旋轉各5次（圖⑥）。

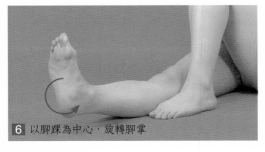

6 以腳踝為中心，旋轉腳掌

腿部放鬆練習

坐在墊子或地上，兩腿伸直，雙手在身後撐地；然後兩腿交替屈膝，並使之盡可能地靠近身體，緊接著用腳掌向

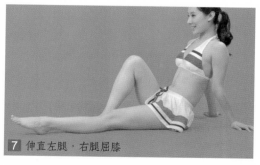

7 伸直左腿，右腿屈膝

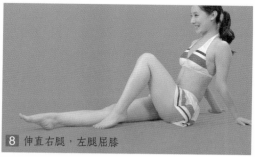

8 伸直右腿，左腿屈膝

前滑動，將腿伸直，此時應能聽到腳與墊子或地面的摩擦聲，然後換腿進行，連續做20次（圖⑦、⑧）。做此練習可使雙腿得到充分地放鬆。

足浴療法

中國足療源遠流長，春秋《禮記》就已詳實記載了以中草藥煎湯的「薰、蒸、浸、泡」療法。俗話説：「足是人之根，足療治全身」，古時神醫根據人們的生活習慣，也發現了用中草藥熱水泡腳的祛病良方，據説這就是浴足療疾的發端。可見，藥浴療法的作用確實不容小視。

足浴療法歷史悠久

足浴療法屬於足部保健法一種，同時也同屬中醫外治法。它源於我國遠古時代，是人們在長期社會實踐中的知識累積和經驗總結，至今已有3000多年的歷史傳統。我國民間諺語有「天天洗腳，勝過吃藥」之説。

「春天洗腳，升陽固脱；夏天洗腳，暑濕可祛；秋天洗腳，肺潤腸濡；冬天洗腳，丹田溫灼」這首民謠説明了足浴能夠養生的道理。古人曾有許多對足浴的經典記載和描述：南宋著名詩人陸游喜歡睡前洗腳，而且長期堅持。他曾作詩：「老人不復事農桑，點數雞豚亦未忘，洗腳上床真一快，稚孫漸長解燒湯」、「夜眠濯足而臥，四肢無冷疾」。宋朝大文豪蘇東坡也曾説：「熱浴足法，其效初不甚覺，但累積百餘日，功用不可量，比之服藥，其效百倍」；他還在詩中寫道：「他人勸我洗足眠，倒床不復聞鐘鼓。」中國四大美人之一的楊貴妃經常靠足浴來養顏美容；清代名臣曾國藩更是視「讀書」、「早起」和「足浴保健」為其人生的三大得意之舉；近代京城名醫施今墨也主張每晚用花椒水來泡腳養生。可見足浴療法在中華養生保健歷史中佔有舉足輕重的地位。

現在社會流行一句俗語：「富人吃藥，窮人洗腳」，足浴保健如今已蔚然成風，今天它仍然是一種深得人心的保健養生方法。

足浴療法的原理

人體足踝以下共有33個穴位，雙腳穴位高達66個，佔全身穴位的1/10。從經絡學的觀點看，人體的五臟六腑在腳上都能找到其相應的穴位。腳不僅是足三陰經的起始點，同時還是足三陽經的

終止處，這6條經脈之根都分別在腳上的6個穴位中。

透過水的溫熱、物理、化學作用及借助藥物蒸汽和藥液熏洗的作用等，使足部的湧泉、太沖、隱白、崑崙等諸多穴位受到熱刺激，就會促進人體血脈流通、舒通經脈、調理臟腑、平衡陰陽，從而達到增強心腦血管機能、改善睡眠、消除疲勞、消除亞健康狀態、強身健體、推遲衰老、祛病延年、增強人體抵抗力等一系列保健功效。

現代醫學也已證實，「人老腳先老」、「寒從腳下起」、「小看腳一雙，頭上增層霜」。可見腳的健康不僅關係到人的健康，且和壽命有很大關係。因為腳掌布有無數神經末梢，與大腦緊緊相連，同時又密布眾多的血管，故有「第二心臟」之稱。另外，腳掌遠離心臟，血液供應少，表面脂肪薄，保溫性差，且與上呼吸道，尤其是鼻腔黏膜有密切的神經聯繫，所以腳掌一旦受寒，多半會引起上呼吸道局部體溫下降和抵抗力減弱，從而誘發感冒、肺炎等多種疾病。而足浴保健法作為一種良性

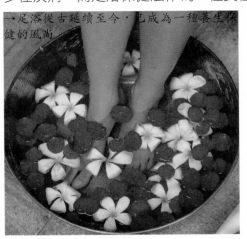
→足浴從古延續至今，已成為一種養生保健的風尚。

刺激，可使植物神經和內分泌系統得到調節，有益於大腦細胞增生，增強人的記憶力；同時，它能使體表血管擴張，從而改善血液循環。可見，足浴對人體的身心健康發展是大有裨益的。

足浴的強大作用

改善血液循環

多進行足浴，可以擴張足部血管，提高皮膚溫度，從而促進足部和全身血液循環，對身體非常有益。

同時，足浴會增加血管的數量，特別是側支微血管的增加，能促進血液循環；還能夠軟化血管，增加血管的彈性，從而減少血管因遭受壓力而遭破壞的危險性。有關專家做過測試，一個健康的人用40℃～45℃的溫水浸泡雙足30～40分鐘，其全身血液流量的增加，女性為10～13倍，男性為13～18倍。可見，足浴的確可確保血液循環順暢，減少血液凝結，保持血流暢通，不會使流入心肌的血管受到阻塞，有利於心肌梗塞的預防和改善。

促進新陳代謝

足浴可促進足部及全身血液循環，由於血液循環量的增加，從而調節各內分泌的機能，促使各內分泌腺體分泌各種激素，如甲狀腺分泌的甲狀腺激素、腎上腺分泌的腎上腺素，這些激素均能促進體內的新陳代謝。

輔助治療疾病

如今，不良的生活習慣是致病的因素之一，現代社會大量使用空調，再加上人們普遍愛吃涼性食物和味重食物，所以體內多寒濕。透過泡腳，則可以加

快體內驅寒的速度，對風濕性關節炎、冠心病、腦動脈硬化、糖尿病等慢性疾病有很好的輔助治療作用，並可預防各種併發症。

強心健體

可以強化心臟的功能，使心臟跳動的頻率減低且抽送更多的血液，以便能應付突發的緊急事件。使身體的很多肌肉，尤其是大腿肌肉能夠做連續的收縮和放鬆運動，促使肌肉中的大量血管也跟著連續收縮和放鬆，繼而增進肌肉與血液循環的運動效率，加強氧的吸收、運送和有效運用。同時，亦能增加體力與耐力，解除緊張和壓力，使機體在應付各種挑戰的壓力下不至於感染疾病。

改善亞健康狀態

足浴可擴張足部及全身動脈、靜脈和微血管等，使植物神經功能恢復到正常狀態，改善睡眠、消除失眠症，從而可緩解精神壓力和神經衰弱，振奮精神；還可以控制體重、降低血壓，大多數肥胖者均患有高血壓，且易患心臟病和糖尿病。

改善睡眠

足浴可透過促進足部及全身血液循環來加速血流，驅散足底沉積物和消除體內的疲勞物質，以幫助機體消除疲勞，並使人處於良好的休息狀態，從而改善睡眠品質。

美容養生

足浴能夠讓內臟受到氣血的滋養，加強新陳代謝，促進全身各系統的生理機能，並使其自然而然地強盛起來，以達到身心協調的健康狀態，從而產生美容養顏之功效。

足浴的注意事項

◎注意控制水溫。有些人習慣在泡腳時把腳泡得通紅，並以為水溫越高效果越好。事實上，泡腳水溫度不能太高，以40℃～45℃為宜。這是因為若水溫太高，雙腳的血管會過度擴張，人體內的血液會大量地流向下肢，容易引起心、腦、腎臟等重要器官供血不足，尤其對患有心腦血管疾病的患者來說，無異於雪上加霜；另一方面，水溫太高容易破壞足部皮膚表面的皮脂膜，使角質層乾燥甚至皸裂。另外，涼水對血管有一定的收縮作用，在一定程度上有利於健康。因此最好能讓水溫按足部的適應能力逐步加熱。

◎注意控制泡腳的時間。泡腳時間不宜過長，以15～30分鐘為宜。在泡腳過程中，由於人體血液循環加快，心律也比平時快，時間太長的話，容易增加心臟負擔。此外，由於大量的血液湧向下肢，體質虛弱者容易因腦部供血不足而感到頭暈，嚴重者甚至會昏厥。其中，心腦血管疾病患者與老年人應格外注意，如果有胸悶、頭暈的感覺，應暫時停止泡腳，並馬上躺在床上休息。

◎選擇開始泡腳的最佳時間。飯前、飯後30分鐘內不宜進行足浴。由於足浴時，足部血管擴張，血流量增加，易造成胃腸及內臟血液減少，影響胃腸的消化功能。飯前足浴甚至可能抑制胃液分泌，影響消化；如果飯後立即足浴可能造成胃腸的血流量減少，也會影響消化。因此，最好吃完飯1小時後再泡腳。

◎避免交叉感染。有傳染性皮膚疾患者，如足癬患者，應注意自身傳染和交

足浴的保健範圍

足浴保健範圍	保健機理	養生原則	足療法應用
五臟病	足心經經絡向上循行，與腎、心、肝、肺、脾直接相通。因此，足浴可以透過足心緩解五臟疾病。	採用足部相應反射區和足部相應經絡循行線相結合的方法。	在沐浴方法上多採用熱水浴法和乾浴法。
五官病	足心與膈、喉、舌相通，故臨床上足心療法對咽喉腫痛、口舌生瘡等疾患的療效頗佳。	採用足部五官反射區和刺激足部五趾尖的辦法，以達到止血和止痛的目的。	採用足部五官反射區和刺激足部五趾尖的辦法，以達到止血和止痛的目的。
脊柱、胸腹病症	足心與下肢相通。足少陰腎經起於足趾，斜走足心，行於下肢內側的後緣；同時在腹部離前正中線0.5寸挾臍上行胸部，故足心又與脊柱、胸腹相通。	足浴輔療脊柱、胸腹病症透過刺激足部關節來治療脊柱關節，而胸腹病症則多採用刺激湧泉穴的方法。這種方法適用於各種閉合性軟組織損傷，如腰椎間盤突出症與各種肌肉、韌帶的慢性勞損等。	在沐浴方法上多採用熱水浴、薰浴法。
腰病	足心與腰相通。足心屬腎經，腰為腎之府。	採用足部相應反射區和經絡循行線相結合的方法。	多採用熱水浴、薰浴。
項背痛	足心與項背相通。	採用足部相應反射區和足部相應經絡循行線相結合的方法。	沐浴方法上多採用熱水浴、薰浴。
陰器病	足心與陰器（男女外生殖器）相通。	多以刺激小趾關節部位為主。	沐浴方法上多採用乾浴和薰浴法。
耳病	足心與耳相通。足心屬腎經，而腎開竅於耳。	多以刺激大趾部位為主。	沐浴方法多採用薰浴和浸浴。
腦病	足心與頭、腦相通。脊柱屬督脈，內藏脊髓，直通於腦，而足少陰腎經「斜走足心，貫脊內」。故足心可透過督脈，並與腦相通。	多以刺激湧泉穴為主。	沐浴法多採用中藥薰浴、熱水浴、冷水浴等。

叉傳染的可能。足部有炎症、皮膚病、外傷或皮膚燙傷者不宜足浴。同一家庭成員，最好各自使用自己的浴盆，以防止交叉感染或傳播傳染病。

◎出現眩暈時用冷水洗足。在進行足浴時，由於足部及下肢血管擴張，血流量增加，會引起頭部急性貧血，出現頭暈、目眩症狀。出現上述症狀時，可用冷水洗足，使足部血管收縮、血液充分流向頭部，以消除頭部急性貧血，緩解不適症狀。

◎不宜進行足浴的禁忌症。有出血等症狀的患者、對溫度感應失去知覺者、對溫度感應遲鈍者、嚴重血栓患者、心臟病患者等均不宜進行足浴。

◎兒童及糖尿病患者不宜用過熱的水泡腳。正在發育期的兒童尤應注意，如果常用過熱的水泡腳，會使足底韌帶因受熱而變形、鬆弛，不利於足弓發育，日久容易誘發扁平足。糖尿病患者對水溫的高低也應特別留意，因為這類患者容易併發周圍神經病變，使末梢神經不能正常感知外界溫度，即使水溫過高，他們也感知不到，以致很容易被燙傷。

◎宜選無鹼肥皂洗腳。泡足前需用肥皂清除污垢，忌用鹼性大的肥皂，而應選用鹼性小或不含鹼性的香皂或沐浴乳，以免因過多洗去皮脂而造成皮膚乾燥。

◎足浴前的準備。泡足過程中若水冷卻，應加熱後再用。因此，旁邊應準備好熱水，以便隨時加水保溫。另外，為保證足浴的治療時間和效果，足浴前應排盡大小便。

◎選擇適宜的環境。泡足環境宜安靜舒適，室溫適中，不要直接吹風，最好

配以柔和的燈光和音樂，讓患者心曠神怡、精神放鬆。

◎有外傷者不宜足浴。凡有燒傷、膿皰瘡、水痘、麻疹及足部外傷者不宜進行足浴。

◎皮膚皸裂者足浴應謹慎。足部皮膚皸裂者水溫不宜太高，泡洗後應立即擦乾，並塗上凡士林等。

足浴的方法及種類

足浴的方法

足浴的方法多種多樣，具體包括噴浴、澆浴、浸浴、淋浴、點壓沐浴、鹽浴、放鬆足浴、硫磺泉浴足、食鹽泉浴足、鹼泉浴足、礦泉水浴足等。

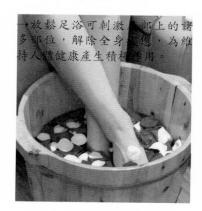

足浴的種類

◎自助熱水浴。可以在家裡自己做，水必須有足夠熱度才能刺激穴位，從而收到與針灸一樣的效果。水溫宜保持在40℃～50℃，水量以能淹過腳踝部為宜，雙腳放熱水中浸泡5～10分鐘，然後用手按摩腳心。按摩左腳心時用右手，按摩右腳心時用左手，左右腳交替按摩，直到局部發紅、發熱為止。在按摩腳心的同時，應多活動腳趾。中醫學

認為，大拇趾是肝、脾兩經的通路。多活動大拇趾，可舒肝健脾、增進食欲，對肝脾腫大也有輔助療效。第4趾屬膽經，按摩它可防便祕、肋骨痛；小趾屬膀胱經，能矯正女性子宮體位。所以，足浴後按摩腳底、腳趾具有重要的醫療保健作用，尤其對神經衰弱、頑固性膝踝關節麻木痙攣、腎虛所導致的腰痠腿軟、失眠、慢性支氣管炎、週期性偏頭痛、痛經及腎功能紊亂等都有一定的療效或輔助治療作用。

◎自助涼水浴。涼水洗腳可以擴張四肢靜脈，不僅能預防感冒和各種疾病，且能透過對血管的刺激延緩下肢關節衰老性變化。自助涼水浴的具體方法是：將涼水倒入盆中，將雙腳浸入涼水中，以浸沒踝骨為佳；然後雙腳做原地踏步狀。洗後立即用力搓雙腳，直至腳的皮膚發紅且產生暖感。水深要逐漸提高，水溫要逐漸降低，時間要逐漸延長。

◎足部暖浴法。中醫傳統養生理論認為，足宜保暖。在冬、春季要特別注意足部保暖，這對預防感冒、鼻炎、哮喘、小腿抽筋、腹痛等大有益處。做法是臨睡前用40℃的溫水邊泡、邊洗、邊摩擦雙腳，每次用時大約20分鐘。

◎低位足浴。藥液浸至踝關節附近為低位足浴；每次浸泡20～30分鐘，每日1次。低位足浴適用於足癬、足汗、足部的扭挫傷、足部的凍瘡、跟骨骨刺等，還可以輔助治療諸如頭面部充血、頭痛、眼病、急慢性鼻炎、急性喉炎以及感冒、高血壓、慢性結腸炎、膽囊炎等症。

◎高位足浴。藥液浸至膝關節以下為高位足浴。高位足浴要選用高至膝蓋的浴盆。高位足浴適用於雙下肢的疾病，如雙下肢的風濕痛或麻木、神經性末梢炎、小腿腓腸肌的拉傷或痙攣、血管閉塞性脈管炎、下肢潰瘍、下肢皮膚病等。

◎乾搓足浴。足浴後，用雙手乾搓雙足。不拘時間，每次洗腳後均可練習，可強壯五臟六腑，有補虛強身的效果。

◎盆洗足浴。浴盆一個，溫熱水兩壺，如日常洗腳一樣，以熱水續之。不拘時間，睡前起後隨意，可預防和緩解各種外感病症，尤其是冬天易發的各種呼吸道感染、胃寒痛等症。

功效顯著的百草浴足療法

　　百草浴足是種用中草藥藥液浸泡雙腳，以達到輔助治病、延年益壽的療法。它屬於自然療法中洗浴療法的範疇，又稱為薰洗法、藥浴法。百草浴足療法始於民間，人們在用水清洗污垢的過程中，發現洗浴除具有清潔衛生、消

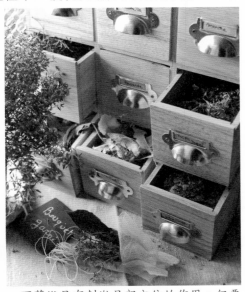

→百草浴足有刺激足部穴位的作用，但要依據病症科學合理地選用中草藥。

除疲勞等養生保健作用外，還有解除機體某些疾患的功效，進而採用中草藥物浸泡液或煎煮液，透過浸泡、外洗、熏洗雙足等部位預防和緩解疾病。

自古以來，人們就把「睡前一盆湯」視為養生保健的有效措施和習慣。中醫經典著作《黃帝內經》認為：「其有邪者，漬形以為汗」，「寒者熱之，熱者寒之……摩之浴之」；《素問·至真要大論》中的「脾風……」也詳細指出了藥浴的適應症；《靈樞·百病始生篇》中還指出了「用力過度，若入房汗出，浴則傷腎」等洗浴療法的禁忌症。

一般來說，有慢性病的老年人更適合採用中藥足浴。如高血壓的頭痛眩暈、慢性支氣管炎、支氣管哮喘、腦中風後遺症、慢性前列腺炎、慢性脈管炎、更年期綜合症、風濕性關節炎、慢性腸炎、神經官能症、凍瘡、皸裂等多種疾病和症狀都可以透過這種泡腳的方式得到緩解，並能延緩衰老、阻止腦萎縮。

日常足部保健小動作

摩擦腳底

具體方法是仰臥於床上，舉起雙腳，然後用力地相互摩擦，如果手能與足一起進行同樣的摩擦，效果會更佳，只要摩擦20次左右，腳部便會有溫暖的感覺，此時血液暢通、運行加快，對於周身的循環系統均有良好的促進作用。這樣刺激足底，也可使體內的激素加速分泌，從而對睡眠和整個內臟系統均有調節作用。長期持續，還可使皮膚變得白嫩。

揉搓大趾與小趾

如果我們每天用雙手抓起腳的大趾做圓形運動，同時搓揉數次，持續5分鐘，便可在無形中提高記憶力。因為腳的大趾與胰、脾相連，而胰、脾又與記憶力相關，所以經常揉搓大腳趾自然可以有效地提高記憶力。

用相同的方法搓揉足小趾還可提高計算能力（圖①）。因為腳的小趾與小腦相連，而小腦又與計算能力相關。

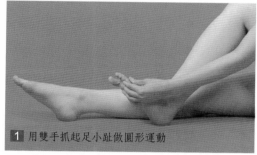

1 用雙手抓起足小趾做圓形運動

對於女性來講，搓揉足小趾尤其有好處，因為小趾與子宮相連，而子宮功能不活躍或異常很容易造成難產。因此，如果經常刺激並積極鍛鍊小趾，便可以提高子宮的功能，使嬰兒順利分娩。對於孕婦來說，搓擦小趾最重要的是長期堅持，如果把按摩和轉動同時並行，效果會更好。

此外，小趾又是膀胱經的終點，經常擦搓小趾還可透過加強膀胱的壓迫感而使尿意減輕。

踏腳趾

脫去鞋襪後，用右腳的腳後跟，稍微用勁地輪流踏左腳的大趾到小趾8次（下頁圖①），然後換腳進行，用左腳的後跟踏右腳的腳趾，這樣重複多次，便可消除精神緊張。因人的腳趾與大腦

和內臟相連，所以重複地刺激腳趾，便可對大腦和內臟產生調節作用。

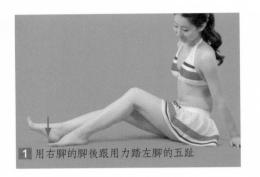

1 用右腳的腳後跟用力踏左腳的五趾

赤腳行走

在家中脫掉鞋襪赤腳行走（圖②），可以獲得以下幾點好處：一是鍛鍊腳心不著地的部分，而這部分又是人體平衡的重要支撐點，如果人體平衡功能低下，體內各部位負擔不一，就會導致健康狀況下降。二是赤腳可使五個腳趾保持一定間隔的自由運動，而不像穿上鞋襪那樣緊緊貼在一起。正是因為腳趾之間協調的動作，人的行走姿勢才健美、自然，故赤腳鍛鍊不僅能強身，而且能健美形體。

敲擊足跟

脊椎肌肉是透過膀胱經與足跟相連的。而對於長期伏案工作和坐辦公室的

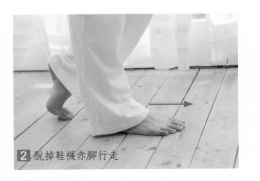

2 脫掉鞋襪赤腳行走

人來説，往往會養成駝背的習慣，使得脊椎骨肌肉變得脆弱，這時在足跟部就會產生疼痛感。如果能及時地以足跟為中心，有節奏地進行敲擊，力道以稍有疼痛感為佳，每隻腳分別敲擊100次左右，症狀就會得到緩解。但不可用力過度，以免引起出血（圖③）。

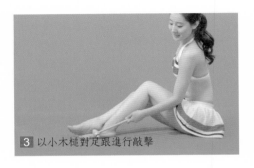

3 以小木槌對足跟進行敲擊

晃腳

身體稍微後仰，兩腳抬起懸空，然後搖晃兩腳，最後像騎自行車那樣有節奏地轉動，每次做5～6分鐘。此法可促進全身血液循環、解除疲乏感，適用於辦公室白領。

「雙龍擺尾」祛疲勞

端坐於床上，兩腳平伸，並左右旋轉擺動，在空中不斷畫「八」字形（下頁圖①、②）。值得注意的是，整個運動的過程中要將腰部盡量挺直。這樣持續刺激5～10分鐘，可使全身血液循環加快，並使腰腿膝蓋處的肌肉得到伸展，從而消除腳部的疲勞，使全身輕鬆愉快。另外，此運動因加速了全身的血液循環，故對因循環不佳而引起的疾病，如肩周炎、頭痛等也能產生一定的治療作用。

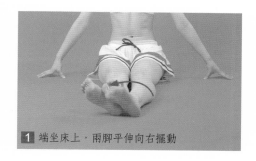

1 端坐床上，兩腳平伸向右擺動

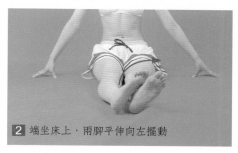

2 端坐床上，兩腳平伸向左擺動

足部SPA

曬腳

在日光充足的地方脫掉鞋襪，將兩腳心朝向太陽曬20～30分鐘，稱之為足心日光浴。此法的妙處在於讓陽光中的紫外線直射腳心，以促進全身新陳代謝，加快血液循環，提升內臟器官的活力，使其功能得到充分發揮。

動趾

醫學研究發現，經常活動腳趾可以健胃，且胃腸功能強的人站立時腳趾的抓地力也相對較強。因此，胃腸功能較弱的人不妨經常鍛鍊腳趾。每天抽出一點時間，練習用第2、3趾夾東西，或在坐、臥時有意識地活動腳趾。如坐在床上或墊子上，將兩腿伸直，先挺起大趾、縮下四趾，然後伸直四趾，再縮下，反覆操作。或是將五趾盡可能地張開，使得五趾之間的距離盡可能張開到最大。若持之以恆，胃腸功能就會逐漸增強。

捶腳

理由與按摩相似，用一根棒槌或拳頭輕輕捶擊腳心（圖③），每次50～100次，使之產生痠、麻、熱、脹的感覺，左右腳各做1遍。透過捶擊來刺激腳底神經末梢，促進血液循環，可收到健身防病之效。

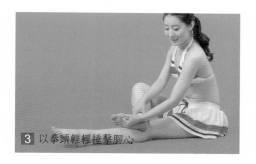

3 以拳頭輕輕捶擊腳心

鬆緊腿腳運動

上下振動腳跟

自然站立，雙腳併攏，踮起腳尖使全身上舉，並有規律地震動腳跟，使全身放鬆，同時需要呼吸的配合，反覆做5次。

腳趾抓地

雙腳腳趾抓地或空抓，反覆5次。

繃腳腿運動

雙腳伸直，腳尖盡可能向頭部方向壓倒，利用腳後韌帶伸展的方式，將大腿、小腿及腳關節做牽引狀，反覆操作5次。

❰ 頭耳保健按摩 ❱

頭部綜合保健 ✨

隨著社會的不斷進步，行業競爭日益加劇，生活節奏不斷加快，人們在享受物質文明帶來的快樂的同時，身體健康也同樣在大打折扣，我們應該從繁忙的日常生活中抽出一點時間做一些簡單的日常保健。

◎按摩前的準備：按摩前被按摩者要清洗頭部、臉部及頸部，並擦淨晾乾，按摩者必須要洗淨雙手並擦乾，且要待雙手溫暖後才可進行按摩操作，也可以揉搓雙手至發熱，否則冰涼的雙手不但會讓被按摩者感到不適，還會導致接觸部位過分緊張，進而影響按摩操作效果。

◎十指梳頭：自己將兩手十指彎曲並均勻分開，以十指指峰為發力部位，從前髮際開始，沿頭皮由前向頭枕部做梳頭的動作，反覆操作8次（圖①）。

◎五指抓頭：自己將兩手五指分開放在頭兩側，像梳頭那樣從前向後、從外向內梳抓頭皮，在以指端為力點移行的同時，要稍用力反覆抓拿，逐步遍及整個頭皮，反覆操作8次。

◎雙手乾洗面部：自己將兩手掌心相對互相搓擦，待兩手掌心搓熱後像洗臉那樣，以溫熱的手掌反覆摩擦臉部，先順時針摩擦，後逆時針摩擦，順時針、逆時針交替直至臉部發熱（圖②）。

◎推抹印堂：囑被按摩者取坐位，將頭枕部向後靠實或臥位，按摩者用大拇指指腹按於其印堂穴（位於兩眉中間皮膚上），以前臂帶動手指，自下而上，雙手交替，做有節奏地推抹，雙手共操作16次。注意力道要輕柔，以前額皮膚不變紅為準（圖③）。

◎推前額：囑被按摩者取坐位，將頭枕部向後靠實或臥位，按摩者用大拇指指腹按於其前額正中皮膚處，兩手分別向左右兩旁做抹法，至眉梢處再推回前額中央，反覆操作16次。力道不宜過大。

◎摩掌熨目：按摩者將兩手掌心相對互相搓擦，待兩掌相互搓熱後，用溫熱的兩手掌心放置在兩眼上，使被按摩者有溫熱的舒適感，重複操作5次。

◎揉擦眼眶：自己將兩手拇指固定放於兩

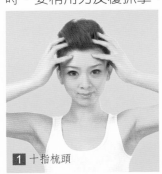
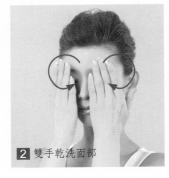
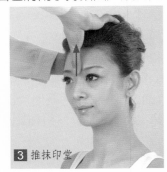

1 十指梳頭　　　2 雙手乾洗面部　　　3 推抹印堂

側太陽穴上，食指放在眼眶上，由內向外，先上後下，反覆擦揉眼眶，上下各操作16次。注意操作時力道不可過大，且應注意保護好眼部相關組織（圖④）。

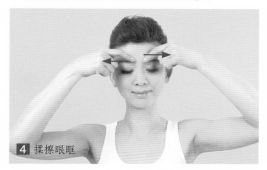

4 揉擦眼眶

◎點按魚腰穴：囑被按摩者取坐位，將頭枕部向後靠實或臥位，按摩者用雙手拇指指端持續用力作用於被按摩者的魚腰穴（位於瞳孔直上的眉毛中），持續數秒後恢復，每穴反覆操作9次。

◎揉擦鼻根：囑被按摩者取坐位，將頭枕部向後靠實或臥位，按摩者將兩手拇指或食指平放於被按摩者的鼻根兩側，以指掌側面按於其鼻根處的面部皮膚，上下反覆揉擦鼻根，一上一下為1個回合，反覆操作8個回合。操作時力道和角度都應適中。

◎點按四白穴：囑被按摩者取坐位，將頭枕部向後靠實或臥位，按摩者用雙手拇指指端持續用力，作用於被按摩者的四白穴（位於瞳孔直下，正對鼻翼處），持續數秒後恢復，反覆操作9次。

◎點按迎香穴：囑被按摩者取坐位，將頭枕部向後靠實或臥位，按摩者用雙手拇指指端持續用力，作用於被按摩者的迎香穴（位於鼻翼旁凹陷處），持續數秒後恢復，反覆操作9次。

◎揉風池穴：自己將兩手拇指放在枕後風池穴處，其餘四指自然分開放在頭部兩側，反覆按揉16次。也可經他人幫助按摩。

◎擦頸項：自己將雙手掌掌心相對互相搓擦，待兩掌相互搓熱後，用溫熱的兩手掌心放在頸後部來回揉擦，直至頸項部皮膚發熱（圖⑤）。

◎雙鳴天鼓：按摩者用兩掌按住雙耳，兩手放置在被按摩者後頭部，用手指輕敲其耳後頭部4次，兩手放鬆，再反覆操作上述動作5次。

◎拿捏肩井：按摩者以大拇指頂住被按摩者的肩井穴，其他四指輕扶其於肩前，與大拇指相對用力，提拿起整個肩部肌肉，一拿一放地交替進行，反覆操作12次（圖⑥）。

◎拍擊放鬆：囑被按摩者用鼻子深吸氣後，再用嘴長呼氣，反覆吸呼3次，待其第3次呼氣末時，按摩者以空掌輕輕拍打其肩部及後背肌肉，操作結束。

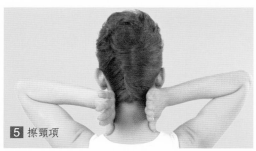

5 擦頸項

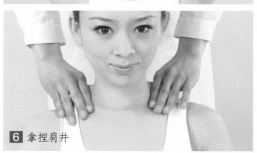

6 拿捏肩井

頭皮按摩

從生理學角度來看，按摩可以促進真皮層的血液循環，加速氧合作用和複氧作用，不僅為皮膚提供了更多的養分，同時也有助於細胞生成，最終使頭髮更健康、更強韌。此外，按摩還有助於促進皮脂分泌，這是頭皮自我護理的關鍵一環。所以，堅持定期按摩有助於改善頭皮狀況，增加其彈性，改善毛囊營養，使頭髮亮澤、質地柔韌，並可防止頭髮變白、脫落，推遲衰老。

◎前後方向按摩頭皮：自己將雙手十指微屈，稍均勻分開按摩頭皮，用十指指腹部緊貼頭皮，從前額開始，經頭頂推摩至後枕部，連續操作8遍（圖①）。

◎梳頭按摩：這不是簡單的梳理頭髮，而是用梳子刮抹頭部皮膚，最好用木質的、齒大而較圓鈍且梳齒距離較寬的梳子，這種梳子不但可以防止靜電，而且不會傷及頭皮和頭髮。自我按摩時從前

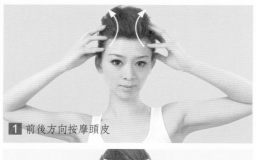

1 前後方向按摩頭皮

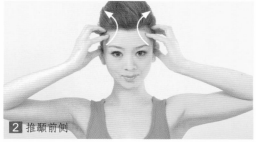

2 推顳前側

髮際向後髮際均勻緩慢地推移，透過梳齒作用於不同的經脈循行路線，反覆以木梳梳摩頭皮10下，施力以頭皮不痛為準。雙眼微閉，心情放鬆，直至被按摩部位有很強的溫熱感流動，以促進頭部的氣血運行。通常氣血運行流暢則生理功能正常、大腦清醒、思維敏捷。這是一種自我保健按摩法，也是一種非常適合腦力勞動者的簡單易行的保健方法，隨時隨地都可以進行，如果晚上睡覺前進行按摩還會增進睡眠品質。

◎推顳後側：自己以雙手食指、中指、無名指及小指指端為發力點，將雙手四指尖放在雙側耳後，按壓推揉顳部後側肌肉，同時以最小的幅度向上移動至頭頂為1個回合，反覆操作8個回合。

◎推顳中部：自己以雙手食指、中指、無名指及小指指端為發力點，將雙手四指指尖放在雙側耳部正上方耳根處，按壓推揉顳中部肌肉，同時以最小的幅度向上移動至頭頂為1個回合，反覆操作8個回合。

◎推顳前側：自己以雙手食指、中指、無名指及小指指端為發力點，將雙手四指指尖放在雙側耳前的髮際處，按壓推揉顳部前側肌肉，同時以最小的幅度向上移動至頭頂為1個回合，反覆操作8個回合（圖②）。

◎推腦後正中線：按摩者以拇指指腹為發力點，指端放在被按摩者的頭後部，從腦後枕部中央的髮際下緣開始，一邊推按，一面向上慢慢移至頭頂，反覆操作8次。

◎抵按頭皮：按摩者以雙手手掌分別抵壓在被按摩者的頭前和腦後部，一面旋

揉抵按，一面小幅度向兩側移行，在兩側抵按顳部，從兩側顳部相對抵按，由耳後移到耳前部位，然後抵壓其雙側太陽穴，再向前後方向移行抵按，即一手向前按摩移行到前額中央，另一手向後按摩移行到腦後為1個回合，反覆操作8個回合。

◎雙手拿頭：按摩者將右手或左手的五指叉開，另一手扶被按摩者頭部，用分開的五指指端發力，先由前向後，再從左至右抓拿按摩頭皮，然後繞周圍抓拿按摩，反覆操作8次。

◎旋推頭皮：自己以雙手十指指端為發力點，手指指端按在頭皮上進行推按轉動，每處按摩3次，逐漸遍及整個頭皮。

◎旋揉頭部：自己用十指頭沿著前額髮際向頭頂做螺旋揉動，稍加用力，再由頭頂揉向枕部，然後由兩鬢向頭頂按摩。反覆操作16次（圖③）。

◎揉擦頭皮：自己將手放在前額正上方，先輕輕旋轉按摩揉擦頭皮，然後沿

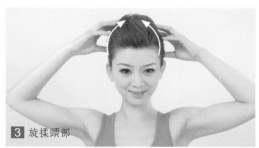

③ 旋揉頭部

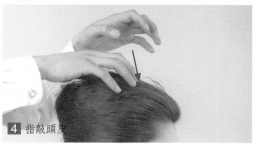

④ 指敲頭皮

前髮際線、太陽穴、鬢腳，逐漸向後移動，移至頭皮中心反覆操作8次。

◎指敲頭皮：囑被按摩者抬頭挺胸坐好，按摩者十指彎曲成「釘耙」狀，然後以這支「釘耙」，即以十指的指尖為發力點和接觸面，由前向後、由中間向兩側反覆敲擊被按摩者的頭皮，而後逐漸遍及整個頭皮，反覆操作16次。敲打的時候要用點力，透過刺激頭皮使毛髮根部毛囊周圍的肌肉能更好地保護髮根（圖④）。

面部保健

按摩面部可以加強面部肌肉運動，不但使面部皮膚變得柔軟潤滑、抵禦風寒能力增強，而且具有清利頭目、消除疲勞、振奮精神的作用。此外，還可使頭面部血液流通順暢，促進新陳代謝，使皮膚更加滋潤。此外，對於顏面多皺衰老、顏面神經麻痺以及牙齦炎、中耳炎、鼻炎等疾病都有輔助治療和預防作用。

◎以手摩面法：自己將兩手掌相互摩擦，令其發熱，以手掌摩面部，然後將兩手掌豎起，並排貼著額頭中部，向下平抹面部至下巴，再從側面向上平抹至額頭，如此平抹18次。然後再向相反方向平抹18次。血壓正常者，從上往下抹面和從下往上抹面，次數應相等；高血壓者，從上往下抹面的次數應多些；低血壓者，從下往上抹面的次數應多些。要注意動作輕柔均勻，不要過急、過重，否則易擦傷皮膚或使皮膚生皺。為了防止皮膚損傷，可以事先擦點潤膚膏。經常摩面會使面部皮膚潤澤、肌肉

結實、皺紋減少、容光煥發。

◎指尖扣面法：自己將兩手手指彎曲，稍微散開，自額部起從左到右、從上到下緊密地輕輕叩擊，將面部皮膚全部扣到，反覆操作3次。此按摩法可以增強人體面部血液循環，促進面部皮膚的新陳代謝、神經健康，使皮膚光澤紅潤，減少面部疾病。

◎揉按印堂穴：按摩者以拇指放於被按摩者的印堂穴（兩眉頭連線的中點）上，其餘四指附於目外，旋揉點按8次（圖①）。

◎分推前額：按摩者兩手四指併攏後附於被按摩者的印堂穴，沿兩眉向外分推至太陽穴3次，再沿眉上額部從內向外分推3次，逐次升高，直至前髮際下，然後再逐次降低，共分推8個回合。

◎推揉迎香：自己將兩手中指和食指各按於同側迎香穴（鼻唇溝中，距鼻翼兩旁0.5寸）向外揉按8次，再向上推抹8次。

◎掐揉人中：自己將食指指尖按於鼻下溝正中凹陷處，先掐後揉8次。

◎推揉承漿：自己以右手拇指尖按於下唇緣下方正中凹陷處（承漿穴），揉按8次；然後兩手食指、中指併攏，同時從承漿穴分別朝兩口角推至地倉穴（口角旁0.4寸），略揉按後再從地倉穴沿上唇抹至人中穴，反覆操作8個回合。

◎推聽宮和翳風：自己以兩手中指分別按於兩側耳前聽宮穴（耳屏前凹陷中，張口時有孔），食指置於耳後翳風穴（耳垂後凹陷中），由輕漸重向前揉按8次，然後食指、中指分別沿耳後、耳前向上推摩，反覆操作8次。

◎向上推面：自己的兩手四指併攏，食指、中指、無名指先放於下頜部，反覆向上推抹至目下8次；也可用指掌一起上推。整個面頰都應推抹到（圖②）。

◎推抹臉頰：自己用拇指或食指、中指、無名指的指腹從下巴開始沿著臉部下緣至耳後做小弧形推抹，至耳垂部停止，重複操作8次；然後再從嘴角至耳下做小弧形推抹，再從人中至耳中做小弧形推抹，最後從鼻翼沿眼眶至太陽穴做小弧形推抹，反覆操作8個回合。

眼部保健

眼睛是絕大多數人認識、感知世界的主要通路。從醫學角度講，眼睛是人體的重要視覺器官，保護眼睛的健康、維持其正常功能是非常重要的。眼部保健按摩療法是保護視力、預防近視等眼病的一種方法。它透過對眼部周圍穴位的按摩，產生疏通

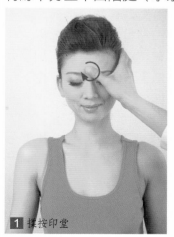

1 揉按印堂

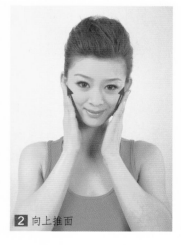

2 向上推面

經絡、調和氣血、消除眼肌疲勞等效果，以達到保護視力和預防近視的目的。早在《莊子·外物》中就有按摩兩眼角方法的記載，隋代巢元方《諸病源候論》、唐代孫思邈《備急千金要方》、宋代《聖濟總錄》、元代忽思慧《飲膳正要》等都介紹了「明目」的自我保健方法。下面就為大家介紹幾種眼部保健方法。

◎預熱眼周：自己將雙手掩面用手掌以弧形軌跡在眼睛周圍按摩，從內向外反覆操作8個回合。

◎揉攢竹法：自己以雙手拇指螺紋面著力，分別按揉左右眉內側的凹陷處，旋轉輕揉攢竹穴20～30次。用力不宜過重，有痠脹感覺即可。

◎按擠睛明法：自己用一手的拇指、食指螺紋面著力，分別按在兩目內眥角上0.1寸的凹陷處，先向下按，然後向上擠，一按一擠，反覆進行20～30次。用力穩實柔和，以有痠脹感為佳。

◎按揉四白穴：自己用雙手食指端螺紋面著力，分別按在目下1寸處進行持續性的轉動按揉1～2分鐘，以有痠脹感為佳。

◎刮眼眶法：將雙手食指屈曲呈弓狀，以第2指節的內側面緊貼上眼眶，自內

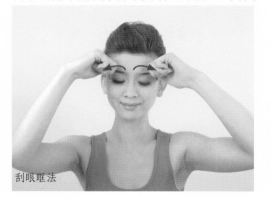

刮眼眶法

而外、先上而下推返刮抹眼眶20～30次，以有痠脹感為宜（上圖）。

◎揉按太陽穴：自己以兩手中指端螺紋面著力，緊貼眉梢於外眼角中間向後1寸許凹陷中，迴旋按揉太陽穴20～30次，以有痠脹感為準。

◎乾洗臉：以雙手中指為先導，同時從鼻翼兩旁開始，沿鼻梁兩側向上推抹，一直推至前額，然後向兩側分開，順著兩額轉向太陽穴向下，回到鼻翼兩旁。反覆操作3次。

鼻部保健

鼻不但是重要的呼吸器官，而且還與口、眼、耳相通，所以古人認為只有鼻道暢通，才能進一步達到「七竅通」。鼻部的按摩主要是透過疏通經絡來達到改善呼吸系統、促進血液循環、通暢鼻道、增強五官功能、清醒頭腦的目的。鼻部的保健要從平時做起，多關注鼻部保養，定時按摩鼻部，可以讓鼻部更堅挺，不容易因為鼻部而生病。

◎洗鼻鍛鍊：多用冷水洗鼻子，讓鼻子適應冷空氣，如遇天氣驟冷，不至於不能耐受而生病。尤其是早晨洗臉時，用冷水多洗幾次鼻子，可預防感冒及呼吸道其他疾患。

◎合理按摩：首先要保護好鼻毛和鼻黏膜，克服用手挖鼻孔、拔鼻毛或剪鼻毛等不良習慣。因為損害鼻毛和鼻黏膜不但會影響鼻功能，引起鼻腔內化膿性感染，而且還可能引起顱內和耳部的疾病。

◎中指推摩：自己將兩手搓熱，用中指沿鼻兩側自下而上帶動其他手指，擦至

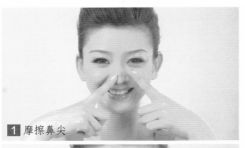

1 摩擦鼻尖

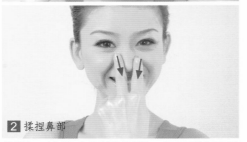

2 揉捏鼻部

額部，然後向兩側分開，經兩側而下，反覆操作12次。

◎按摩鼻尖：自己用兩手食指摩擦鼻尖各16次（圖①）。

◎旋揉鼻周：自己用中指、無名指指腹在鼻翼兩側旋揉按壓，並沿著鼻翼兩側順著鼻翼、眉頭、眉上、太陽穴輕輕滑壓、按摩6次。

◎拇指摩鼻：自己用兩手拇指外側相互摩擦，在有熱感時，用兩手拇指外側沿鼻梁、鼻翼兩側上下按摩16次左右。

◎按揉鼻周穴：自己用手指按摩面部迎香穴、鼻通穴、印堂穴多次（迎香穴在鼻翼兩側，鼻脣溝內；鼻通穴在鼻脣溝上端盡頭軟骨與硬骨交接處；印堂穴在兩眉頭連線的中點處）。每穴操作8次。

◎揉捏鼻部：自己用手指在鼻部兩側自上而下反覆揉捏鼻部8個回合（圖②）。

耳部保健

現代醫學研究把耳廓比喻為縮小的

人體身形，它與人體內各個器官組織都有一定的聯繫，人體各器官組織在耳廓的局部皮膚上都有相應的刺激點，一旦器官組織發生病變，耳上的某個特定部位就會產生一定的變化和反應，因此當刺激某個耳穴時，就可以診斷和治療體內相應部位的疾病。

經常按摩耳部有利於促進耳部的血液循環，這種治療的資訊會透過體內的經絡傳導到相應的臟腑，從而改善相應臟腑的功能，產生治病和保健的作用。下面介紹幾種耳部日常保健按摩的方法。

◎提拉耳尖：自己用雙手拇指、食指捏耳上部，先揉捏，然後再往上提揪，直至該處充血發熱，每個回合16次。此處的穴位有神門、骨盆腔、內外生殖器、足、踝、膝以及肝陽、風溪等（下頁圖①）。

◎拉拽耳垂：自己先將耳垂揉捏、搓熱，然後再向下拉耳垂16次，使之發熱發燙。耳垂處的穴位有頭、額、眼、舌、牙、面頰等。

◎按摩耳輪：自己以拇指、食指沿耳輪上下來回按壓、揉捏，使之發熱發燙，然後再向外拉耳朵16次。耳輪處的穴位主要有頸椎、腰椎、胸椎、腰骶椎、肩、肘等。

◎按壓耳窩：自己先按壓外耳道開口邊的凹陷處，此部位有心、肺、氣管、三焦等穴，按壓16下，至此處有明顯的發熱、發燙感；然後再按壓上邊凹陷處，同樣來回摩擦按壓16次。此部位有脾、胃、肝、膽、大腸、小腸、腎、膀胱等穴。

◎推耳根：自己用食指和中指沿著下耳根向上耳根推，中指放在耳前，食指放在耳後，兩手指都要用力向上推，推16次左

右，直至耳部、面部、頭部都有明顯發熱的感覺。這對健腦、緩解頭痛、頭昏、神經衰弱、耳鳴等都有非常好的療效。除此之外，還有明顯的美容效果。

◎旋摩耳道口：自己用雙手小指置於外耳道口，先順時針旋摩，再逆時針旋摩，轉動旋揉按摩16次（圖②）。

◎拔耳門：自己將食指或無名指伸直，插入外耳道口，旋揉180°，往復3次後立即拔出，耳中會產生鳴響，反覆操作8個回合。

◎鳴天鼓：自己用雙手掌橫向分按兩耳，掌根向前，五指向後。以食指、中指和無名指扣擊枕部4次，雙手掌瞬間離開耳廓1次，如此操作8個回合。

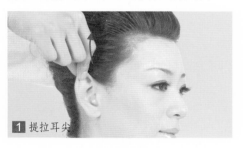

1 提拉耳尖

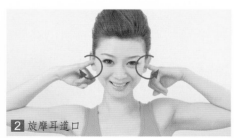

2 旋摩耳道口

口腔保健

◎刷牙按摩：合理的刷牙方式能產生按摩牙齦及牙床的作用。刷牙時忌用橫刷法，拉鋸式橫刷容易造成刷傷性的牙齦萎縮、牙根曝露、牙頸楔狀缺損等疾病。正確的做法應採用豎刷法，即刷上牙時刷毛順著牙縫從上向下刷；刷下牙時順著牙縫從下向上刷。動作要慢一些，在同一部位上反覆數次，讓刷毛在通過齦與牙的交界區時徹底去除污物，對牙齦也有按摩作用。

◎轉舌按摩：自己伸出舌尖至牙齦外側，並向上翻卷，緊貼外側牙齦，從左向右移動，然後向下彎曲舌尖，從右向左轉動，周而復始地繞圈轉動16次。按摩完外側，即收回舌尖，繼續用舌尖緊舔內側牙齦，左右轉動，先上後下，各轉動16次。此按摩法可增強牙周組織的血液循環。

◎扣齒按摩：自己上下嗑扣牙齒16次，讓上下牙齒相互碰擊，以運動牙根部，咬合時應鏗然有聲，這有增強牙周組織和增進血液循環的作用，常做可使牙齒堅固而不痛，產生固齒的作用。長期持續，能使牙周病得到控制，未患病的牙齒更加得到保護。

◎勤漱口：自己在飯後及牙周按摩後堅持漱口，將留在口中及牙齒上的殘留物漱掉，最好用2%的淡鹽水。

◎口周按摩：自己將手指放在牙齦相應的面部皮膚處，按於每個牙齦的部位，輕輕上下按摩，也可小範圍旋揉，這也有利於改善局部的血液循環（下圖）。

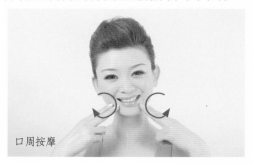

口周按摩

❦ 日常養生保健按摩 ❧

排毒清脂

按摩可促進面部血液循環，使皮膚及其某些組織結構得到改善，提高皮脂腺的分泌量，還能使皮膚變得光滑而富有彈性。因此，按摩對面部美容具有十分顯著的療效。

◎推抹法：被按摩者端坐，按摩者立於其頭前方，用雙手拇指按在被按摩者的睛明穴上，順鼻梁直下推抹至迎香穴，如此反覆10～15次；再從鼻尖直上推抹至印堂穴，推揉10～15次；最後按壓印堂穴10秒鐘（圖①）。

◎分推法：

步驟一：自己以兩手拇指由印堂穴沿眉骨分推至太陽穴，推時稍向內用力輕按太陽穴，以促進氣血流通。

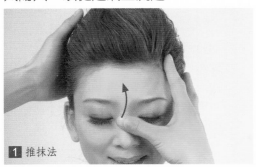

1 推抹法

步驟二：自己以兩手拇指由太陽穴分推至耳門和聽宮穴，輕輕點按一下，但手指不能離開皮膚表面；再用拇指與食指指腹對合，輕捏耳垂；然後上下提拉耳尖2～3次。

步驟三：自己以兩拇指從印堂穴分推眉骨至太陽穴，按壓穴位，推至耳門穴，再按壓穴位，然後推至聽宮穴，按壓聽宮穴1分鐘，最後沿下頜穴推至人迎穴。

步驟四：自己以兩拇指從印堂穴分推至太陽穴，輕按穴位，由太陽穴向後推至率谷穴；換中指從耳後分推至風池穴，中指指腹按壓風池穴10～15圈，然後輕輕用力向後提拉2～3次，與此同時，用拇指指腹按壓太陽穴。

◎切捏法：自己以兩拇指、食指分別切捏兩眼上下眼眶5～8次，從睛明穴切捏至外眼角（圖②）。第一道線：從印堂穴至神庭穴，兩拇指一前一後同時切捏。第二、三道線：用兩拇指從兩眉骨上緣的魚腰穴開始，經陽白穴，切捏至頭維穴。第四、五道線：用食指、中指、無名指由兩眼角的瞳子髎穴開始，經絲竹空穴、太陽穴、懸顱穴切捏至率谷穴，每條線都要切捏3～5次。

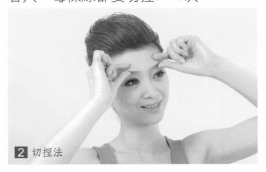

2 切捏法

◎點揉法：自己以兩手中指點按四白穴，拇指點按陽白穴，按住穴位輕揉，順時針、逆時針各揉50圈；再用中指指腹點按顴髎穴，點、按、揉三法並用，

由慢到快旋轉按揉，以每秒4圈之速揉100圈；最後點按頭維穴、太陽穴、口禾髎穴、外關穴、內關穴、翳明穴、球後穴、承漿穴等，每穴1分鐘。此套手法可用於改善面部蝴蝶斑、雀斑。

◎交替點穴法：自己以右手拇指點按右側內關穴，左手拇指點按左側光明穴，點按30秒鐘後，兩手交替點按左側內關和右側光明，兩側共點按1分鐘。此套手法可用於補氣、提神、明目。

◎點按足三里穴：自己將兩手拇指、食指分別點按左、右腿的足三里穴，向上送力約1分鐘。此法可促進面部的新陳代謝，使黑斑變紅變淺（圖③）。

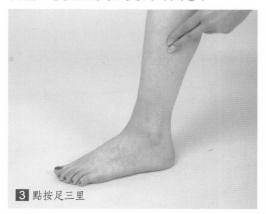

3 點按足三里

◎直推法：按摩者位於被按摩者一側，用右手食指、中指、無名指按在其前額髮際線上，向頭頂直推至腦後為止。

消除疲勞

◎點按穴位：當人們用腦過度、精神疲憊時，往往會不由自主地按揉前額，或者用拳頭輕輕地敲打。其實，這是為了刺激頭部的兩個重要穴位：印堂穴和神庭穴。按壓這兩個穴位對消除頭痛、頭

昏，恢復大腦的活力有異曲同工之妙。同時按摩，互相補益，則效果更佳。按摩時將中指放在印堂穴上，用較強的力點按10次。然後再分別順時針、逆時針揉動20～30圈。神庭穴在印堂穴上方，髮際正中直上0.5寸左右，按揉方法與印堂穴相同。

◎循經按摩：按照頭部經絡的循行路線推揉按壓，逐漸遍及整個頭皮部對應的經絡線。

鎮定安神

◎分抹前額法：自己將雙手食指曲呈弓狀，以第2指節的內側緣著力，緊貼印堂穴，自眉間向前額兩側分抹30～50次。

◎推抹頭維法：按摩者以左手扶患者頭部，右手螺紋面著力，自前向後經患者角孫穴至頭後枕下推抹，反覆進行推抹動作20～30次，以患者有痠脹感為佳（圖①）。

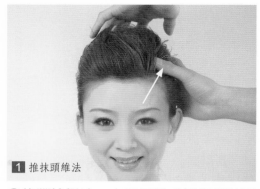

1 推抹頭維法

◎後腦按揉法：自己用雙手拇指螺紋面著力，緊按風池穴，用力做旋轉按揉，隨後按揉枕後腦部20～30次，以有痠脹感為宜。

◎振耳法：自己先以兩手掌心緊按耳

根，然後做快速有節奏的鼓動20～30次，要求動作連續、均勻。

◎拍擊頭頂法：自己取正坐位，眼睛睜開前視，牙齒咬緊，用手掌面著力，在前頭頂囟門處，進行有節奏性的拍擊動作10～20次。

◎搓手浴面法：自己首先搓熱兩手掌，隨後手掌心緊貼前額部，用力向兩側分推至太陽穴，再向下推至下頜兩邊，再向上推至前額部，如此反覆連續浴面10～20次（圖②）。

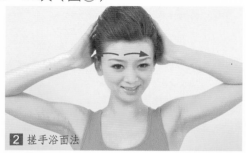

2 搓手浴面法

◎頭頂熱敷法：將毛巾在開水中浸泡後趁熱擰出，熱敷於頭部，待毛巾溫度下降後再用熱水浸熱。

益智健腦

◎自我按摩時可用雙手手指自前向後梳理頭髮，反覆操作36次。
◎自我按摩時可將雙手掌相對搓熱，由前額處經鼻兩側向下摩擦至臉頰部，再向上摩擦至前額部，反覆搓擦臉部36次。
◎自我按摩時可用雙手手指交叉抱住頭部，做後伸頸部的動作。反覆操作8次。

促進睡眠

步驟一：正坐，開天門，即按摩者兩手

扶住被按摩者頭部兩側，然後用兩拇指從其印堂穴交替向上推入髮際，力量適中，動作連貫，時間約1分鐘。

步驟二：自己正坐，用一側大魚際在其兩眼眶施行「8」字揉法，揉動可稍快，但移動稍慢，力量重滯而柔和，揉時手腕盡量放鬆，沿「8」字操作10次。

步驟三：自己正坐，用兩側大魚際分別貼在其兩側太陽穴處，然後輕快地揉1分鐘。動作力求柔和連貫，以有舒適感為佳。

步驟四：自己正坐，用兩手掌根緊按兩耳孔，同時一鬆一緊做快速的鼓動50次。

步驟五：正坐，抬起雙臂，以十指插入髮際，一手扶住頭後，另一手用四根指頭在頭頂及兩側由前向後做梳頭運動。梳時四根指頭的指甲最好刮著頭皮，但不宜太重，時間約1分鐘。

步驟六：自己捶擊腳底，即一手握空拳，從腳跟向腳尖方向捶擊兩足底，以有熱感滲透入內為宜（下圖）。

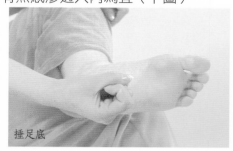

捶足底

消除皺紋

◎消除額紋
步驟一：自己將兩手食指、中指併攏，按於兩眉之間，手指向上推摩額部10次。然後兩手食指、中指按於額部中央，向兩邊做小圓形的按揉，至太陽穴

時輕輕按壓一下，再還原至額部中央，來回為1個回合，共做5個回合。

步驟二： 自己兩將手食指、中指併攏，按於前額中央，一手在上，一手在下，同時兩手向上、向下對抗按壓額部皮膚，直至按壓完整個額部。

步驟三： 將一手食指和中指從前額皮膚撐開，另一手的食指、中指併攏，在皺紋上輕輕地縱向按壓，直至按壓完整個額部。

步驟四： 自己將一手四指併攏，拍打額部皮膚1分鐘。

◎消除眼周皺紋

步驟一： 用兩手指按揉被按摩者攢竹穴（圖①）10次後，再向上、向下各按壓10次。

步驟二： 自己將兩手指按在絲竹空穴，中指按於瞳子髎穴上，閉上眼睛，同時

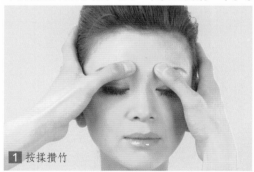

1 按揉攢竹

按揉兩穴10次。仍按住此兩穴，向外上方按壓，直至眼睛傾斜，隨後放鬆為1次，重複10次。

步驟三： 自己將兩手食指按揉太陽穴10次，在揉到外上方時，向外上方輕輕地按壓。

步驟四： 按摩者手扶被按摩者頭部，並將拇指按揉被按摩者四白穴10次（圖②）。

步驟五： 自己將兩手握拳，以食指第1指間關節的骨突面分刮上、下眼眶各10

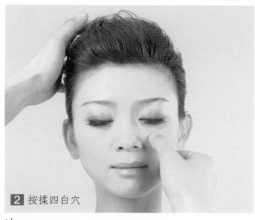

2 按揉四白穴

次。

步驟六： 自己將兩手食、中指併攏，置於目內眥穴，沿眼眶周圍向外做小圓形按揉，經目外眥回到目內眥，共操作5次。

步驟七： 自己將一手食指、中指將眼周皮膚撐開，另一手食指、中指併攏，在皺紋上輕輕按壓。

步驟八： 自己用雙手拍打眼周皮膚1分鐘（圖③）。

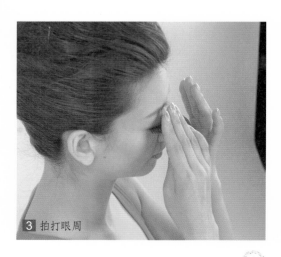

3 拍打眼周

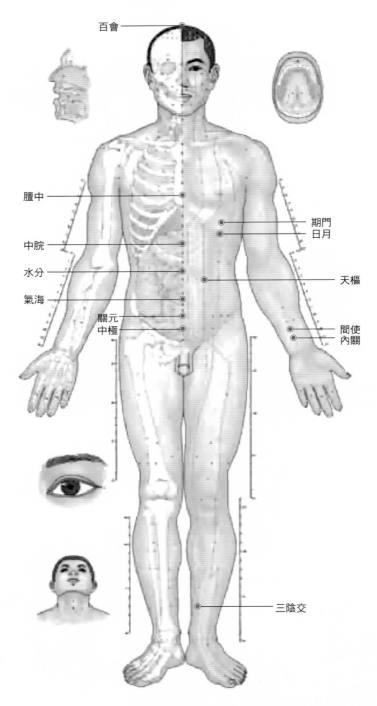

百會

膻中

中脘

水分

氣海

關元

中極

期門
日月

天樞

間使
內關

三陰交

常用穴位（正面圖）

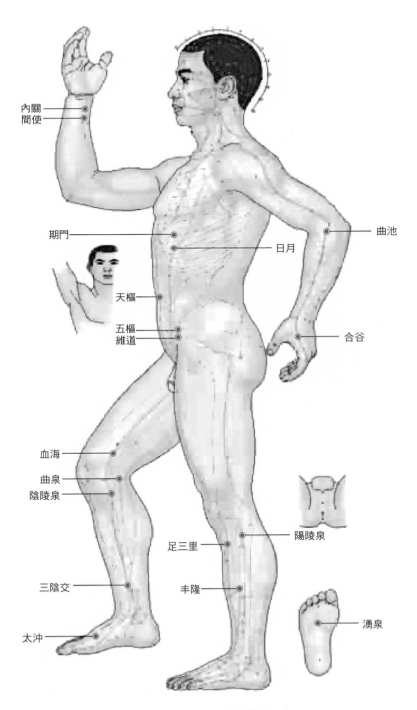

內關
間使

期門
日月
天樞
五樞
維道

曲池

合谷

血海
曲泉
陰陵泉

陽陵泉
足三里

三陰交
丰隆

太沖

湧泉

常用穴位（側面圖）

231

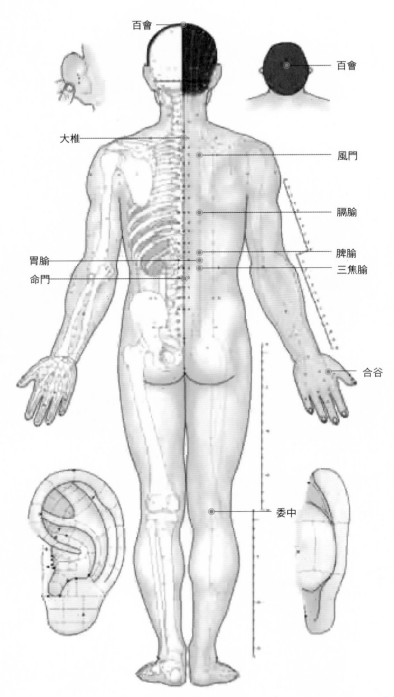

百會

百會

大椎

風門

膈腧

胃腧

脾腧

命門

三焦腧

合谷

委中

常用穴位（背面圖）

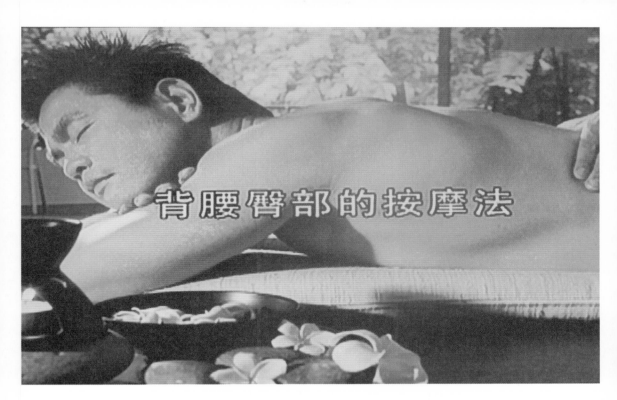

背腰臀部的按摩法

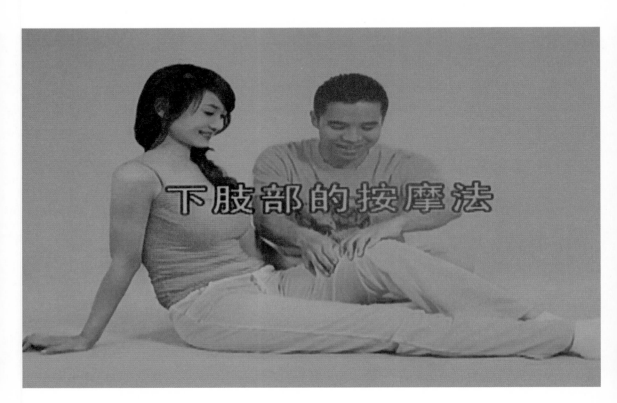

下肢部的按摩法

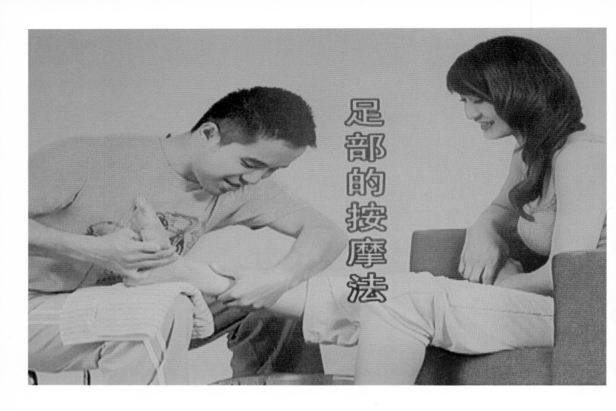

足部的按摩法

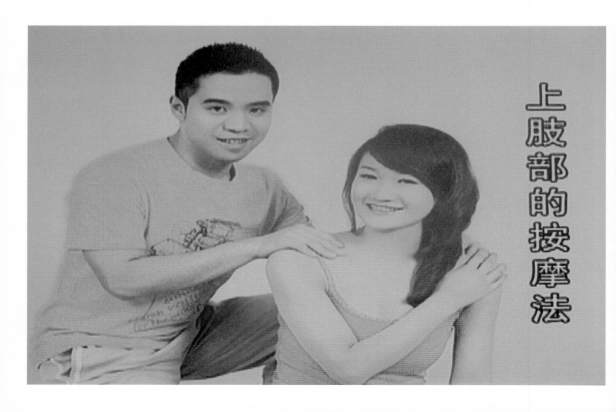

上肢部的按摩法

國家圖書館出版品預行編目資料

圖解對症手足頭耳按摩 / 崔曉麗作. -- 初版. --
新北市：華志文化, 2011.11
面；　公分. --（健康養生小百科；3）
ISBN 978-986-87431-3-7（平裝）

1. 穴位　2. 按摩

413.915　　　　　　　　　　　　　　　　100019590

書名／圖解對症手足頭耳按摩（附DVD）

系列／健康養生小百科 0 0 3

H 華志文化事業有限公司

作　　者　崔曉麗

執行編輯　林雅婷

美術編輯　黃美惠

文字校對　陳麗鳳

企劃執行　康敏才

總編輯　黃志中

社　　長　楊凱翔

出版者　華志文化事業有限公司

電子信箱　huachihbook@yahoo.com.tw

地　　址　116 台北市興隆路四段九十六巷三弄六號四樓

電　　話　02-29105554

總經銷商　旭昇圖書有限公司

地　　址　235 新北市中和區中山路二段三五二號二樓

電　　話　02-22451480

傳　　真　02-22451479

郵政劃撥　戶名：旭昇圖書有限公司（帳號：12935041）

電子信箱　s1686688@ms31.hinet.net

出版日期　西元二○一一年十一月出版第一刷

版權所有　禁止翻印　Printed in Taiwan

本書由中國輕工業出版社獨家授權台灣華志文化繁體字版權

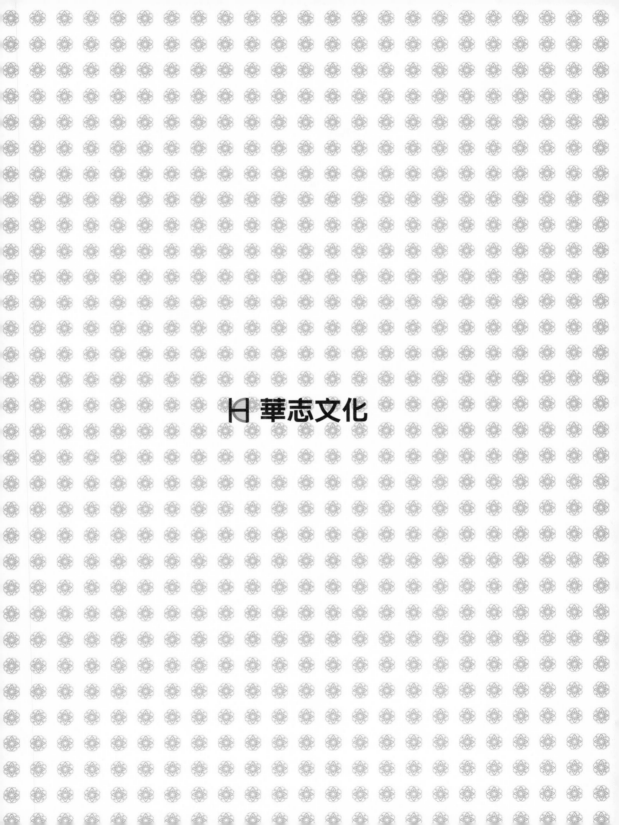

華志文化

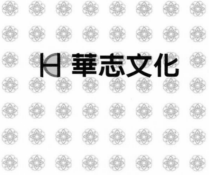
華志文化

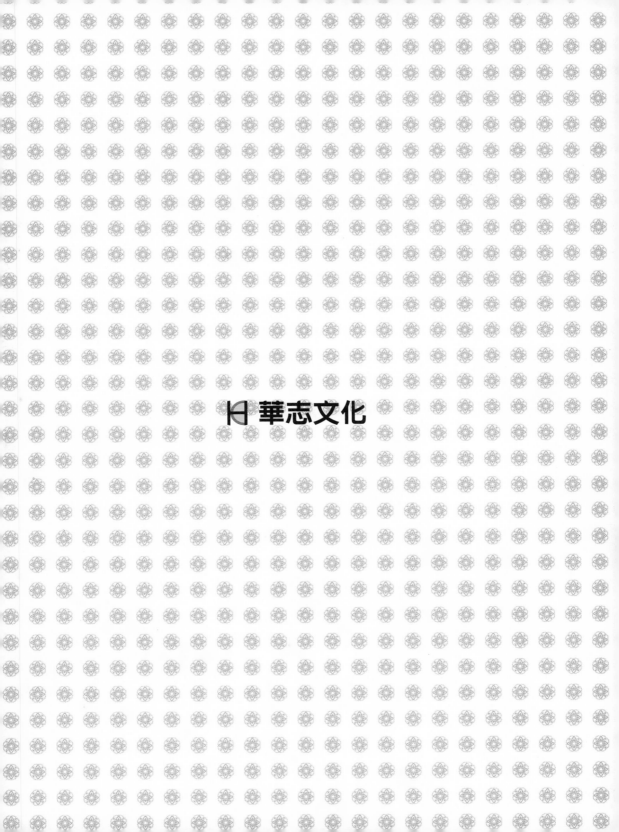

華志文化

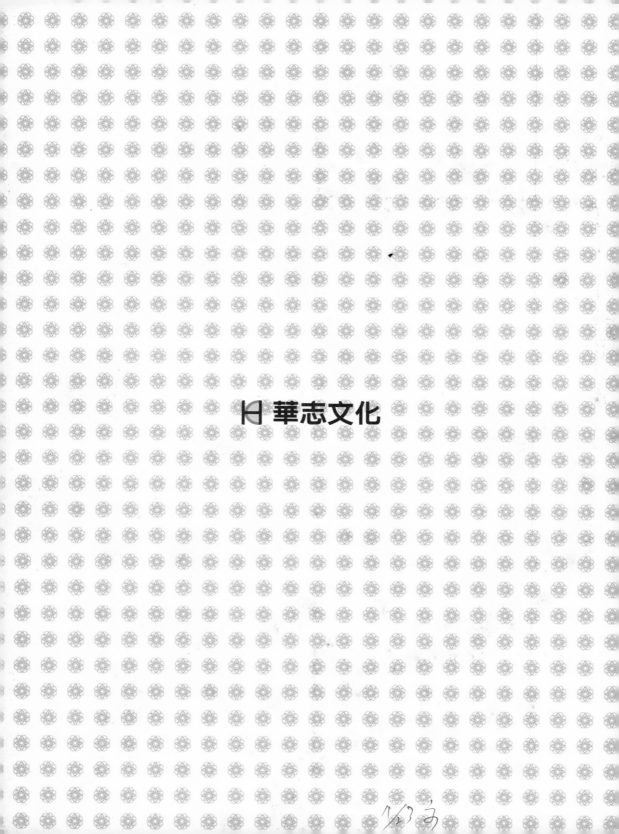

華志文化